Jocelyne Gréco
Homöopathische Therapie in der Frauenheilkunde

Jocelyne Gréco

Homöopathische Therapie in der Frauenheilkunde

Aus dem Französischen übersetzt von
Christian Bamberg

(Titel im Original:
Homéopathie en Gynécologie)

Jungjohann Verlagsgesellschaft
Neckarsulm · Stuttgart

Zuschriften und Kritiken an: Dr. med. H. Jungjohann, Postfach 1252, 7107 Neckarsulm

Wie allgemein üblich, wurden Warenzeichen bzw. geschützte Namen (z.B. bei Pharmapräparaten) nicht besonders gekennzeichnet.

Wichtiger Hinweis:

Die (pharmakotherapeutischen) Erkenntnisse in der Medizin unterliegen laufendem Wandel durch Forschung und klinische Erfahrungen. Autoren und Herausgeber dieses Werkes haben große Sorgfalt darauf verwendet, daß die in diesem Werk gemachten (therapeutischen) Angaben (insbesondere hinsichtlich Indikation, Dosierung und unerwünschten Wirkungen) dem derzeitigen Wissensstand entsprechen. Das entbindet den Benutzer dieses Werkes aber nicht von der Verpflichtung, anhand der Beipackzettel zu verschreibender Präparate zu überprüfen, ob die dort gemachten Angaben von denen in diesem Buch abweichen, und seine Verordnung in eigener Verantwortung zu bestimmen.

Die Deutsche Bibliothek – CIP-Einheitsaufnahme

Gréco, Jocelyne:
Homöopathische Therapie in der Frauenheilkunde / Jocelyne Gréco.
Aus dem Französischen übersetzt von Christian Bamberg. –
Neckarsulm; Stuttgart: Jungjohann, 1993
   Einheitssacht.: Homéopathie en Gynécologie >dt.<
   ISBN 3-8243-1167-4

This edition of „Homéopathie en Gynécologie"
is published by arrangement with
Les Editions Maloine, Paris.

Alle Rechte vorbehalten

1. Auflage April 1993

© 1993 Jungjohann Verlagsgesellschaft mbH, Neckarsulm Stuttgart

Das Werk einschließlich aller seiner Teile ist urheberrechtlich geschützt. Jede Verwertung außerhalb der engen Grenzen des Urheberrechtsgesetzes ist ohne Zustimmung des Verlages unzulässig und strafbar. Das gilt insbesondere für Vervielfältigungen, Übersetzungen, Mikroverfilmungen und die Einspeicherung und Verarbeitung in elektronischen Systemen.

Satz: Satzbüro S & R, Ulm/Lübeck
Umschlag: Arne Schäffler, Ulm
Druck: Druckhaus Schwaben, Heilbronn

Printed in Germany

Vorwort des Übersetzers

Das Interesse an der Homöopathie wächst zunehmend, insbesondere auch unter den jungen Medizinern. Die Homöopathie ist sicherlich für viele schon eine Ergänzung oder Alternative zur klassischen Schulmedizin.

Der Autor spricht in seinem Buch die medizinischen Problemstellungen in der Gynäkologie an und zeigt die Möglichkeiten einer homöopathischen Behandlung auf. Sein Werk richtet sich zum einen an die Allgemeinmediziner, die der Homöopathie aufgeschlossen gegenüberstehen und eine Vertiefung ihrer Kenntnisse wünschen und zum anderen an die Gynäkologen, die klare und deutliche Informationen über die verschiedenen Möglichkeiten einer homöopathischen Therapie in ihrem Fachgebiet verlangen.

Die Kapitel Schwangerschaft und Entbindungen sind sicherlich auch für Hebammen besonders interessant.

Es muß angemerkt werden, daß die im Original und in der Übersetzung angegebenen Potenzen nach französischem Gebrauch Centesimalpotenzen sind. In Deutschland hingegen werden hauptsächlich Dezimalpotenzen verordnet. C 1 entspricht dabei D 2, C 2 entspricht D 4 usw.

Die Ausführungen in diesem Buch zur homöopathischen Pharmakologie, zur Potenzierung und Dosierung von Medikamenten sind kurz gehalten. Dem interessierten Leser wird geraten, diesbezüglich auch die umfassenderen homöopathischen Arzneimittellehren zu Rate zu ziehen.

Für den deutschen Leser wurde die Literaturangabe des französischen Originals mit Angaben zu weiterführender deutschsprachiger Literatur erweitert.

Das vorliegende Buch soll dem Arzt, der sich mit der Homöopathie befassen möchte, eine Anleitung und Hilfe sein. Abschließend wünsche ich allen Lesern viel Spaß an diesem Buch.

Frankfurt/Main, im Dezember 1992 Christian Bamberg

Inhaltsverzeichnis

Allgemeine Prinzipien der Homöopathie 1
Die Regeln der homöopathischen Verordnung 6
Die homöopathische Sprechstunde in der Gynäkologie 8
Der Menstruationszyklus 16

Störungen des Menstruationszyklus

Die Amenorrhoen 19
Zu frühe Regelblutung 29
Insuffiziente Regelblutungen 32
Zyklische Unterbauchschmerzen 36
Das prämenstruelle Syndrom 43
Das intermenstruelle Syndrom 48
Die Endometriose 49
Die genitalen Blutungen 51
Die Menopause, die Osteoporose 56

Infektiöse Erkrankungen

Die Leukorrhoen 67
Sexuell übertragbare Erkrankungen 77
Salpingitis 78
Bartholinitis 79
Nicht tumorale Erkrankungen der Zervix 80

Genitaldermatologie

Der Vulvapruritus 83
Herpes genitalis 88

Erkrankungen des Uterus

Uterusmyome 91
Uteruspolypen 95
Genitalprolaps 97
Lageanomalien des Uterus 100

Erkrankungen der Mamma

Anatomie der Brust 101
Diagnostik einer Mammaerkrankung 102
Entzündliche Erkrankungen der Brust 102
Die Zytosteatonekrose 103
Benigne Mastopathie 104
Ausfluss aus der Mamille 108
Die Anomalien der Mamille 109
Die Anomalien bei der Entwicklung der Mamma 110

Erkrankungen des Ovars

Nicht-tumorale Erkrankungen 111
Tumorale Erkrankungen 112

Die Schwangerschaft

Die weibliche Sterilität 117
Erkrankungen in der Schwangerschaft 122
  – Die Behandlung gutartiger Beschwerden 124
  – Bedrohte Schwangerschaften 133
Die Vorbereitung auf die Entbindung 138
Postpartale Erkrankungen 139
Erkrankungen der Stillperiode 143
Die Harninkontinenz 145

Die Störungen der weiblichen Sexualität

Die totale Frigidität 148
Der Vaginismus 150
Die Dyspareunie 151
Sexuelle Übererregbarkeit 152
Asthenie nach dem Geschlechtsverkehr 154
Homosexualität 154

Homöopathie und Krebs 155

Materica medica gynaecologica 157

Bibliographie 199

Sachwortverzeichnis 201

Allgemeine Prinzipien der Homöopathie

Historischer Rückblick

Samuel Hahnemann, ein deutscher Arzt, der das medizinische Werk von Cullen übersetzte, stellte im Jahre 1790 eine Ähnlichkeit fest zwischen den Krankheitssymptomen, die durch eine Vergiftung mit Chinarinde hervorgerufen wurden und den Krankheitssymptomen, die durch Chinarinde geheilt wurden. Er entschloß sich, die Wirkung dieser Pflanze an sich selbst zu überprüfen. Die Beobachtung sämtlicher Symptome an sich selbst stellte somit das erste Experiment dar.

Hahnemann äußerte die Hypothese, daß man, um bestimmte Krankheiten zu heilen, diejenigen Heilmittel einsetzen sollte, die im Organismus eine der Krankheit analoge Symptomatik hervorrufen. Um diese Hypothese, die schon von Hippokrates diskutiert wurde, zu überprüfen, führte er innerhalb seines Bekanntenkreises Experimente durch, bei denen er zahlreiche Arzneimittelsubstanzen nach einem präzisen Protokoll verabreichte. Die Testpersonen mußten bei guter Gesundheit sein und sich in einem physiologisch ausgeglichenem Zustand befinden. Die untersuchten Medikamente wurden unter Berücksichtigung der Empfindlichkeit und Anfälligkeit jeder einzelnen Testperson in subtoxischer Dosierung verabfolgt.

Als sich dieses Ähnlichkeitsprinzip bestätigte, versuchte Hahnemann Erkrankte zu behandeln, die analoge Symptome zeigten wie solche, die beim Experimentieren mit den einzelnen Substanzen erzeugt wurden.

Seine Idee war, die Substanzen zu verdünnen, um eine minimale Dosierung zu erzielen, die aber dennoch – ohne gleichzeitige Nebenwirkungen – wirksam sein sollte gegen die Krankheit. 1796 veröffentlichte Hahnemann das Resultat seiner ersten Experimente und Überlegungen in seinem „Versuch über ein neures Princip zur Auffindung der Heilkräfte der Arzneisubstanzen nebst einigen Blicken auf die bisherigen".

Die Genialität Hahnemanns, der bis zu seinem Tod im Jahre 1834 arbeitete, hat die Anwendung des Ähnlichkeitsprinzips und des Infinitesimalitätsprinzips ermöglicht. Er hat auch zum ersten Mal in der Geschichte der Medizin eine Methode für das Experimentieren am Menschen geschaffen, die auf einer peinlich genauen und rigorosen Beobachtung der durch das Experiment induzierten Reaktionen beruht. (Erinnern wir uns zum Vergleich daran, daß die erste Publikation von Claude Bernard im Jahre 1843 erfolgte).

Definition von Homöopathie

Die Homöopathie ist eine therapeutische Methode, die auf den folgenden drei großen Prinzipien beruht:

▲ *Ähnlichkeitsprinzip:* eine Substanz, die bei einer gesunden Person gewisse Beschwerden bewirkt ist gleichermaßen fähig (unter bestimmten Bedingungen),

ähnliche Symptome bei einem Erkrankten zu heilen.
- ▲ *Infinitesimalitätsprinzip:* das Simillimum sollte in unendlich kleiner Dosierung verschrieben werden, damit es eine therapeutische Wirkung besitzt. (Die Wirkung von hohen Potenzen sollte angesichts der von zahlreichen Forschungsteams veröffentlichten Arbeiten nicht mehr Gegenstand der Diskussion sein. Die Homöopathie ist nicht eine Sache des Glaubens, sondern des Wissens).
- ▲ *Totalitätsprinzip:* die Homöopathie heilt nicht ein Symptom oder eine Krankheit, sondern den Kranken selbst. Jedes Individuum reagiert auf äußere Aggressionen in einer eigenen Weise. Die minutiöse Beschreibung aller dieser Reaktionsweisen und die präzise Therapie, die dem Gesetz der Ähnlichkeit folgt, machen aus der Homöopathie eine individuelle und zugleich globale Medizin.

Der Begriff des Terrain

Hahnemann hatte im Laufe seiner langen Jahre an Praxis und Experimentierung festgestellt, daß trotz der Einnahme des Simillimum-Medikamentes die chronischen Erkrankungen rezidivierten. Dies führte ihn dazu, drei fundamentale Reaktionsweisen des Körpers zu definieren, die er in bezug zu den drei „Miasmen" kontagiöser Natur brachte. Die Psora entsprach der Krätze, die Sykose der Gonorrhoe und die Luesis der Syphilis. Nach den Entdeckungen von Pasteur ersetzten die Begriffe von Keimen und Toxinen die Miasmen. Diese theoretischen Vorstellungen sind natürlich umstritten, in der klinischen Realität bleiben und bilden sie aber den Rahmen, um das Terrain des Patienten aufzugreifen.

Der Begriff der Diathese

Jedes Individuum entwickelt gegenüber verschiedener Arten von Aggression spezifische Reaktionsweisen und eine individuelle „Krankengeschichte". Diese Reaktionsweisen werden zu zusammenhängenden Komplexen geordnet, die man als Diathesen bezeichnet. Insgesamt existieren vier Diathesen: die Psora, die Luesinie, die Sykose und die Tuberkulinie.

In der Praxis ergeben die Erhebung von Anamnese, von Chronologie bisheriger Erkrankungen, von Ätiologien, von Auslösefaktoren ... Hinweise auf eine bestimmte Diathese. Die Kenntnis der Diathese erlaubt es, die Krankheitsentwicklung vorherzusagen und eine logische Behandlung der Konstitution (Terrain) durchzuführen.

Die Psora

Sie entspricht einem Komplex von Beschwerden, die auf einer exogenen oder endogenen Intoxikation beruhen. Diese Intoxikation führt zu einer progressiven Überbelastung des Körpers, die durch eine insuffiziente Ausscheidung im Bereich der Ausscheidungsorgane verschlimmert wird.

Die Aggressionsfaktoren sind unterschiedlich: fehlerhafte Ernährung (zu viel Fleisch, Kaffee, Alkohol), Nikotinabusus, zu langes Sitzen, bakterielle, virale und parasitäre Erkrankungen. Die Erhebung der Familienanamnese deckt zusätzlich allergische Manifestationen auf.

Klinisch kann man die Psora in drei verschiedenen Stadien beschreiben:
- ▲ Ein *sthenisches Stadium:* Stadium mit wechselnder Symptomatik. Es finden sich Ausscheidungsstörungen mit intesti-

nalen Beschwerden (Erkrankungen des Kolons, Wechsel von Diarrhoe mit Obstipation, Parasitosen ...), Hautbeschwerden (rezidivierende Dermatosen, Ekzem, Pruritus ...), respiratorische Allergien (jahreszeitabhängige Rhinitis, Asthma, Bronchitiden ...), Zystitiden und Leukorrhoen.
▲ Ein *Intermediärstadium:* ihm entspricht eine Verschlimmerung, eine Chronifizierung und eine Persistenz der Symptome mit Verschlimmerung der krampfhaften Phänomene.
▲ Ein *asthenisches Stadium:* die Dekompensierung ist charakterisiert durch eine hoffnungslose Chronifizierung der Beschwerden trotz einer adaptierten Behandlung.

❖ Die großen Heilmittel bei der Psora sind: Sulfur, Lycopodium, Psorinum, Sepia, Graphites, Calcarea Carbonica, Nux Vomica, Kalium Carbonicum, Antimonium Crudum, Arsenicum Album, Hepar Sulfur ...

Die Sykose

Es handelt sich um einen umfassenden Symptomenkomplex, der auf einem Befall des retikuloendothelialen Systems beruht. Als Ursache für diese Beschwerden finden sich rezidivierende genitale Infektionen, chronische Infektionen des Rhinopharynx, wiederholt durchgeführte Impfungen und iatrogene Erkrankungen. Alle möglichen Arten von Feuchtigkeit begünstigen das Auftreten der Symptome.

Klinisch beschreibt man:
▲ Die Wassersucht mit schmerzhafter Infiltration der Gewebe (Zellulitis, lokalisiertes oder diffuses Ödem) und eine Überempfindlichkeit auf feuchte Kälte (Rheuma).
▲ Die Bildung benigner Tumoren (Kondylome, Warzen, Mollusken, Fibrome, Zysten ...).
▲ Subakute und chronische Ausflüsse des Genital- und HNO-Bereichs.
▲ Die depressive Neigung mit Phobien und Zwangsvorstellungen.

❖ Die großen Medikamente der Sykose sind: Thuya, Natrium Sulfuricum, Medorrhinun, Causticum, Silicea, Sepia, Natrium Carbonicum, Kalium Bichromicum, Kalium Sulfuricum, Dulcamara, Hydrastis ...

Die Luesinie

Es handelt sich um einen Komplex pathologischer Symptome, der einer bestimmten Reaktionsweise des Organismus entspricht. Das Syphilistoxin ist die bekannteste Auslösungsursache, aber auch andere aggressive Agentien (Alkoholismus, schlechtes Ernährungs- und Hygieneverhalten, genetische Anomalien, toxische Infektionen mit Auswirkung auf das lymphatische System und auf die Knochen...) können die gleiche Art von Symptomen auslösen.

Klinische Zeichen
▲ Morphologische Asymmetrien, Wachstumsstörungen, Überdehnbarkeit der Bänder. Physische und psychische Instabilität (paradoxales Verhalten).
▲ Neigung zur Sklerose, zu Ulzerationen und zu Knochenschmerzen.
▲ Nächtliche Verschlimmerung der Beschwerden. Besserung bei Aufenthalt in den Bergen, Verschlechterung bei Aufenthalt am Meer.

❖ Die Konstitutionsmittel bei Luesinie: Argentum Nitricuum, Aurum Metallicum, Baryta Carbonica, Calcarea Fluorica, Fluoricum Acidum, Iodum, Lachesis, Luesinum, Les Mercurius, Nitricum Acidum.

Die Tuberkulinie

Es handelt sich wie bei der Luesinie um eine Reaktionsmodalität des Individuums gegenüber einem aggressiven Agens. Dieses aggressive Agens kann entweder das Tuberkulosetoxin oder ein anderer Faktor sein, der aber zu ähnlichen Reaktionen führt (infektiöse Erkrankungen wie Masern, Keuchhusten, wiederholt auftretende Rhinopharyngitiden, Bronchitiden, Lymphknotenerkrankungen, bestimmte akute Infektionen wie z.B. E.coli-Infektion mit Neigung zur Chronifizierung, sämtliche Faktoren, die eine Demineralisation bewirken können ...).

Klinische Zeichen
▲ Extreme Variabilität der Symptome, venöse Kongestion, Hyperthermie, Asthenie, nervliche Überempfindlichkeit.
▲ Demineralisierung, Dehydrierung, Abmagerung, Dekalzifizierung, Kälteempfindlichkeit, Obstipation.

❖ Die Konstitutionsmittel: Natrium Muriaticum, Sepia, Pulsatilla, Iodum, Phosphorus, Arsenicum Album, Silicea, Calcarea Phosphorica, Ferrum Metallicum...

Die Konstitutionstypen

Im Gegensatz zum Begriff der Diathese ist der Begriff der Konstitution-Typen kein Teil der homoöpathischen Krankheitsvorstellung. Nebel und Léon Vannier ist der Versuch einer Klassifikation zu verdanken, die auf der Morphologie der einzelnen Individuen beruht. Beide Autoren, deren Theorien nicht von jedermann anerkannt werden, haben versucht, einen bestimmten körperlichen Konstitutionstyp mit einer Diathese in Zusammenhang zu setzen. Die Starre dieser Einteilung kann allerdings zu Verwirrungen und Irrtümern führen.

Der Kohlenstoff-Konstitutionstyp

Es handelt sich um eine untersetzte Person mit strengem Aussehen, die sich gerade und aufrecht hält. Die in forcierter Extension gehaltenen Arme bilden einen zur Oberseite offenen Winkel. Werden sie entlang des Körper gehalten projezieren sie sich nach vorne. Die Zähne haben eine weiße Farbe und eine viereckige Form. Ober- und Unterkiefer stehen in regelrechtem Kontakt zueinander.

Was die Dynamik betrifft, so führt der Kohlenstoff-Typ langsame, regelmäßige Bewegungen durch. Er kann seine Kräfte gut einteilen und hat eine gute Widerstandskraft gegen Müdigkeit. Mit zunehmendem Alter entwickelt er sich hin zur Sklerose und die allgemeine Verlangsamung nimmt weiter zu.

Psychisch handelt es sich um eine ordentliche Person, die das Gesetz respektiert und wenig mitteilsam gegenüber anderen ist.

Die Psora entspricht diesem Konstitutionstyp.

Der Phosphor-Konstitutionstyp

Es handelt sich um eine hochwüchsige Person mit einem harmonischen Erscheinungsbild, einem engen Thorax und langen Gliedern.

Die Arme sind in forcierter Extensionshaltung vollkommen gerade. Körperdynamik: die Person nimmt anmutige, bequeme, elegante und geschmeidige Haltungen an. Physische Anstrengungen hält sie nur wenig aus und verbraucht dabei schnell ihre Reserven. Es besteht das Risiko einer Degenerierung hochwertiger Organe.

Was die Psyche anbetrifft, so handelt es sich um ein empfindsames Wesen, das Schönheit und Idealismus liebt.

Die Tuberkulinie ist die Diathese, die diesem Konstitutionstyp am meisten entspricht.

Der Fluor-Konstitutionstyp

Asymmetrie und Dysharmonie charakterisieren diesen Konstitutionstyp, der der Luesinie nahesteht. Die in forcierter Extension gehaltenen Arme bilden einen nach vorne offenen stumpfen Winkel.

Die Zähne sind klein, unregelmäßig angeordnet und haben eine graue Farbe. Die obere Zahnreihe steht gegenüber der unteren Zahnreihe hervor.

Was die Dynamik anbetrifft, so dominiert eine Koordinationsstörung von durchgeführten Bewegungsabläufen, verbunden mit einer Instabilität. Verstauchungen, Luxationen und ausgerenkte Hüften beruhen auf einer Überdehnbarkeit der Bänder. Die Widerstandskraft gegenüber Krankheiten erklärt sich durch die Variabilität der Reaktionen. Die weitere Entwicklung führt hin zur Sklerose.

Psychisch findet sich ein lebhafter und intuitiver Charakter; eine intellektuelle Anstrengung ist allerdings nicht möglich. Die Reaktionen dieser Person treten unerwartet auf und sind paradox.

Jeder einzelnen Konstitution entspricht eine Reihe von Medikamenten, insbesondere Calcarea Carbonica dem Kohlenstoff-Konstitutionstyp, Calcarea Phosphorica dem Phosphor- und Calcarea Fluorica dem Fluor-Konstitutionstyp. Die klinische Realität zwingt aber häufig zur Auswahl eines anderen Medikamentes, das gemäß dem Ähnlichkeitsgesetz besser an die Symptomatik adaptiert ist, zumal bei einem Individuum oft eine Mischung mehrerer Konstitutionen vorliegt.

Die Regeln der homöopathischen Verordnung

Die homöopathische Sprechstunde unterscheidet sich von der allopathischen Sprechstunde durch ihre lange und genaue Suche nach objektiven und subjektiven Symptomen. Wenn ein Symptom neu beschrieben wird, muß man jedes Mal seine Modalitäten präzisieren. Man gibt sich nicht mit der Suche nach den pathognomonischen Krankheitssymptomen zufrieden, sondern fahndet nach sämtlichen individuellen Zeichen, die die Reaktionsweise des Kranken widerspiegeln.

Bei der Auswahl eines Medikaments
▲ wird ein Maximum an Symptomen gesammelt, auch diejenigen, die in keinem offensichtlichen Zusammenhang zur Erkrankung stehen (Globale Sicht des Patienten).
▲ wird in Betracht gezogen, daß die ätiologischen Zeichen wichtiger sind als die psychischen Symptome. Diese wiederum selbst viel aussagekräftiger als die Allgemeinsymptome und schließlich die Lokalsymptome sind.
▲ wird nach unerwarteten, paradoxen und eigenartigen Symptomen gefahndet.
▲ werden die genauen Modalitäten eines Symptoms untersucht, besonders dann, wenn das Symptom besonders banal erscheint.
▲ wird darauf geachtet, wie sich die Krankheit in eine Krankengeschichte integriert (Studium der Diathese).

Wenn zum Beispiel eine Patientin wegen einer Dysmenorrhoe in die Sprechstunde kommt, sollte der homöopathische Arzt, nachdem durch eine „klassische" gynäkologische Untersuchung eine organische Ursache ausgeschlossen wurde, einige wichtige Symptome genauer herausarbeiten. Die Patientin kann so ihre Symptome beschreiben:
▲ Eine Dysmenorrhoe, die sich mit Beginn der Regelblutung deutlich bessert und sogar aufhört, wenn die Regelblutung sehr stark ausgeprägt ist.
▲ Ein Menstruationsausfluß mit schwarzen Blut, das die Schleimhaut reizt und mit Blutgerinnseln vermischt ist.
▲ Eine Ovaralgie links, Hitzewallungen, spontane Ekchymosen und eine Unverträglichkeit von Beengungen.

Des weiteren leidet die sehr geschwätzige Frau an einer Klaustrophobie und an einem Eifersuchts- und Verfolgungswahn.

Alle diese individuellen Symptome bilden zusammen das klinische Bild eines bestimmten Medikamentes: Lachesis.

Die Verordnung besteht nun darin, folgendes zu verschreiben:
▲ Das **Basismedikament** (Hauptmittel oder Konstitutionsmittel) wird in Abhängigkeit von der Wertung der ätiologischen, psychischen, allgemeinen und lokalen Symptome ausgewählt.
Dieses Heilmittel wird in hohen Dilutionen verordnet: 7 CH, 9 CH oder 15 CH und 30 CH, wenn die psychischen Symptome das klinische Bild dominieren. Die Dosen werden in großen Intervallen verabreicht (alle 8 oder 15 Tage oder einmal im Monat).

▲ Die **Ergänzungsmedikamente** (auch Drainagemittel) werden hauptsächlich nach der lokalen Symptomatik verschrieben. Sie ergänzen die Wirkung der Basismedikamente und verhindern gelegentlich eine medikamentöse Verschlimmerung bei empfindlichen Personen.

Alle diese Medikamente werden zwingend gemäß dem Ähnlichkeitsgesetz ausgewählt. Sie sollten in niedrigen Dilutionen 4 oder 5 CH oder 3 DH verschrieben werden. Ihre Einnahme kann bei akuten Erkrankungen mehrere Male am Tag wiederholt werden (z.B. zwei Globuli alle zwei Stunden).

Beispiel einer Verordnung

▲ *LACHESIS*: 9 CH – 4 Dosen.
Eine Dosis alle 15 Tage.

An den anderen Tagen:
▲ *HAMAMELIS*: 5 CH – 1 Röhrchen
Zwei Globuli morgens beim Aufwachen.
▲ *ZINCUM*: 5 CH – 1 Röhrchen
Zwei Globuli abends beim Zubettgehen.

Die homöopathische Sprechstunde in der Gynäkologie

Die Arztpraxis ist ein Ort des Empfangs, des Zuhörens und der Hilfe.

Der Empfang

Die Arztpraxis sollte ein angenehmer, taktvoller und komfortabler Ort sein, was aber nicht Reinlichkeit und Technik ausschließt. Sie sollte auf keinen Fall als ein Ort des Leidens erlebt werden (zu viele Frauen bewahren immer noch eine schmerzhafte und demütigende Erinnerung an ihre erste Untersuchung. Es ist daher nicht unnütz, sich daran zu Beginn zu erinnern). Es geschieht selten aus freien Stücken, daß eine Frau einen Gynäkologen aufsucht. Die Furcht vor Krebs, die Angst vor einem verstümmelndem Eingriff, sexuelle Störungen ... liegen jedem Arztbesuch zugrunde. Die Genitalzonen sind von Natur aus und mehr noch als andere Körperpartien der Ort psychologischer Affekte, was unbedingt zu respektieren gilt.

Das Zuhören

Die Patientin sollte sich frei ausdrücken können und mit ihrem eigenen Rhythmus, mit ihrem Zögern, ihrem Schweigen oder ihrer Mitteilsamkeit, ihrer Aggressivität oder Schüchternheit die Weise beschreiben, mit der sie ihre Krankheit erlebt und empfindet.

Dieses warmherzige und aufmerksame Zuhören, das so wenig direktiv wie möglich erfolgen sollte, hat auch einen aktiven Charakter.

Die Hilfe

Während des gesamten Arztbesuchs – im Laufe der Befragung und dann bei der klinischen Untersuchung – sollte der homöopathische Arzt ein Maximum an psychischen und physischen Symptomen, die von der Patientin beschrieben werden, aufschreiben. Danach ordnet er sie ein und bewertet sie in ihrer Gewichtigkeit, um schließlich bestimmte Charakteristika herauszuarbeiten, die diesem oder jenem Medikament entsprechen.

Das zwischen Arzt und Krankem etablierte Vertrauensverhältnis wird auch weiterhin gestärkt und findet seinen Ausdruck in der Abfassung einer Verordnung, die von der Patientin leicht und genau befolgt werden kann. Diese Verordnung sollte sämtliche Facetten der Persönlichkeit, der Konstitution und des pathologischen Zustandes der Kranken berücksichtigen. Das Aufsuchen eines Spezialisten ist natürlich auf die Symptome seines Fachgebietes ausgerichtet. Der klinische Homöopathie-Spezialist sollte sich aber zusätzlich die Denkweise eines Allgemeinmediziners bewahren, damit er auch wirksame Verordnungen treffen kann.

Die Kranke ist kein Fibrom oder Polyp, der entfernt werden muß, sondern **eine Frau**, die Trägerin eines Fibroms oder Polypen ist.

Die Patientenbefragung

Die Anamnese sollte so vollständig wie möglich erhoben werden. Dabei kann das Gespräch je nach Gewohnheit des Arztes und je nach Patient informell, halbdirektiv oder direktiv durchgeführt werden. Jeder einzelne Punkt sollte aber angesprochen werden, um ein Maximum an möglichen Auskünften zu erhalten.

Die Familienanamnese

▲ Erkrankungen und Todesursachen von Eltern und Großeltern (Kardiovaskuläre Erkrankungen, Tuberkulose, Krebs, Diabetes, Rheuma ...).
▲ Gesundheitszustand von Verwandten und Kindern.

Die Eigenanamnese

Kindheit
▲ Geburtsverlauf, Ernährungsstörungen.
▲ Erkrankungen, Operationen, Impfungen.
▲ Wachstumsstörungen.
▲ Psychologische Traumen: Familie, Kindergarten, Schule.

Die Erforschung der Krankheiten der frühesten Kindheit gibt schon einen Hinweis auf die Zugehörigkeit zu einer bestimmten Diathese: Die *tuberkulinische Konstitution* prädisponiert zu wiederholten Erkrankungen des HNO-Bereiches (Rhinitis, Bronchitis), zu Lymphknotenerkrankungen, zu venösen und kapillären Beschwerden (Erfrierungen) und zu Röteln.

Die *luetische Konstititution* prädisponiert zu Scharlach, zu Mumps, zu wiederholter Angina und zu Wachstumsstörungen mit Wachstumsrückstand, Deformationen ...

Die *Psora* entspricht allergischen Kindern (Ekzem, Pollinose, Asthma und Parasitose ...).

Die *sykotische Konstitution* prädisponiert zu Warzen, zu Infektionen des Harn- und Genitaltraktes, zu Zwangsvorstellungen ...

Adoleszenz
▲ Krankheiten, Operationen, Wachstum.
▲ Psychologischer Kontext: Familie, Schule.
▲ Pubertät: Alter bei der ersten Regelblutung, Dysmenorrhoe,
▲ Auftreten normaler Zyklen, Leukorrhoe.

Erwachsenenalter
▲ Beruf: Interesse an der Arbeit, Arbeitszeiten, Freizeit.
▲ Familienleben (Heirat, Scheidung, Kinderzahl) und Gefühlsleben.
▲ Krankheiten, Operationen.
▲ Verhalten der Erkrankten.

Befragung bezüglich der Genitalorgane

Gynäkologische Anamnese
▲ Pubertät.
▲ Untersuchung des Menstruationzyklus: Regelmäßigkeit, Zykluslänge, Stärke der Regelblutung.
▲ Geburtshilfliche Anamnese: Anzahl der Schwangerschaften, normaler oder pathologischer (Hypertonie...) Ablauf der Schwangerschaften, Spontanaborte, Abtreibungen.

- ▲ Kontrazeption: Pille, Spirale. Alter bei der ersten Einnahme der Pille, Verträglichkeit der Pille.
- ▲ Menopause: Zeitpunkt der ersten Unregelmäßigkeiten, definitives Ende der Regelblutung, Vorliegen von Beschwerden aufgrund der Menopause.
- ▲ Operationen: Fibrome, Prolaps, Kürettage eines Polypen, Krebs.
- ▲ Gynäkologische Erkrankungen: Salpingitis, Leukorrhoe, Mykosen, Parasitosen...
- ▲ Dermatologische Erkrankungen: Pruritus, Herpes, Kondylome.
- ▲ Erkrankungen der Harnwege: Zystalgien, Zystitis.

Untersuchung der Ursache für den Arztbesuch

1. Anomalien des Menstruationszyklus

▲ *Amenorrhoe*
Das Fehlen der Regelblutung ist entweder primär oder sekundär, wenn die Frau schon vorher Regelblutungen hatte.

▲ *Zyklusdysfunktionen*
- Kurzer (Hypomenorrhoe) oder zu langer Zyklus (Hypermenorrhoe)
- Verstärkte Regelblutungen (Polymenorrhoe) oder sehr abgeschwächte Regelblutungen (Oligomenorrhoe)
- Langer Zyklus (Spaniomenorrhoe) oder kurzer Zyklus (Pollakimenorrhoe).

Die durchschnittliche Dauer des Zyklus beträgt 28 Tage.

▲ *Besonderheiten der Regelblutung*
- Regelblutung, die für einen Tag zum Stillstand kommt und danach wieder beginnt.
- Regelblutung, die nur am Tag abfließt.
- Regelblutung, die nur in der Nacht abfließt.

▲ *Blutungen*
- entweder außerhalb der Regelblutung: Metrorrhagie.
- oder mit der Regelblutung auftretend: Menorrhagie.

Farbe des Blutes: rot, schwarz, blaß, mit oder ohne dicken oder kleinen Blutgerinnseln, mit Fäden und kleinen Häutchen.

2. Unterbauchschmerzen

- ▲ Zeitpunkt des Auftretens im Verhältnis zum Zyklus.
- ▲ Prämenstruelle Schmerzen als Teil eines prämenstruellen Syndroms.
- ▲ Intermenstrueller Schmerz in Verbindung mit der Ovulation.
- ▲ Primäre oder sekundäre Dysmenorrhoe zu Beginn oder gegen Ende der Regelblutung.

Intensität, Schmerztyp
- ▲ Plötzlich oder schleichend beginnender Schmerz.
- ▲ Brennender, stechender, klopfender, krampfartiger, einschießender oder spastischer Schmerz.
- ▲ Schmerzlindernde Position: im Liegen, auf dem Bauch, zusammengekauert ...
- ▲ Bedürfnis nach Wärme oder Kälte.

Schmerzlokalisation: rechtes oder linkes Ovar, gesamtes Abdomen, Unterbauchschmerz, perinealer Schmerz, mit oder ohne Ausstrahlung in den Rücken, das Sakrum, die Oberschenkel...

Auslösende Ursachen: Regelblutung, Geschlechtsverkehr, Miktion, Infektion.

Begleitsymptome: Kopfschmerzen, Nausea, Erbrechen.

3. Leukorrhoen

Man sollte den Zeitpunkt des Auftreten (im Verhältnis zum Zyklus) genau erkunden.

▲ Auslösende Faktoren (Geschlechtsverkehr, Erkrankungen und wiederholt durchgeführte Behandlungen).
▲ Die Charakteristika: weiße, gelbe oder grüne Farbe, wäßrig oder dickflüssig, stark oder leicht ausgeprägt, stinkend, juckend, brennend, ätzend, erschöpfend...

Allein die Befragung der Patientin gestattet folgende Unterscheidung:
▲ Physiologische, weiße, indolente Leukorrhoe.
▲ Infektiöse und parasitäre Leukorrhoen.
▲ Pyorrhoe: eitriger, dickflüssiger und stinkender Ausfluß.
▲ Hydrorrhoe: wäßriger, seröser Ausfluß.

4. Sexualstörungen

Frigidität: vollkommen fehlendes, sexuelles Verlangen ist selten und wird besser toleriert als ein fehlender Orgasmus.

Dyspareunie: der Schmerz während oder nach dem Geschlechtsverkehr ist oberflächlich oder tief, am Scheidengewölbe lokalisiert.

5. Erkrankungen der Brustdrüse

Die Untersuchung der Brustdrüse ist Teil jeder gynäkologischen Untersuchung.

Man sucht nach Zeichen:
▲ einer Mastodynie, die in Abhängigkeit zum Zyklus beurteilt wird.
▲ einer Mastose.
▲ einer Schwellung, eines Ausflusses oder eines Mamillenpruritus.

6. Nach Symptomen im Bereich der Harnwege und des Rektum ist zu suchen, da diese häufig mit gynäkologischen Beschwerden kombiniert sind

▲ Dysurie, Inkontinenz, Zystalgie.
▲ Schweregefühl im Rektum, Tenesmen.

7. Die Befragung wird durch die Untersuchung der verschiedenen Organsysteme ergänzt

▲ Kardiovaskuläres System: Kardiopathien, arterielle Hypertonie, thromboembolische Erkrankungen, funktionelle Störungen.
▲ Verdauungsapparat: spastische Kolitis, die das Bild von zyklischen Unterbauchschmerzen verändern kann, Obstipation oder Diarrhoe, Polypose ...
▲ Endokrine Organe: Thyroidea (Struma), Hypophyse, Nebenniere (Zeichen einer Virilisierung).
▲ Respirationsorgane und HNO-Bereich: chronische Infektionen, Verlust des Geruchssinnes, Nikotinabusus.

Die gynäkologische Untersuchung

Sie wird in einer Atmosphäre des Vertrauens bei einer entspannten Frau nach Entleerung von Blase und Rektum durchgeführt.

Zunächst untersucht man das Abdomen:
▲ Suche nach Narben, einem Schmerz, der bei der Palpation ausgelöst wird, nach einer palpablen Resistenz oder nach einem Meteorismus.

Danach wird als zweites die Untersuchung der Vulva und des Beckenbodens durchgeführt:
▲ Beurteilung der Schambehaarung und des Hautzustandes, Suche nach einem Ekzem, einem Herpes, nach Kondylomen, einer Vulvitis, Kratzspuren, nach einer Narbe nach einer Episiotomie oder einem Dammriß bei der Entbindung.
▲ Die Beurteilung der Trophik im Bereich der Schamlippen vermittelt eine Vorstellung über die Hormoneinwirkungen:
 – da die großen Schamlippen und die Klitoris in ihrer Ausprägung von der Androgensekretion abhängen und
 – die kleinen Schamlippen von den Östrogenen.
▲ Nachdem man die Schamlippen gespreizt hat untersucht man das Vestibulum: die Harnröhre, das Hymen und die Kommissuren. Die Bartholinischen Drüsen palpiert man, indem man leicht das untere Ende der großen Schamlippen zusammenkneift.
▲ Schließlich fordert man die Patientin auf zu pressen, um nach der Existenz eines Prolaps, einer Zystozele (Blasenprolaps), einer Rektozele (Rektumprolaps) oder einer Elytrozele (Prolaps des Douglassackes) zu suchen.

Die Spekulumuntersuchung

Sie sollte vor der manuellen Vaginaluntersuchung durchgeführt werden. Bevor man das Spekulum einführt, legt man sich das für einen Abstrich und eine Entnahme notwendige Instrumentarium (Objektträger, physiologische Kochsalzlösung, Methylenblau, Lugol-Lösung, Ayres-Spatel, Pinzetten ...) in Reichweite zurecht.

Verwendet wird ein Spekulum nach Collin oder nach Cusco ohne lubrifizierendes Mittel. Man drückt vorsichtig die Kommissur mit dem Rand des Spreizers nieder. Danach führt man des Spekulum ein und, wenn man am Ende der Scheide angelangt ist, öffnet man es durch Drehen der Schraube, um die Portio uteri zu betrachten. Im Falle einer Retroversio uteri befindet sich die Portio vorne unter der Symphyse.

Dann beurteilt man das Aussehen der Vaginalschleimhaut.

Man kann einen Abstrich zur sofortigen Untersuchung durchführen: mit dem Griff einer Pinzette oder eines Spatels entnimmt man ein wenig Sekret aus dem hinteren Scheidengewölbe. Dieses trägt man auf einen Objektträger mit physiologischer Kochsalzlösung auf und fügt einen Tropfen Methylenblau hinzu. Der Objektträger wird mit einem Blättchen bedeckt und am Ende der Untersuchung unter dem Mikroskop betrachtet.

Durch die Sofortuntersuchung können vorliegende Myzelenfäden oder Trichomonaden festgestellt werden.

Aufgrund der Zunahme sexuell übertragbarer Erkrankungen ist in den meisten Fällen eine weitergehende Untersuchung in einem speziellen Labor notwendig.

Während der Spekulumuntersuchung kann die Portio beurteilt werden:
▲ Normalerweise hinten und unten in der Scheide gelegen, kann sie bei einer Retroversio uteri vorne liegen.
▲ Das Aussehen der Portio hängt von der gynäkologischen Vergangenheit der Frau ab
 – Bei einer Nullipara findet sich eine feste, glatte und rosafarbene Portio. Die Öffnung ist eng.
 – Die Multipara hat eine größere Portio. Die Öffnung ist vernarbt und man kann

den Übergang zwischen Exozervix und Endozervix erkennen.
- Die Frau in der Menopause hat eine atrophische Portio mit einer farblosen Schleimhaut, die gelegentlich bei Berührung blutet.

▲ Der im Bereich der äußeren Öffnung mit einer Pinzette entnommene Zervixschleim ist dickflüssig, undurchsichtig und schwach ausgeprägt. Zum Zeitpunkt der Ovulation ist dagegen reichlich klarer fadenziehender Schleim vorhanden.

▲ Nachdem man die Portio mit einem Wattestab abgetupft hat, erkennt man evtl. vorhandene ulzerierte, wuchernde oder blutende Zonen. Diese machen einen Abstrich, eine Kolposkopie oder sogar eine Biopsie notwendig.

Der Abstrich von Zervix und Vagina

Der Abstrich ist von doppeltem Interesse: zum einen ermöglicht er die Beurteilung des hormonellen Östrogeneinflusses auf die Schleimhaut, zum anderen dient er dazu, ein Zervixkarzinom zu erkennen.

1) Entnahmetechnik

▲ *Vaginalabstrich:* mit dem abgerundeten Ende eines Ayre-Spatels schabt man an der Wand des hinteren Scheidengewölbes.
▲ *Abstrich der Exozervix:* mit dem anderen Ende des Spatels schabt man an der Zervix ohne sie zum Bluten zu bringen.
▲ *Abstrich der Endozervix:* mit einem Wattetupfer schabt man an den Wänden des Endozervixkanals.

Die Entnahmeproben werden auf etikettierten Objektträgern ausgestrichen, mit Lack fixiert und ins Labor gesandt.

2) Abstrichergebnis

Mit dem zytohormonellen Abstrich wird die Östrogeneinwirkung auf die Schleimhaut beurteilt. Die Abstrichergebnisse sollten mit der Klinik korrelieren (Frau in der sexuell aktiven Phase, ohne oder mit Einnahme der Pille oder Menopause).

Die Reihenabstriche der Zervix zeigen bestehende zytologische Anomalien in Fällen von Entzündungen oder von Läsionen, die Hinweise für eine Infektion mit Papillomaviren sind (Dyskeratose, kernlose Squamae, Parakeratose ...).

Das Abstrichergebnis wird gemäß der ***Klassifikation nach Papanicolaou*** ausgewertet:
▲ **Gruppe I:** die Zellen sind normal.
▲ **Gruppe II:** es existieren normale und entzündlich veränderte Zellen.
▲ **Gruppe III:** verdächtige, anormale Zellen, die einer antiinfektiösen Behandlung und eines erneuten Abstriches bedürfen.
▲ **Gruppe IV:** atypische Zellen, sehr verdächtig auf Krebs.
▲ **Gruppe V:** neoplastische Zellen.

Zytologische Anomalien finden sich bei folgenden Erkrankungen:
▲ Einer Metaplasie.
▲ Einer Dysplasie unterschiedlicher Ausprägung. Bei Vorliegen einer schweren Dysplasie muß ein Epithelioma in situ ausgeschlossen werden.
▲ Einer viralen Infektion.

Ein nicht normaler Abstrich bedarf im Zweifelsfall einer Untersuchung mit dem Kolposkop und gelegentlich einer Biopsie und einer Zytologie des Endometriums (kontraindiziert im Falle einer Schwangerschaft oder einer Infektion).

Die Vaginaluntersuchung

Mit einem oder zwei, durch einen Fingerling geschützte und in die Scheide eingeführte Finger wird die Zervix aufgesucht zur Beurteilung von Stellung, Form, Konsistenz und Öffnung der Zervix. Danach gleitet man hinter die Zervix, palpiert und beurteilt den Uterus, wobei man in bimanueller Technik die vom Abdomen her palpierende Hand zu Hilfe nimmt.

Danach wandert man zur Seite und untersucht das laterale Scheidengewölbe und den Douglasraum. Dabei kann man die Ovarien mituntersuchen.

Schließlich kann man beim Zurückziehen der Finger den Tonus der Beckenbodenmuskulatur beurteilen.

Die Rektaluntersuchung

Bei der Rektaluntersuchung werden die Parametrien und die Ligg. sacrouterina beurteilt.

Die Kombination der Rektaluntersuchung mit einer Vaginaluntersuchung ermöglicht die Palpation einer Elytrozele (Hernie der hinteren Wand).

Die Untersuchung der Brust

Die gut vom Licht angeleuchtete Patientin wird zunächst mit hängenden Armen, dann bei gehobenen Armen untersucht.

Bei der Inspektion vergleicht man die Größe beider Brüste und beurteilt das Aussehen der Haut (Einziehung, Orangenhaut), sowie das Aussehen der Mamillen (Einziehung, Ausfluß ...).

Die Palpation sollte bei der sitzenden, dann liegenden Frau vorgenommen werden: mit den Händen in flacher Haltung palpiert man die ganze Drüse und sucht nach einer Hyperplasie, nach einer Mastose oder nach einer einzelnen oder multiplen Schwellungen. Die Konsistenz, die Verschieblichkeit und die Lokalisation dieser pathologischen Veränderung werden schriftlich festgehalten.

Weiterhin achtet man auf Ausfluß aus der Mamille.

Zusätzlich werden die Lymphknotenstationen in der Achselhöhle und in der Supraklavikulargrube palpiert.

Die Zusatzuntersuchungen

Sie werden in Abhängigkeit vom klinischen Bild durchgeführt. Die zur Zeit häufigste Untersuchung ist die *Sonographie* des Unterbauchs.

Sie ist indiziert, wenn eine Resistenz im Unterbauch festgestellt wurde z.B.: Fibrom, Zyste, Ovartumor, extrauterine Schwangerschaft, wandernde Spirale.

Die *Hysterosalpingographie* wird bei der Abklärung einer Sterilität und in Fällen von Blutungen, einer Amenorrhoe und Unterbauchschmerzen eingesetzt.

Die *Laparoskopie* ist keine ungefährliche Untersuchung. Sie ist bei der Abklärung einer Sterilität und bei Verdacht auf extrauterine Schwangerschaft oder Salpingitis indiziert. Sie bietet einen Überblick über die Geschlechtsorgane mit der Möglichkeit, eine evtl. vorhandene Zyste zu punktieren oder Adhärenzen zu lösen.

Bei Verdacht auf ein Endometriumkarzinom kann eine Biopsie mit zytologischer Untersuchung notwendig werden.

Zusatzuntersuchungen bei Erkrankungen der Mammae sind:

- ▲ *Die Mammographie:* sie ist die wichtigste Röntgenuntersuchung. Sie erlaubt die Beurteilung der Haut und der Brustdrüse.
- ▲ *Die Xerographie:* wird eingesetzt, um dichte Brüste und die Achselhöhle zu beurteilen.
- ▲ *Die Sonographie:* wird immer häufiger eingesetzt zur Früherkennung und zur Überwachung von Tumoren.
- ▲ *Die Thermographie:* wird in Kombination mit den anderen Verfahren angewendet, um einen Krebs frühzeitig zu erkennen und um die Wirksamkeit einer Behandlung zu überwachen.
- ▲ *Die Zytopunktion:* sie ermöglicht die Untersuchung von Zystenflüssigkeit und wird vor der Exstirpation eines soliden Tumors durchgeführt.
- ▲ *Die Galaktographie:* dient der Darstellung der Milchgänge.

Der Menstruationszyklus

Die Menstruationszyklen beginnen in der Pubertät und enden mit der Menopause. Die ersten Zyklen sind anovulatorisch. Sie treten zwischen dem 10. und dem 16. Lebensjahr auf.

Der Menstruationszyklus ist durch die beiden folgenden biologischen Veränderungen charakterisiert: die Ovulation und die Menstruation.

Die Ovulation teilt den Zyklus in drei Phasen:

Die präovulatorische Follikelphase

Während dieser Phase entwickeln sich die Follikel. Der Primärfollikel wird von einer mit Follikelzellen und Bindegewebe (Theca) umgebenen Keimzelle gebildet.

Die Follikelzellen vermehren sich (Stadium des Primärfollikels) und werden granulös (Granulosa). Es entwickelt sich eine Höhle (Antrum folliculi), in der exzentrisch im Cumulus oophorus die Oozyte liegt. Schließlich entsteht der an der Oberfläche des Ovars exzentrisch gelegene reife Follikel, der auch Graafscher Follikel genannt wird.

Die Ovulation

Sie ist durch den Follikelsprung in das Peritoneum und den Austritt der Oozyte gekennzeichnet, die ihre Reifungphase begonnen hat.

Die postovulatorische Lutealphase

Aus dem gesprungenen Follikel entwickelt sich der Gelbkörper. Bei fehlender Befruchtung bildet sich der Gelbkörper zurück, verschwindet im Laufe von 12–14 Tagen und hinterläßt an der Oberfläche des Ovars eine Narbe. Im Falle einer Nidation hypertrophiert der Gelbkörper.

Veränderungen des Uterus im Zyklusverlauf

Das Endometrium
- ▲ In der Follikelphase proliferiert und regeneriert sich die Schleimhaut, die Ausbildung von Gefäßen entwickelt sich.
- ▲ In der Lutealphase verdickt sich die Schleimhaut, die Epithelzellen nehmen die Sekretion auf. Die Vaskularisation nimmt weiter zu.
- ▲ Die Menstruation, die bei ausbleibender Befruchtung auftritt, dauert 4 bis 6 Tage. Sie besteht aus ungefähr 100 ml Blut, vermischt mit Schleimhautresten.

Das Myometrium zeigt während der Menstruation Uteruskontraktionen.

Die Zervix uteri sezerniert reichlich fadenziehenden Schleim, der während der ovulatorischen Phase klar ist und sich in der Lutealphase verdickt.

▪ Das Verhalten der Hormone im Menstruationszyklus

Die Ovarialhormone

Die Östrogene

Die drei natürlichen Östrogene sind das Östron, das Östradiol und das Östriol. Das 17-Beta-Östradiol als aktivstes Östrogen wird von den Zellen der Theca interna des Follikels und des Gelbkörpers sezerniert.

Die Sekretion der Östrogene steigt rasch an und erreicht ein Maximum vor der Ovulation, sinkt danach ab und erreicht einen zweiten, jedoch niedrigeren Gipfel in der Lutealphase, der mit einem Abfall zwei Tage vor der Regelblutung endet.

Die Östrogene sind verantwortlich für die Proliferation des Endometriums. Sie werden in der Leber katabolisiert und durch die Nieren ausgeschieden.

Das Progesteron

Es wird vom ovariellen Gelbkörper sezerniert, d.h. also während der gesamten Lutealphase mit einem Abfall des Hormonspiegels vor der Regelblutung.

Seine Wirkung auf das Endometrium hängt vom bestehenden Östrogeneinfluß ab. Eine lang andauernde Verabreichung von Progesteron hindert das Endometrium daran, sich abzuschilfern. Der Katabolismus des Progesterons erfolgt in der Leber, die Ausscheidung über den Urin.

Die Hypophysenhormone

Die Hypophyse sezerniert drei Hormone: FSH und LH, die stimulierend auf die Gonaden einwirken, und das Prolaktin, das auf die Brustdrüse wirkt.

Das FSH oder Follikel-stimulierende Hormon wird während des gesamten Zyklus sezerniert. Zu Beginn ist der Spiegel erhöht, um das Follikelwachstum zu beschleunigen und ein zweiter erhöhter Spiegel wird am 14. Tag zur Austreibung der Oozyte erreicht.

Das LH oder luteinisierende Hormon stimuliert die Sekretion der Steroide und führt am 14. Tag zur Ovulation und zur Bildung des Gelbkörpers.

Der Hypothalamus

Der Hypothalamus kontrolliert die Sekretion der Hypophysenhormone über die Ausschüttung des Regulationshormons LH-RH.

Diese Neurosekretion wird wiederum selbst durch den Spiegel der zirkulierenden Steroide im Blut und durch Informationen aus dem zentralen Nervensystem reguliert.

▪ Klinische Untersuchung des Menstruationszyklus

Die Basaltemperaturmessung ist die einfachste Möglichkeit, den Zyklus zu beurteilen.

▲ Die Temperatur sollte am Morgen nach dem Erwachen gemessen werden. Auf einem Blatt Papier notiert man die Temperatur, die Regelblutung, andere Blu-

tungen, Schmerzen, die Einnahme von Medikamenten und Krankheiten.
▲ Das Plateau vom 14. bis 28. Tag im Temperaturverlauf beruht auf der Sekretion des Progesterons.

▲ Die Ovulation entspricht dem letzten tiefen Punkt der Temperaturkurve (Nadir).

Die Basaltemperaturmessung ist unverzichtbar bei der Abklärung einer Sterilität.

Die Störungen des Menstruationszyklus

▪ Die Amenorrhoen

Die primären Amenorrhoen

Als primäre Amenorrhoe bezeichnet man das Nichteintreten von Regelblutungen. Wie bei jeder pathologischen Manifestierung einer Erkrankung beruht auch hier die Diagnosestellung auf einer klinischen Bilanzierung.

Das Gespräch mit der Patientin

Das Gespräch mit der Patientin erlaubt es, folgende Gesichtspunkte näher zu beurteilen:
▲ Das Alter des jungen Mädchens wird mit dem Pubertätsalter seiner Mutter und seiner Schwestern verglichen;
▲ Die ersten Pubertätszeichen: Wachstum der Brüste, Schambehaarung, Akne;
▲ Das Vorliegen von periodisch auftretenden Schmerzen, die entweder den ersten Menstruationsblutungen vorangehen können oder aber in viel selteneren Fällen ein Zeichen für ein Abflußhindernis der Menstruationsblutung darstellen.
▲ Das Vorliegen einer anormalen Gewichtsabweichung oder einer Galaktorrhoe;
▲ Die Eigenanamnese: akute und chronische Erkrankungen, tuberkulöse Primärinfektion, Impfungen, bestehende medikamentöse Behandlung;
▲ Das psychologische Verhalten.

Die klinische Untersuchung

Sie ermöglicht die Beurteilung folgender Aspekte:

▲ Das Gewicht, die Größe und die allgemeine Statik;
▲ Die Achsel- und Schambehaarung, das Vorliegen eines Hirsutismus;
▲ Die Entwicklung der Brüste.

Die gynäkologische Untersuchung, die mit der größten Feinfühligkeit durchgeführt werden muß, erlaubt es, klar sichtbare – wenn auch seltene – Anomalien wie eine Verschmelzung beider Gonaden oder eine partielle Aplasie der Vulva auszuschließen.

Bei der Inspektion beurteilt man:
▲ Die großen Schamlippen und die Klitoris, deren Ausbildung und Entwicklung von den Androgenen abhängig ist.
▲ Die kleinen Schamlippen, die sich durch Östrogene entwickeln.
▲ Das Hymen, das nicht perforiert oder unvollständig perforiert sein kann.

Die Spekulumuntersuchung bei einer Jungfrau ermöglicht nicht immer, das Vorliegen eines normalen Uterus zu überprüfen. Wenn möglich sollte die manuelle Untersuchung der Scheide und/oder des Rektums die Spekulumuntersuchung ergänzen.

Zusatzuntersuchungen

Die Entscheidung zur Verordnung zusätzlicher Untersuchungen sollte in Abhängigkeit des klinischen Falles getroffen werden:

▲ Die Messung der Basaltemperatur ist unverzichtbar.
▲ Eine Unterbauchsonographie als nicht invasives Verfahren sollte bei komplexen Fällen durchgeführt werden und besonders dann, wenn eine manuelle Untersuchung nicht möglich ist.
▲ Bei perforiertem Hymen kann ein Abstrich durchgeführt werden, um den Einfluß der Östrogene auf die Schleimhaut zu beurteilen.
▲ Eine Röntgenaufnahme der Sella turcica wird routinemäßig angeordnet.

Der Verdacht auf Hypothyreose indiziert eine Untersuchung der Reflexe, eine Cholesterinbestimmung und eine Bestimmung der Hormone im Blut.

Die Hormonbestimmungen

Die Bestimmung von FSH, LH und Prolaktin gibt Auskunft über die Funktion der Hypophyse, die Bestimmung von Östradiol über die des Ovars.

Bei Zeichen einer Hyperandrogenämie, bestimmt man den Spiegel der 17-Ketosteroide.

Bei Verdacht auf eine genetische Anomalie kann man die Bestimmung des Karyotyps veranlassen.

Hauptursachen einer primären Amenorrhoe

1) Einfache Pubertätsverzögerung

Die sekundären Geschlechtsmerkmale fehlen oder bilden sich verzögert aus. Man sucht nach einer familiären Disposition.

2) Veränderte Hormonrezeptivität

Die sekundären Geschlechtsmerkmale sind vorhanden. Die klinische und radiologische Untersuchung ist normal, das Endometrium spricht aber nicht auf die Hormone an.

3) Mißbildungen der Genitalorgane

▲ Hymenalatresie.
▲ Partielle oder totale Aplasie der Scheide.
▲ Beim Rokitansky-Küster-Syndrom ist eine Aplasie von Vagina und Uterus mit renalen Mißbildungen kombiniert.

4) Synechien tuberkulösen Ursprungs

Anamnestisch bestand eine Primärinfektion vor dem Pubertätsalter. Die Hysterosalpingographie objektiviert die Synechie im Bereich der Zervix oder des Corpus uteri.

5) Hypophysäre Amenorrhoen

Sie beruhen auf:
▲ einem *Hypogonadismus*. Die Hormonbestimmungen ergeben einen sehr niedrigen FSH- und LH-Spiegel. Trotzdem erfolgt nach der Injektion von hypophysären Gonadotropinen eine Reaktion des Ovars;
▲ oder einem *Panhypopituitarismus*. Alle Hypophysenhormone sind erniedrigt oder ausgefallen.

6) Amenorrhoen tumorösen Ursprungs

a) Hypophysentumoren
In Frage kommen Kraniopharyngeome und Prolaktin-Adenome, Hypothalamische Gliome.

b) Ovartumoren und Nebennierentumoren
Sie gehen mit den Zeichen einer Virilisierung einher.

7) Kongenitale Hyperplasie der Nebenniere

Das Syndrom einer Virilisierung ist mehr oder weniger stark ausgeprägt. Die laborchemischen Bestimmungen bestätigen die Diagnose mit einer Erhöhung des plasmatischen 17-Hydroxy- progesterons, der Nebennierenandrogene (Dehydroepiandrosteron) und des Pregnandiols im Urin.

8) Genetische Anomalien

Ergibt sich bei der klinischen Untersuchung der Verdacht auf eine genetische Anomalie, so kann dieser durch die Bestimmung des Karyotyps bestätigt werden.

a) Das Turner-Syndrom
Das junge Mädchen hat eine geringe Körpergröße, kleiner als 1,45 m, und weist zahlreiche Mißbildungen auf. Bei der Bestimmung des Karyotyps ergibt sich das Fehlen eines Geschlechtschromosoms (44A, X0).

b) Der Pseudohermaphrodismus masculinus
Der Patient hat ein feminines Aussehen, ein Uterus fehlt und es finden sich zwei Gonaden, die häufig in der Leistenregion lokalisiert sind. Der Karyotyp sieht folgendermaßen aus: 44A + XY.

c) Echter Hermaphrodismus
Die Amenorrhoe ist kombiniert mit den Zeichen einer Virilisierung.

Chromosomenmosaike sind für die Gonadendysgenesien verantwortlich.

9) Andere, seltenere Ursachen einer Amenorrhoe

▲ Morsier-Syndrom: Amenorrhoe mit Geruchsstörungen.
▲ Folgezustände bei Erkrankungen der Meningen.

Die sekundären Amenorrhoen

Man muß immer nach Zeichen einer Schwangerschaft suchen.

Die Befragung der Patientin

Sie gibt Auskunft über:

Die Eigenanamnese

Erhebung der gynäkologischen Anamnese mit Fragen nach der Art des Menstruationszyklus, nach dem Vorliegen einer transitorischen Amenorrhoe, nach der Kontrazeption, nach Schwangerschaften, nach spontanen Aborten und Abtreibungen.

Erhebung der medikamentösen und chirurgischen Anamnese.

Die Familienanamnese

Man sucht nach einer vorzeitigen Menopause bei einer Schwester, bei der Mutter ...

Den aktuellen Zustand der Patientin

Im Sinne einer homöopathischen Befragung erforscht man die physischen und ebenfalls die psychischen Symptome.

Die körperliche Untersuchung

Man sucht besonders nach Zeichen einer Virilisierung mit Auftreten eines Hirsutismus.

Mit Hilfe der gynäkologischen Untersuchung ist es möglich, eine Schwangerschaft auszuschließen, den Zervixschleim zu beurteilen und einen Abstrich zu machen.

Ergänzende Untersuchungen

Die Anordnung von Zusatzuntersuchungen orientiert sich an der Klinik:
▲ Messung der Basaltemperaturkurve.
▲ Hormonbestimmungen von FSH, LH, Prolaktin und 17-Ketosteroiden im Falle einer Hyperandrogenämie.
▲ Röntgenuntersuchungen: Sonographie, danach Hysterosalpingographie und Laparoskopie.
▲ Röntgenaufnahme des Schädels, wenn die Patientin an Kopfschmerzen, Sehstörungen und Galaktorrhoe leidet.

Hauptursachen sekundärer Amenorrhoen

Amenorrhoen „psychischen" Ursprungs

Diese Art von Amenorrhoe zeichnet sich durch plötzliches Auftreten aus, in Folge eines wiederholt auftretenden Stress, einer Reise, eines affektiven Schocks, besonderer klimatischer Bedingungen, einer Abmagerungsdiät, einer neu aufgetretenen Adipositas oder einer Anorexia nervosa.

Diese Gründe für die Auslösung einer Amenorrhoe sind sehr häufig. Man sollte aber andere mögliche Ursachen nicht vernachlässigen.

Amenorrhoen ovariellen Ursprungs

▲ Familiäre Häufung einer vorzeitigen Menopause.
▲ Die Hypoplasie der Ovarien spiegelt sich in einem niedrigen Östradiolspiegel wieder.
▲ Dermoidzysten der Ovarien.
▲ Polyzystische Ovarien.

Das *Stein-Leventhal-Syndrom* beinhaltet die Kombination einer sekundären Amenorrhoe mit einer Adipositas und einer mäßigen Hypertrichose.

Der Spiegel an LH ist stark erhöht, während der des FSH erniedrigt oder normal ist. Die Laparoskopie bestätigt die Diagnose. Es existieren zwei dicke, glatte, weiß-perlmuttfarbene, verhärtete Ovarien. Die polyzystischen Ovarien führen zu unregelmäßigen, schmerzhaften Zyklen, seltener zu einer Amenorrhoe. In der Laparoskopie erkennt man Ovarien normaler Größe und gelegentlich Zysten unter der Kortikalis.

Amenorrhoen uterinen Ursprungs

▲ Amenorrhoen medikamentösen Ursprungs nach einer Behandlung mit Gestagenen.
▲ Synechien, die postpartal, nach einer traumatischen Kürettage oder nach einer Tuberkuloseinfektion auftreten.

Amenorrhoen hypophysären Ursprungs

▲ Das Amenorrhoe-Galaktorrhoe-Syndrom. Es kann funktionell sein oder nach der Einnahme von Neuroleptika auftreten. Ein Prolaktin-produzierendes Adenom manifestiert sich klinisch durch Kopfschmerzen und Sehstörungen. Die Röntgenaufnahme der Sella turcica stellt den Tumor dar. Der Prolaktinspiegel im Blut ist erhöht.

▲ Das Sheehan-Syndrom. Die Amenorrhoe beruht auf einer Nekrose der Hypophyse, die nach einer Entbindung auftritt. Ist der Hypopituitarismus komplett ausgeprägt, entsteht eine Adipositas vom Hypothyreose-Typ.
▲ Auch andere Hypophysentumoren sowie seltenere hypothalamische Ursachen (Kraniopharyngeom ...) müssen vermutet werden.

Behandlung der Amenorrhoen

A – Allopathische Behandlung

Die allopathische Behandlung orientiert sich an der Ursache für die Amenorrhoe.

Im Falle von Tumoren, Zysten, Synechien, Stein-Leventhal-Syndrom ... wird die Patientin an den Chirurgen überwiesen.

Behandlungen mit Östrogenen und Gestagenen zielen darauf ab, künstliche Zyklen zu erzeugen, wenn die Patientin dies wünscht. Stimulationsbehandlungen der Hypothalamus-Hypophysen-Achse bleiben im Prinzip Frauen mit Wunsch nach einer Schwangerschaft vorbehalten.

Bei Amenorrhoen psychischen Ursprungs greift man zu Maßnahmen der Psychotherapie.

B – Homöopathische Behandlung

Nachdem eine Amenorrhoe ausgeschlossen wurde, die einer chirurgischen oder endokrinen Behandlung bedarf, ist es zulässig, eine individualisierte, homöopathische Behandlung in Betracht zu ziehen.

❖ Behandlung primärer Amenorrhoen

PULSATILLA: Das junge, schüchterne und leicht errötende Mädchen klagt über eine venöse Kongestion mit kalter Haut und zyanotischem Zustand der Extremitäten. Sämtliche Symptome von Pulsatilla sind wechselhaft, werden aber an frischer Luft gebessert. Die weinerliche Stimmung der Patientin bessert sich durch Trost. Die Regelblutungen treten verspätet auf. Die Amenorrhoe ist mit abdominellen Koliken und lumbalen Schmerzen kombiniert. Es existiert eine weiße oder gelbliche Leukorrhoe, die zäh ist, ein sahniges Aussehen hat, aber die Schleimhäute nicht reizt.

CALCAREA CARBONICA: Junges, durch Überernährung adipöses Mädchen. Das Wachstum erfolgte langsam mit Auftreten von Skelettdeformierungen. Die Pubertät ist verspätet. Die hämorrhagischen Regelblutungen ermüden die Patientin. Eine sekundäre Amenorrhoe kann nach einem kalten Bad auftreten.

KALIUM CARBONICUM: Sehr häufig in der Pubertät indiziert, wenn sich die Regelblutungen schlecht einstellen. Die Amenorrhoe von Kalium Carbonicum ist kombiniert mit stechenden, abdominellen Schmerzen. Eine gelbliche Leukorrhoe ist wenig reizend für die Schleimhaut. Das junge Mädchen ist anämisch und zeigt eine stark ausgeprägte Asthenie. In der Anamnese findet man häufig broncho-pulmonale Infekte.

NATRIUM MURIATICUM: Heilmittel bei Demineralisierung. Amenorrhoe bei jungen, anämischen Mädchen mit strahlendem Gesicht, die im allgemeinen trotz normalen Appetits einen mageren Oberkörper besitzen. Dehydrierung und Depression, die durch Trost verschlimmert wird.

Es besteht zusätzlich eine hartnäckige Obstipation und Kopfschmerzen, die gegen 10 Uhr am Morgen zunehmen.

SEPIA: Diese jungen, schwarzhaarigen Mädchen mit gelben Flecken im Gesicht sind apathisch, indifferent, reizbar und empfindlich. Es besteht eine Obstipation mit Kongestion im kleinen Becken und Schmerzen, die in den Rücken ausstrahlen. Die Menstruation ist durch eine Leukorrhoe ersetzt, die eine gelbe Farbe hat, zäh ist, ein wenig die Schleimhäute reizt und ein Jucken im Bereich der Scheide auslöst.

LYCOPODIUM: Dieses junge, intelligente Mädchen ist jähzornig und hat ein fehlendes Selbstvertrauen. Als weitere Symptome bestehen ein schnell gesättigter Appetit, eine Vorwölbung des unteren Abdomenanteils und eine Obstipation mit insuffizientem Stuhldrang. Die Pubertätsverzögerung betrifft den ganzen Körper mit einer Amenorrhoe und gering entwickelten Brüsten.

GRAPHITES: Kälteempfindliches, dickes Mädchen, bei dem man immer Hautsymptome im Sinne eines chronischen, squamösen oder ekzematösen Ausschlages findet. Zusätzlich besteht eine atonische Obstipation. Die Amenorrhoe ist kombiniert mit einer weißlichen, fadenziehenden Leukorrhoe, die zu Exkoriationen führt und die am Morgen beim Aufstehen reichlich auftritt. Die Ovarien sind schmerzhaft, die Brüste kalt, geschwollen und auf Berührung schmerzempfindlich.

BARYTA CARBONICA: Die Zeichen einer Virilisierung sind kombiniert mit einer deutlichen psychischen Entwicklungsverzögerung. Das junge Mädchen hat ein maskulines Aussehen, eine tiefe Stimme und dicke und gekräuselte Haare. Die Regelblutungen treten verspätet auf.

FERRUM METALLICUM: Man bemerkt eine Blässe des Gesichtes mit plötzlichem Auftreten von kongestiven Wallungen. Die Menstruation ist durch eine weißliche Leukorrhoe ersetzt, die einen Pruritus verursacht, welcher durch kaltes Wasser gemildert wird.

CYCLAMEN: Die Amenorrhoe ist mit charakteristischen Sehstörungen kombiniert. Die peinlich genaue Kranke klagt über Schwindel und über eine ophthalmische Migräne.

SENECIO: Amenorrhoe mit Rücken- und Lumbalschmerzen. Das Auftreten eines Hustens mit Haemoptysis läßt an eine Tuberkulose denken.

BRYONIA: Amenorrhoe bei sportlich aktiven Mädchen. Wäßrige, weißliche Leukorrhoe. Stechende Schmerzen in den Brüsten, dem rechten Ovar und im Abdomen. Okzipitale Kopfschmerzen. Heilmittel bei Entzündung und bei Trockenheit von Schleimhäuten und Haut.

ARISTOLOCHIA CLEMATITIS: Wegen seiner venösen Pathologie mit Erythrozyanose und ausgeweiteten Venen dem Pulsatilla nahestehend. Wäßrige Leukorrhoe mit vulvo-vaginalem Pruritus. Zu verschreiben in bestimmten Fällen von Uterushypoplasie.

MOSCHUS: Medikament bei Spasmophilie, bei „Hysterie" mit Theatralismus. Überempfindlichkeit und Übertreibung der emotionalen Manifestationen. Ohnmachtsanfälle in der Öffentlichkeit und während des Geschlechtsverkehrs. Amenorrhoe.

❖ Behandlung sekundärer Amenorrhoen

Die im Abschnitt „Primäre Amenorrhoen" aufgeführten Medikamente können ebenfalls zur Behandlung sekundärer Amenorrhoen eingesetzt werden, wenn die Patientinnen das charakteristische klinische Bild dieser Heilmittel bieten.

❖ Amenorrhoen psychischer Ursache

Im Anschluß an Angst und Schrecken

OPIUM: Nach einem großen Angstgefühl ist die auftretende Amenorrhoe gelegentlich mit häufigem und eventuell unstillbarem Erbrechen kombiniert, in anderen Fällen mit einem Delir, Halluzinationen und einer Kongestion des Gesichtes, immer aber mit einer Somnolenz und einer Obstipation ohne Stuhldrang.

GELSEMIUM: Die Amenorrhoe tritt nach einem Schrecken bei einer empfindlichen und zitternden Kranken auf. Die Frau ist somnolent, hat Sehstörungen, okzipitale Kopfschmerzen und zeigt ein charakteristisches, fehlendes Durstgefühl.

ACONIT: Während der Amenorrhoe ist das Gesicht gerötet, überwärmt und kongestiv verändert. Die Haut ist trocken, der Puls kräftig, hart und springend. Die Erkrankte ist Angstanfällen mit Agitation und Todesfurcht ausgesetzt.

APIS MELLIFICA: Heilmittel bei Entzündung mit Ödem des gesamten Genitalapparates. Akute, stechende und brennende Schmerzen in den Ovarien. Die Kranke spürt eine Besserung durch Kälteanwendungen. Schweregefühl im Unterbauch zum angenommenen Datum.

Im Anschluß an Kummer und sentimentale Enttäuschung

IGNATIA: Die Amenorrhoe tritt im Anschluß an einen Kummer, eine emotionale Aufregung oder einen Ärger auf. Die Erkrankte hat eine wechselnde Stimmungslage, ist reizbar und zeigt paradoxe Symptome, einen Kopfschmerz wie „ein Nagel im Kopf", eine Abneigung gegen Tabak, eine Aerophagie, Seufzer und Gähnen.

CASTOREUM: Dem Ignatia nahestehend ist es für überempfindliche, spasmophile und asthenische Frauen geeignet. Die Amenorrhoe ist mit einem abdominellem Tympanismus kombiniert. Die Kranke beklagt sich nicht über das Sistieren der Regelblutungen, die im allgemeinen sehr schmerzhaft sind.

ACTEA RACEMOSA: Die Amenorrhoe tritt nach einer, wenn auch nur minimalen emotionalen Erregung auf. Sie ist charakterisiert durch das Auftreten einer weißlichen, reichlichen, nicht ätzenden Leukorrhoe oder einer rheumatischen Schmerzattacke. Die Menstruationsschmerzen persistieren in geringer Ausprägung trotz Sistieren des Ausflusses. Die mentalen Symptome verschlimmern sich (Angst, verrückt zu werden, exzessive Geschwätzigkeit).

ACTEA SPICATA: Es ist dem Actea Racemosa nahestehend durch das Zusammentreffen einer Amenorrhoe, einer Leukorrhoe und eines Rheumas, das die kleinen Gelenke betrifft.

Im Anschluß an Verärgerung und Zorn

STAPHYSAGRIA: Großes Heilmittel bei wiederholt aufgetretenen Verärgerungen und nicht geäußertem, sondern verinnerlichten Zorn, sowie bei Überempfindlichkeit. Die junge Frau hat eine Amenorrhoe, Zystalgien und sexuelle Zwangsvorstellungen.

CHAMOMILLA: Nach einer großen Wut tritt bei einer reizbaren und launenhaften Frau eine Amenorrhoe auf, die mit einer gelblichen, juckenden und die Schleimhaut reizenden Leukorrhoe kombiniert ist. Die Menstruationsschmerzen persistieren selbst nach dem Ende der Regel (Reißen mit Betäubungsgefühl, Druckgefühl von unten nach oben im Abdomen).

COLOCYNTHIS: Akzidentielle Amenorrhoe im Anschluß an eine Wut oder eine Empörung. Die vorhandenen Ovar- und Abdominalschmerzen bessern sich bei forcierter Hyperflexion.

❖ Amenorrhoe und depressiver Zustand

Eine Amenorrhoe ist häufig das erste Symptom und ein Hinweis für eine Anorexia nervosa bei jungen Mädchen.

NATRIUM MURIATICUM: Amenorrhoe bei einer demineralisierten, empfindlichen und depressiven Frau. Trost verschlimmert die Symptomatik der Erkrankten, die es vorzieht, sich von der Umwelt zu isolieren. Die Depression nimmt gegen 10 Uhr am Morgen zu.

PHOSPHORICUM ACIDUM: Amenorrhoe bei einer depressiven Frau, die gegenüber allem indifferent ist, im Anschluß an einen lang andauernden Kummer oder einer Arbeit, bei der ihr viel Energie und Leidenschaft abverlangt wurde. Man bemerkt zusätzlich eine Abnahme des Gedächtnisses, eine morgendliche Asthenie und den Wunsch der Patientin, sich zu isolieren.

SEPIA: Die klassische Depression dieser Erkrankten mit Indifferenz und Reizbarkeit gegenüber ihren engsten Bekannten und Verwandten, Pessimismus und Entmutigung kann mit einer Amenorrhoe kombiniert sein.

HELLEBORUS: Depression mit Isolierung und Verlangsamung, die durch Trost verschlimmert wird und nach einer Amenorrhoe auftritt.

CAUSTICUM: Depressiver Zustand bei einer Frau, die überempfindlich auf das Unglück anderer reagiert, aber eine kritische Denkweise behält. Die Regel fließt nur am Tag ab und wird nachts durch eine Leukorrhoe ersetzt. Amenorrhoe oder verspätete Regel.

AURUM: Amenorrhoe, die bei einer jungen Frau mit Hypertonie und Plethora auftritt. Die Depression ist gelegentlich reaktiv, am häufigsten aber rezidivierend und zyklisch. Das Selbstmordrisiko sollte bei dieser Erkrankten bedacht werden.

❖ Amenorrhoen aufgrund einer äusseren körperlichen Ursache

Nach Exposition im kalten und trockenen Wind

ACONIT: Amenorrhoe, die gelegentlich mit Anfällen von Angst und dem Gefühl des drohenden Todes kombiniert ist.

Nach Exposition in feuchter Kälte

DULCAMARA: Amenorrhoe mit harten, kongestiv veränderten Brüsten. Man findet wechselnd eine Diarrhoe und einen Ausschlag im Bereich der großen Schamlippen.

Nachdem die Patientin die Hände in kaltes Wasser getaucht hat

LAC DEFLORATUM: Amenorrhoe mit klopfenden Kopfschmerzen, Nausea, Erbrechen und hartnäckiger Obstipation.

CONIUM: Amenorrhoe bei einer Patientin, die an Schwindel leidet. Verhärtungen in den Mammae, Ovarialzysten, Fibrome, prämenstruelles Syndrom.

Nach einem kalten Bad

ANTIMONIUM CRUDUM: Die Amenorrhoe tritt häufig im Sommer, nach einem kalten Bad auf. Die Regelblutungen sind durch eine weißliche, flüssige Leukorrhoe ersetzt. Es existieren immer Symptome im Bereich des Verdauungstraktes: weiß belegte Zunge, Nausea, Durst, halb flüssiger, halb fester Stuhlgang.

CALCAREA CARBONICA: Die Amenorrhoe tritt bei einer eher adipösen jungen Frau auf. Die Regelblutungen haben gewöhnlich einen hämorrhagischen Charakter.

PULSATILLA: Amenorrhoe mit sahniger Leukorrhoe, die regelmäßig wiederkehrt und drei oder vier Tage andauert.

Nach einer Unterdrückung des Fußschweißes

CUPRUM: Amenorrhoe mit Leukorrhoe, die die Schleimhäute reizt und die bei einer Erkrankten auftritt, die an Krämpfen, Spasmen und gelegentlich an Asthmaanfällen leidet.

SILICEA: Es handelt sich um eine kälteempfindliche, abgemagerte Frau mit demineralisierten Knochen. Die Amenorrhoe tritt nach der Bekämpfung eines stark ausgeprägten, übelriechenden Fußschweißes auf. Sie ist mit einer weißen, wäßrigen, ätzenden, brennenden und juckenden Leukorrhoe kombiniert.

❖ Amenorrhoen und vorzeitige Menopause

Dieses Syndrom entspricht dem Bild mehrerer Medikamente.

CONIUM: Die Amenorrhoe erscheint um das 35.–40. Lebensjahr herum im Anschluß an eine lang andauernde, sexuelle Enthaltsamkeit. Es findet sich eine Kongestion der Mammae mit einer Mastopathie oder einer Mastose vorwiegend der rechten Seite, eine ätzende, milchige Leukorrhoe und ein schmerzhaftes Stechen in den Ovarien. Häufig treten Schwindelanfälle in sämtlichen Positionen (auch im Liegen) und Schweißausbrüche beim Einschlafen auf.

LACHESIS: Dieses klassische Menopausenmedikament kann bei jungen Frauen nützlich sein, deren Amenorrhoe nach einem affektiven Schock (Trauer) auftritt. Die Patientin empfindet eine Verschlechterung ihrer Symptome durch Wärme in allen möglichen Formen, am Morgen beim Erwachen, durch körperliche Einengung oder bei Berührung. Sie klagt über Schmerzen im linken Ovar, über eine grünliche Leukorrhoe, Hitzewallungen und eine charakteristische Logorrhoe.

ZINCUM: Wie beim Lachesis verspürt die Patientin eine beträchtliche Verschlimmerung durch das Ende der Regelblutung. Schmerzen im linken Ovar, ein Vulvapruritus und eine sexuelle Erregung treten bei einer nervlich erschöpften Kranken auf. Charakteristische Symptome: andauernde Agitation der Füße und Verschlimmerung sämtlicher Symptome nach Genuß von Wein.

GLONOINE: Akut auftretende Amenorrhoe bei einer Frau mit Hypertonie und klopfenden, okzipitalen Kopfschmerzen.

VERATRUM VIRIDE: Durch seine heftige systemische, kongestive Wirkung dem Glonoine nahestehend. Im ganzen Körper empfundene Palpitationen, Kopfschmerzen, Hitzewallungen und Amenorrhoe mit Schweregefühl im Perineum.

SANGUINARIA: Die Amenorrhoe tritt bei einer Frau auf, die gewöhnlicherweise eine Hypermenorrhoe hat und die an einer periodisch auftretenden, rechtsseitigen Migräne leidet (Wochenendmigräne). Das Ende der Regel führt zu abdominellen Schmerzen, einer Schwellung der Brüste, einer reizenden Leukorrhoe und zu Hitzewallungen mit umschriebener Rötung der Wangen.

❖ Amenorrhoe kombiniert mit einem Uterus fibromatosus

THUYA: Die Patientin verspürt eine Verschlimmerung ihrer fixen Ideen und Zwangsvorstellungen im Falle einer Amenorrhoe. Die Scheide ist während des Geschlechtsverkehrs empfindlich und schmerzhaft.

GOSSYPIUM: Drainagemittel von Thuya bei einem Uterus fibromatosus. Die Amenorrhoe ist mit einem spastischen Husten kombiniert. Schweregefühl im Unterbauch mit heftigem Schmerz bei Bewegung und intermittierend auftretende Ovaralgien.

❖ Amenorrhoen mit einem Ersatzausfluss

Mit Blutung
Man muß eine tuberkulöse Infektion ausschließen.

PHOSPHORUS: Die Amenorrhoe tritt im allgemeinen in einem febrilen Zusammenhang mit Husten und Haemoptysis auf. Die Verordnung von Phosphorus in diesem Stadium ist eine heikle Angelegenheit.

SENECIO: Epistaxis oder Haemoptysis, die die Regelblutungen bei einer anämischen und erschöpften Frau ersetzen.

FERRUM METALLICUM: Anämie, Epistaxis und Amenorrhoe.

BRYONIA: Amenorrhoe nach einer anstrengenden, körperlichen Übung mit einer ersatzweise auftretenden Epistaxis.

MILLEFOLIUM: Anämie mit abdominellen Schmerzen und Epistaxis bei einer Erkrankten, die gewöhnlich an Hämorrhagien leidet.

Mit sämtlichen Arten von Ausfluß (Leukorrhoe, Rhinitis, Schweiß, Diarrhoe...)
LACHESIS: Die Patientin verspürt eine Besserung mit dem Auftreten irgendeines Ausflusses.

SULFUR: Es ist das Hauptmedikament bei allen pathologischen Wechselfolgen. Man verordnet es gemäß den Allgemeinsymptomen. Im allgemeinen sind die Regelblutungen schwach ausgeprägt, verspätet und hören plötzlich am 3. Tag auf.

EUPHRASIA: Amenorrhoe mit okulonasalem Katarrh. Die wäßrigen Tränen reizen die Konjunktiven und die Lider.

Amenorrhoe – Galaktorrhoe
CYCLAMEN: Bei einer anämischen, peinlich genauen, perfektionistischen, depressiven und weinerlichen Frau, die jeden Kontakt ablehnt, ist die Amenorrhoe mit Kopfschmerzen und gelegentlich mit einer Galaktorrhoe kombiniert. Cyclamen ist dem Pulsatilla sehr nahestehend.

THIOPROPERAZIN: Neuroleptikum, dessen Krankheitsbild wegen seiner psychischen Symptome (ängstliche Indifferenz, Isolierung) und wegen seiner physischen Symptome (Trockenheit der Schleimhäute und Obstipation) an das des Natrium Muriaticum erinnert. Gynäkologisch: Amenorrhoe, Galaktorrhoe und Hyperprolaktinämie.

RICINUS: Amenorrhoe und Galaktorrhoe. Heilmittel bei sehr stark ausgeprägter, schmerzloser und reiswasserartiger Diarrhoe (Cholera).

PULSATILLA: Galaktorrhoe. Amenorrhoe bei jungen Mädchen (verspätete Pubertät),

Amenorrhoe, die nach einem Bad auftritt, das während der Regelblutung genommen wird, oder Amenorrhoe, nachdem die Patientin feuchte Füße hatte.

BORAX: Galaktorrhoe, aber keine Amenorrhoe. Heilmittel bei Leukorrhoe und bei Dysmenorrhoe.

Zu frühe Regelblutung

Die zu häufig auftretenden Regelblutungen (Pollakimenorrhoe) beruhen in den meisten Fällen auf einer Lutealinsuffizienz. Viel seltener finden sich endokrine Störungen wie eine Hypothyreose oder eine vorzeitige Ovulation. Sind die Regelblutungen zusätzlich noch verstärkt, können sie die Ursache einer chronischen Anämie sein.

❖ Zu frühe und stark ausgeprägte Regelblutungen

ACTEA RACEMOSA: Stark ausgeprägte, zu frühe Regel oder unregelmäßige Zyklen. Die Dysmenorrhoe ist proportional zur Intensität der Regelblutung. Schmerzen, die das Abdomen von der einen zur anderen Seite durchqueren oder in die Oberschenkel ausstrahlen und die Patientin dazu zwingen, sich zusammenzukauern. Ovaralgie links. Gelegentlich Amenorrhoe oder Hypomenorrhoe mit dunklem Blut.

ALETRIS FARINOSA: Die Regel erscheint zu früh, hat einen hämorrhagischen Charakter mit Blutgerinnseln und erschöpft die Kranke. Spastische Dysmenorrhoe. Chronische oder rezidivierende, stark ausgeprägte und sehr ermüdende Leukorrhoe.

AMMONIUM CARBONICUM: Verstärkte, zu frühe Regel. Ausfluß eher nachts, der in sitzender Position zunimmt. Das Blut ist schwarz mit Blutgerinnseln. Diarrhoe am ersten Tag der Regel, Hämorrhoiden während der Regel. Asthenie, Odontalgie. Heilmittel bei Epistaxis, bei nächtlicher nasaler Obstruktion und bei Asthma.

ARSENICUM ALBUM: Kurze Zyklen bei verstärkt ausgeprägter Regelblutung mit schwarzem Blut, das die Schleimhaut reizt. Eine ängstliche Agitation, eine Kälteempfindlichkeit und eine Asthenie nehmen in dieser Phase zu. Anämie.

BOVISTA: Verstärkte Regelblutungen, die in verkürzten Zyklen erscheinen. Die Regelblutung fließt nur nachts oder sehr früh morgens ab. Das Blut ist eher dunkel. Metrorrhagie bei geringstem Anlaß. Hämorrhagische Ovulation. Diarrhoe vor und nach der Regel. Bovista ist ein Ergänzungsmedikament zu Thuya (Ödem, Ovarialzyste).

BROMUM: Verstärkte Regelblutung mit unvollständigen Häutchen. Einschnürende Unterbauchschmerzen. Ovaralgie links (Zyste, Ovarialtumor). Heilmittel bei Asthma und Struma. Besserung bei Aufenthalt am Meer.

BRYONIA: Zu frühe, sehr stark ausgeprägte Regel mit bräunlichem Blut. Eine Epistaxis geht der Regel voran oder ersetzt diese vollständig. Ovaralgie rechts. Verschlimmerung bei der geringsten Bewegung. Mastodynie, Mastose.

CALCAREA CARBONICA: Verkürzte Zyklen, erschöpfende Menorrhagien kombiniert mit einem Kältegefühl. Die Blutung kann bei der geringsten emotionalen Erregung wieder auftreten. Fibrom, Polypen ...

CALCAREA PHOSPHORICA: Junges, hochaufgeschossenes, anämisches Mädchen mit verfrühter, stark ausgeprägter Regelblutung. Dysmenorrhoe. Prämenstruelle sexuelle Erregung.

CARBO ANIMALIS: Verfrühte und verstärkte Regelblutung mit schwarzem Blut und unangenehmem Geruch. Anämie, Asthenie nach der Regel mit pulsierenden Kopfschmerzen. Albuminöse Leukorrhoe. Medikament bei Varizen, bei Zyanose, aber auch bei kanzerösem Zustand.

CARBO VEGETABILIS: Kurze Zyklen, verstärkte Regelblutung mit dickem, dunklem, die Schleimhaut reizendem Blut. Man verordnet es gemäß der Allgemeinsymptomatik: gastraler und intestinaler Meteorismus, zyanotisches Asthma, vasomotorische Störungen (Raynaud-Syndrom, Erfrierungen, Varizen).

CHAMOMILLA: Zu frühe, sehr reichliche Regelblutung mit schwarzem Blut und Blutgerinnseln. Menormetrorrhagien mit Gesichtsblässe, Ringen unter den Augen, Kältegefühl, Hypotonie, Ohrensausen ...

COCCULUS: Häufige Regelblutung, alle 15 Tage, die verstärkt und verlängert ist. Erschöpfung während der Regel mit Nausea, Schwäche und eingeschlafenen Gliedmaßen. Stechende und konstriktive, abdominelle Schmerzen, die sich durch Bewegung und Atmung verschlimmern.

FERRUM METALLICUM: Anämische Frau. Der Ausfluß ist reichlich, zu früh, mit blassem, wäßrigen Blut, intermittierend auftretend. Die Regelblutungen erschöpfen die Patientin. Kongestiver Kopfschmerz, Hitzewallungen oder Blässe des Gesichtes. Amenorrhoe mit Ersatzhämorrhagie.

HELONIAS: Anämie, Asthenie aufgrund stark ausgeprägter, zu häufiger und erschöpfender Regelblutungen. Das Blut ist schwarz und hat einen unangenehmen Geruch. Eine Amenorrhoe ist möglich. Heilmittel bei einer Leukorrhoe, die die Schleimhäute reizt (Mykose).

IPECA: Genitale Blutung mit rotem Blut, das ein Brennen verursacht und die Schleimhaut reizt. Nausea und Erbrechen während der Regel. Erschöpfungszustand nach der Regel.

LAC CANINUM: Kurze Zyklen mit verstärkter Regel. Das Blut ist viskös, zieht Fäden, hat eine hellrote Farbe und fließt im Schwall ab. Angina während der Regelblutung. Der Schmerz wandert rasch und abwechselnd von einer zur anderen Seite.

MAGNESIA MURIATICA: Krampfartige Dysmenorrhoe. Dunkles Blut mit Blutgerinnseln. Zu früher Ausfluß, der in Ruhe verstärkt ist (im Sitzen oder im Liegen), Schmerzen im Rücken und in den Oberschenkeln. Agitation, Ängstlichkeit und Nervosität nehmen während der Regelblutung zu. Die Patientin ist leberkrank und leidet an einer Obstipation.

NUX MOSCHATA: Sehr reichliche Regel, kurze Zyklen. Das Blut ist dick, schwarz und mit Blutgerinnseln gemischt. Unüberwindbare Schläfrigkeit, Trockenheit der Schleimhäute und aufgeblähtes Abdomen (Scheinschwangerschaft).

PHOSPHORUS: Zu frühe Regel, gelegentlich schwach ausgeprägt, aber immer verlängert. Die Regel wird gelegentlich durch eine Ersatzblutung ersetzt (Amenorrhoe – Epistaxis). Husten zu Beginn der Regel.

PLATINA: Zu frühe, verstärkte, aber kurze Regelblutung. Das Blut ist schwarz, viskös mit Blutgerinnseln und schlechtem Geruch. Depression vor der Regelblutung. Spasmen, Dysmenorrhoe. Unverträglichkeit der geringsten Berührung. Vaginismus.

RATANHIA: Heilmittel bei Hämorrhoiden, analen Schmerzen und ebenfalls bei Mamillenfissuren. Die Regel ist stark ausgeprägt, immer zu früh und verlängert.

RHUS TOXICODENDRON: Zu frühe, verlängerte Regelblutungen mit schwarzem Blut und Blutgerinnseln, die die Schleimhaut reizen. Brennendes Gefühl in der Scheide. Lumbosakrale Schmerzen. Besserung bei Bewegung.

SABINA: Zu frühe, zu stark ausgeprägte und verlängerte Regel. Das rote Blut ist warm und weist Blutgerinnsel auf. Heilmittel bei Hämorrhagie (bei der Ovulation, durch Bewegung ausgelöst ...). Dysmenorrhoe, lumbosakrale Schmerzen, die bis ins Schambein ausstrahlen. Sexuelle Erregung während der Regel.

❖ Zu frühe aber schwach ausgeprägte Regelblutung

LILIUM TIGRINUM: Zu frühe, insuffiziente Regelblutung mit dunklem Blut und Blutgerinnseln. Die Regelblutung hat einen schlechten Geruch, reizt die Schleimhaut, fließt bevorzugt am Tag ab und kommt bei Ruhe zum Stillstand. Medikament bei Erregung oder bei depressivem Zustand mit Gedanken sexueller oder religiöser Art.

MANGANUM: Insuffiziente und verfrühte Regel. Der Ausfluß des wäßrigen Blutes dauert nur einen Tag. Anämische und ängstliche Frauen, die eine Besserung verspüren, wenn sie liegen bleiben. Hitzewallungen.

❖ Unregelmäßige Zyklen

Unter zahlreichen anderen sind folgende drei Medikamente zu nennen:

NUX VOMICA: Unregelmäßige Zyklen, mit häufig zu früher Regel. Die Regelblutung ist schwach ausgeprägt, besteht aus schwarzem Blut und dauert lange an. Vor der Regel findet sich eine Nausea und eine Reizbarkeit der Patientin. Während der Regel treten dann Unterbauchschmerzen mit einem Schweregefühl in der Blase und im Rektum (Scheinharndang, Pollakisurie) auf. Nach der Regel: gelbe Leukorrhoe.

CYCLAMEN: Verstärkte Regel von schwarzem Blut mit Blutgerinnseln und häutchenartigen Fetzen. Die Regelblutung ist intermittierend (Stillstand am zweiten Tag). Schwindel, Sehstörungen und Kopfschmerz treten bei einer anämischen Kranken auf. Galaktorrhoe nach der Regel.

KALIUM CARBONICUM: Unregelmäßige Regelblutungen mit unangenehmem Geruch, deren Blut zur Reizung der Schleimhaut und zu einem Jucken führt. Gelegentlich verzögerte, abgeschwächte Blutungen. Amenorrhoe bei jungen Mädchen. Starke Schweißausbrüche. Verschlimmerung der Symptome gegen 2–3 Uhr am Morgen.

Insuffiziente Regelblutungen

Man bezeichnet als:
▲ *Hypomenorrhoe:* Regelblutungen, die kürzer als zwei Tage andauern.
▲ *Spaniomenorrhoe:* Regelblutungen, die alle drei Monate oder in noch längerem Abstand auftreten.
▲ *Oligomenorrhoe:* Regelblutungen, die in Abständen von 35 Tagen oder mehr auftreten.

Seltene Regelblutungen

Die Oligomenorrhoe und die Spaniomenorrhoe werden in der Allopathie nur behandelt, wenn unerfüllter Kinderwunsch besteht. Östrogen-Gestagen-Präparate werden empfohlen, wenn die Patientin den Wunsch nach regelmäßigeren Zyklen hat.

Schwach ausgeprägte Regelblutungen

Die primäre Hypomenorrhoe ist häufig Anzeichen einer Uterushypoplasie. In sehr viel selteneren Fällen liegen eine Mißbildung des Uterus oder tuberkulöse Synechien vor.

Die sekundäre Hypomenorrhoe tritt häufig nach einem psychologischen oder körperlichen Schock (z.B. Abtreibung) auf und ist mit anderen funktionellen Beschwerden (Ängstlichkeit, Adipositas ...) kombiniert.

In der Allopathie gibt es keine spezifische Behandlung dieser Regelstörung. Eine Östrogenbehandlung von mehreren Monaten kann gelegentlich eine Hypoplasie ausgleichen.

Homöopathische Behandlung

Zahlreiche Medikamente zeigen in ihrem Krankheitbild eine insuffiziente Regelblutung (siehe Kapitel Amenorrhoe).

❖ **Verzögerte Regelblutung (Oligomenorrhoe und Spaniomenorrhoe)**

SULFUR: Die Regelblutungen sind unregelmäßig und treten häufig mit einer Verzögerung von 2–3 Tagen oder mehr auf. Intensität und Dauer des Ausflusses sind wechselhaft. Die Regelblutung kann plötzlich am dritten Tag zum Stillstand kommen. Das Blut ist schwarz, zäh und reizt die Schleimhaut. Die Erkrankte empfindet eine Besserung ihrer Beschwerden, besonders der Hitzewallungen, beim Auftreten der Regel. Zusätzlich bemerkt man ein vermehrtes Auftreten von Ausschlägen mit Eiterung vor der Regelblutung und es bestehen kongestive Phänomene.

LYCOPODIUM: Reizbare, empfindliche, jähzornige, leberkranke Patientin mit sehr schlechter Laune beim Erwachen, deren Symptomatik sich immer zwischen 16 und 20 Uhr verschlimmert. Die immer zu spät erscheinende Regel hat eine normale Intensität und eine normale oder verlängerte Dauer. Eine Amenorrhoe ist möglich und es besteht ein deutlich ausgeprägtes, prämenstruelles Syndrom mit Verdauungsstörungen. Schmerzen im rechten Ovar. Brennende, milchige Leukorrhoe. Vaginismus mit Trockenheit der Scheide.

CHELIDONIUM: Hepatisches Drainagemittel. Die Erkrankte hat eine verspätete, ziemlich reichliche Regelblutung von normaler Dauer. Schmerzen im rechten Ovar und charakteristischer Schmerz im Bereich der unteren Schulterblattecke rechts. Teigiger Stuhlgang mit hellgelber Verfärbung.

KALIUM MURIATICUM: Es zeigen sich gelegentlich verspätete, aber immer stark ausgeprägte Regelblutungen. Das Blut hat eine schwarze Farbe, ist zäh mit Blutgerinnseln wie „Teerfäden". Weiße, viskose und dicke Leukorrhoe. Es ist ein Medikament bei Entzündung mit Bildung von weißen und zähflüssigen Absonderungen.

CICUTA VIROSA: Zu späte Regel mit normaler Intensität und Dauer. Während der Regel Verschlimmerung von spastischen Phänomenen (epileptische Anfälle, die sich bei Unterbrechung der Regel verschlimmern) und von ekzematösen Ausschlägen der Kopfhaut mit gelblichen Krusten.

ARISTOLOCHIA CLEMATITIS: Heilmittel, das dem Pulsatilla nahesteht. Die Erkrankte hat eine Regelblutung mit oder ohne Blutgerinnseln, gelegentlich eine Amenorrhoe. Die Regelblutungen bessern den psychischen und physischen Zustand (prämenstruelles Syndrom) der Patientin. Wäßrige Leukorrhoe mit Pruritus vulvae. Venöse Insuffizienz mit Zyanose der Extremitäten.

❖ Verspätete und schwach ausgeprägte Regelblutung

SEPIA: Verspätete Regel von kurzer Dauer mit schwarzem Blut. Auftreten eines Schweregefühls im Unterbauch, das die Kranke dazu zwingt, ihre Beine zu kreuzen. Gelbliche Leukorrhoe vor und nach der Regel, die zu Exkoriationen führt. Prämenstruelle Lumbosakralgien. Vaginismus und Frigidität.

THUYA: Zum Teil sind die Regelblutungen verstärkt und treten verfrüht auf, zum Teil sind sie verspätet, verkürzt und mit dem Auftreten eines verhärteten Knotens in der linken Brust kombiniert, der nach den Regelblutungen wieder verschwindet. Der Ausfluß hat eine schwarze Farbe, ist klebrig und übelriechend. Zu Beginn ist er stark ausgeprägt, kommt dann zum Stillstand, beginnt dann wieder von neuem und endet mit einer albuminösen Leukorrhoe. Die Vagina ist empfindlich. Heilmittel bei chronischen genitalen Infektionen und bei Neubildungen. Die mentalen Symptome wie Phobien und Zwangsvorstellungen verschlimmern sich, wenn die Regelblutungen schwach ausgeprägt sind.

AURUM: Verspätete und schwach ausgeprägte Regelblutungen mit kurzer Dauer. Die Regel besteht aus schwarzem Blut, das die Schleimhaut reizt. Heftige Dysmenorrhoe, die sich verschlimmert, wenn die Patientin die Arme hebt oder eine Anstrengung macht. Die mentalen Symptome (Melancholie, Tendenz zum Selbstmord) verschlimmern sich vor und nach der Regelblutung. Eine sekundäre Amenorrhoe ist möglich.

BARYTA CARBONICA: Zu späte, schwach ausgeprägte Regel mit normaler Dauer. Vor der Regelblutung besteht eine dicke, stark ausgeprägte Leukorrhoe, die die Schleimhaut nicht reizt. Dieses Medikament mit langsamer Wirkung ist für Frauen mit einer Hypothyreose geeignet, die physisch und intellektuell verlangsamt sind und an einer Hypertonie leiden.

GRAPHITES: Verspätete, sehr schwach ausgeprägte und stark verkürzte Regel von blassem Blut oder mit schwarzen, kleinen Blutgerinnseln vermischt. Vor der Regelblutung finden sich ein Jucken im Bereich der Vulva, ein dumpfer Schmerz im linken Ovar, geschwollene und bei Berührung empfindliche Brüste und Mamillen mit Exkoriationen und Fissuren. Ebenfalls vor der

Regelblutung besteht eine weiße, flüssige oder visköse Leukorrhoe, die zu Exkoriationen führt. Diese Leukorrhoe kann aber auch statt der Regelblutung auftreten.

PSORINUM: Die Erkrankte ist extrem kälteempfindlich und verzweifelt über ihren Zustand. Ihre Symptomatik verschlimmert sich durch unregelmäßige Regelblutungen, die verspätet und von besonders kurzer Dauer sind (ein Tag oder einige Stunden Ausfluß von blassem Blut). Der Ausfluß hat einen üblen „Aasgeruch". Zusätzlich besteht eine reichliche und zähe Leukorrhoe. Die Brüste sind geschwollen und schmerzhaft mit Rötung und Pruritus der Mamillen. Ovarschmerz vor allem links.

KALIUM CARBONICUM: Es bestehen zum Teil exzessive Regelblutungen, zum Teil eine Amenorrhoe und ziemlich häufig verspätete und verkürzte, blasse Regelblutungen. Es findet sich eine weißgelbliche und jukkende Leukorrhoe zwischen den Regelblutungen. Akute, stechende und einschießende Schmerzen im Rücken, die sich nachts gegen drei Uhr verschlimmern. Die Regelblutungen verschlimmern die Erschöpfung der Kranken, sowie deren Kälteempfindlichkeit und Obstipation.

PULSATILLA: Die Wechselhaftigkeit der charakteristischen Symptome dieses Heilmittels besteht ebenfalls auf Zyklusebene. Die Regelblutungen sind im allgemeinen verspätet, schwach ausgeprägt und von kurzer Dauer. Das Blut ist schwarz, dickflüssig mit Blutgerinnseln oder sehr blaß. Der Ausfluß kann für einige Stunden oder sogar für einen Tag und während der Nacht zum Stillstand kommen. Eine Amenorrhoe ist möglich, wenn die Patientin während ihrer Regelblutung ein Bad nimmt, oder wenn sie feuchte Füße bekommt. Die Leukorrhoe hat eine weiß-gelbe Farbe, nimmt in liegender Position zu, reizt aber niemals die Schleimhaut. Eine Diarrhoe geht der Regel voraus oder folgt ihr.

CAUSTICUM: Die Regel fließt nur am Tag ab. Eine Leukorrhoe, falls diese vorhanden ist, fließt dagegen nur nachts ab. Der Zyklus ist lang, der Ausfluß schwach ausgeprägt. Die Kranke leidet an Paresen, Rheuma und einer Frigidität. Besserung sämtlicher Beschwerden durch Feuchtigkeit.

VIBURNUM OPULUS: Die Regel ist verspätet, verkürzt, kaum gefärbt und dauert nur einige Stunden. Rotes Blut mit Blutgerinnseln und immer übelriechenden Häutchen. Großartiges Heilmittel bei heftiger Dysmenorrhoe vor und während der Regelblutung (periumbilikale Koliken, lumbosakrale und uterine Schmerzen, die in die Oberschenkel ausstrahlen).

EUPHRASIA: Heilmittel, das häufig in der Augenheilkunde bei reizendem Tränen der Augen verwendet wird. Die Regelblutungen sind verspätet, schwach ausgeprägt und verkürzt und dauern gelegentlich nur eine Stunde oder einen Tag. Anstelle der Regelblutung tritt das Tränen der Augen auf.

SABADILLA: Verspätete, intermittierend auftretende Regel, die für einige Stunden zum Stillstand kommt, um danach wieder von neuem zu beginnen. Sabadilla ähnelt durch die Symptome Schnupfen und Tränen der Augen dem Euphrasia, durch die Symptome Schüttelfrost und fehlendes Durstgefühl dem Pulsatilla.

ZINCUM: Verspätete, schwach ausgeprägte Regel von unterschiedlicher Dauer. Schmerzen in den Brüsten und im linken Ovar. Sämtliche Symptome bessern sich mit dem Einsetzen der Regelblutung.

CONIUM: Verspätete, schwach ausgeprägte Regel von kurzer Dauer, kombiniert mit Schmerzen im Unterbauch und in den Ovarien. Vor der Regel: Vulvapruritus, schwere, verhärtete und schmerzhafte Brüste. Nach der Regel: saure Leukorrhoe. Ovarzyste, Amenorrhoe, die auftritt, nachdem die Patientin ihre Hände in kaltes Wasser getaucht hat.

MAGNESIUM CARBONICUM: Verspätete, schwach ausgeprägte, verkürzte Regel mit dickem, dunklem und schwarzem Blut. Die schmerzhaften Regelblutungen fließen nur in der Nacht und in liegender Position ab und sistieren in stehender Position und beim Gehen. Das Blut hat einen bestimmten, säuerlichen Geruch wie alle übrigen Absonderungen dieser Patientin. Medikament bei Spasmophilie mit Diarrhoe.

SENECIO: Verspätete, unterdrückte oder insuffiziente Regelblutungen. Das Blut ist blaß. Anstelle der Regelblutung können Hämorrhagien, ein supraorbitaler-temporaler Kopfschmerz links, ein Husten oder eine wäßrige Rhinitis auftreten. Schmerzen wie durch Messerhiebe im Sakrum. Mit Beginn der Regel verschwinden sämtliche Symptome.

HEPAR SULFUR: Verspätete Regel von kurzer Dauer mit Zunahme eines Vulvapruritus. Das Menstruationsblut ist dunkel und hat vor allem einen fauligen Geruch „nach altem Käse". Eine dickflüssige Leukorrhoe hat dasselbe Charakteristikum. Medikament bei Eiterung und Entzündung mit Ödem.

GOSSYPIUM: Oligomenorrhoe und Spaniomenorrhoe. Die Regel ist verspätet, schwach ausgeprägt. Das Blut ist wäßrig. Prämenstruelles Syndrom mit Schweregefühl im Unterbauch und Verdauungsstörungen wie Nausea und gastrointestinalen Spasmen.

❖ Schwach ausgeprägte Regelblutung (Hypomenorrhoe)

LACHESIS: Es ist das Hauptmedikament bei ovarieller Unterfunktion und wird häufig um die Menopause herum eingesetzt. Die Regelblutungen erscheinen regelmäßig, sind aber verkürzt und schwach ausgeprägt. Wenn sie einen hämorrhagischen Charakter haben, verschaffen sie der Kranken Besserung. Das halbgeronnene, schwarze Blut reizt die Vulva. Vor der Regel besteht eine Ovaralgie links. Sämtliche Symptome von Lachesis bessern sich mit Einsetzen der Regelblutung.

LILIUM TIGRINUM: Deprimierte oder erregte Kranke mit besorgniserregenden, sexuellen Gedanken. Die Regelblutungen treten immer zwei oder drei Tage zu früh auf, sind aber immer verkürzt, schwach ausgeprägt und sistieren nachts in liegender Position. Sie sind schmerzhaft und gehen mit einem Schweregefühl im kleinen Becken, einem heftigen Schmerz in den Ovarien, besonders links, und Schmerzen, die in die linke Brust ausstrahlen, einher. Medikament bei Prolaps und Retroversio uteri.

COLOCYNTHIS: Regelmäßige Zyklen, aber schwach ausgeprägte und sehr verkürzte Regelblutungen, die durch eine heftige Dysmenorrhoe charakterisiert sind. Die Erkrankte empfindet Besserung, wenn sie sich zusammenkauert.

CAULOPHYLLUM: Anderes Medikament bei Dysmenorrhoe mit schwach ausgeprägten Regelblutungen. Die Schmerzen treten intermittierend auf und strahlen sehr weit aus.

ALUMINIUM: Zu frühe oder verspätete Regelblutungen, schwach ausgeprägt und mit blassem Blut. Physische und psychische Erschöpfung nach der Regelblutung. Wäßrige, säuerliche, ätzende und extrem reichliche

Leukorrhoe. Dehydrierte Patientin, die vorzeitig gealtert ist.

CYCLAMEN: Hypomenorrhoe oder Amenorrhoe mit Migräne oder Kopfschmerz bei einer peinlich genauen Frau. Gelegentlich Hypermenorrhoe und Dysmenorrhoe. Galaktorrhoe und Anämie.

Zyklische Unterbauchschmerzen

Wegen zyklischer Unterbauchschmerzen (Dysmenorrhoe) wird der Arzt häufig aufgesucht. Die Schmerzen sind nur dann als pathologisch zu betrachten, wenn sie die Patientin zur Unterbrechung sämtlicher Tätigkeiten für mehrere Stunden zwingen.

Die primäre Dysmenorrhoe

Sie tritt sechs Monate bis ein Jahr nach den ersten Regelblutungen auf und verschwindet nach der ersten Entbindung wieder. Organische Ursachen sind selten: kongenitale Mißbildungen (Hypoplasie des Uterus, Hemivagina, Imperforation der Zervix) oder eine Retroflexio uteri, ein verlängerter Zervixkanal oder Infektionen.

Funktionelle Ursachen werden am häufigsten gefunden: ein Spasmus im Bereich des Isthmus uteri (unter dem Einfluß von Prostaglandinen) ist die häufigste angenommene Ursache, besonders wenn sich bei der gynäkologischen Untersuchung eine Überempfindlichkeit von Uterus und den Ligg. rectouterina zeigt.

Ein besonderes psychisches Verhalten bei diesen jungen, eher hochaufgeschossenen Mädchen wird gerne als Ursache angesehen: Unreife und Unbeständigkeit aufgrund eines gestörten emotionalen Kontext (Ablehnung der Weiblichkeit, Stress, Reisen, Krankheiten ...).

Die sekundäre Dysmenorrhoe

Sie tritt bei der erwachsenen Frau auf und ist häufig mit einer organischen Läsion kombiniert:
▲ Chronische gynäkologische Infektionen mit Lokalisation im Bereich der Tuben.
▲ Gutartige (Polypen, Fibrome) oder bösartige Tumoren.
▲ Synechien.
▲ Retroversio uteri.
▲ Zervixstenose nach einem Eingriff.
▲ Endometriose.
▲ Östrogen-Gestagen-Ungleichgewicht (die membranöse Dysmenorrhoe beruht auf einem Überschuß an Progesteron). Das prämenstruelle Syndrom oder die ovulatorische Krise kann mit einer Dysmenorrhoe kombiniert sein.

In den meisten Fällen spricht man aber von einer funktionellen Dysmenorrhoe, bei der man an den Einfluß der Psyche denken muß.

Die Diagnose wird mit Hilfe der Befragung und der gynäkologischen Untersuchung der Patientin gestellt:

Die *homöopathische Befragung* der Patientin erlaubt es, folgende Aspekte genauer zu klären: das Datum des Auftretens des Schmerzes im Verhältnis zum Einsetzen der Regelblutung, die Charakteristika des Schmerzes, seine Ausstrahlungen, die Art der Regelblutung, deren Intensität und Dauer, das Vorliegen von Blutgerinnseln und kleinen Häutchen, die Farbe des Ausflusses und die Begleitsymptome mit den möglichen Auswirkungen auf die verschiedenen Organe und den psychischen und physischen Zustand.

Bei der *gynäkologischen Untersuchung* stellt man die genaue Lokalisation des Schmerzes fest und bei der manuellen Untersuchung sucht man nach einem provozierbaren Schmerz. Zusatzuntersuchungen werden in Abhängigkeit des klinischen Bildes angeordnet.

Allopathische Behandlung

Die Behandlung wird mit Analgetika und Spasmolytika bei Auftreten der Schmerzen durchgeführt. Hormonbehandlungen (Pille oder reines Gestagenpräparat) sind durch das Auftreten von Schmerzen bei ovulatorischen Zyklen gerechtfertigt. Prostaglandinsynthesehemmer werden bei der Behandlung einer primären Dysmenorrhoe eingesetzt.

Die *Psychotherapie* ist darauf ausgerichtet, eine Dekonditionierung des reflektorischen Schmerzes zu bewirken.

Homöopathische Behandlung

Die Suche nach dem Simillimum ist nicht immer leicht, besonders bei jungen Mädchen, die von ihrer Mutter zum Arzt gebracht werden und die einen sekundären Krankheitsgewinn aus ihrer Dysmenorrhoe ziehen (kindliche Regression, Ablehnung der Sexualität, Ablehnung des Schulbesuchs ...). Die lokalen, klinischen Symptome sind daher oft schwach ausgeprägt und es ist schwierig, die Charakteristika einer Dysmenorrhoe genauer zu beurteilen. Man muß daher von Anfang an nach Allgemeinsymptomen suchen.

Die erwachsene Frau, die an eine gynäkologische Befragung schon gewöhnt ist, liefert dagegen viel genauere Details, die alle bei der Beurteilung Bedeutung haben. Die indizierten Heilmittel werden in gleicher Weise bei primärer oder sekundärer Dysmenorrhoe verschrieben.

Der Schmerz beginnt mehrere Tage oder einen Tag vor dem Erscheinen der Regelblutung

Dieser Dysmenorrhoe-Typ entspricht den Unterbauchschmerzen beim prämenstruellen Syndrom (siehe Abschnitt „Prämenstruelles Syndrom").

❖ Mit Schweregefühl im Unterbauch

SEPIA: Bei dieser deprimierten, indifferenten Frau, die um die Brüste herum empfindlich ist, beginnt die Dysmenorrhoe vier bis fünf Tage vor der Regelblutung und besteht während der gesamten Dauer der Regelblutung. Das Schweregefühl im Unterbauch ist permanent vorhanden. Die Erkrankte empfindet eine Erleichterung im Sitzen und wenn sie die Beine übereinanderschlägt.

Die Regelblutung ist schwarz, die Scheide empfindlich. Vor der Regelblutung besteht eine gelbe Leukorrhoe, die die Schleimhaut reizt. Zusätzlich Hämorrhoiden und Nässen im Bereich des Anus. Leeregefühl im Magen und Schmerzausstrahlung in den Rücken.

LILIUM TIGRINUM: Wegen seiner Hauptcharakteristika ist es dem Sepia nahestehend: die Dysmenorrhoe beginnt zwei bis drei Tage vor der Regelblutung und persistiert während der gesamten Dauer. Das Schweregefühl im Unterbauch bessert sich nicht im Sitzen. Die Patientin hat das Verlangen, eine eng gewickelte Bandage zu tragen, um ihre Vulva zu stützen. Dasselbe Gefühl besteht im Bereich des Rektums, es existieren aber keine Hämorrhoiden. Man findet ebenfalls ein Leeregefühl im Magen und in den Rücken ausstrahlende Schmerzen. Ein linksseitiger Ovarschmerz nimmt in dieser Phase zu und ist mit einem Schmerz der linken Mamma kombiniert.

GOSSYPIUM: Medikament bei Prolaps. Dieses Heilmittel zeigt eine intermittierende Dysmenorrhoe, die vor der Regelblutung mit reißenden Schmerzen in den Ovarien beginnt.

HEDEOMA: Die Kranke spürt ein heftiges Schweregefühl im Unterbauch vor und während der Regelblutung. Die Schmerzen strahlen in den Rücken aus und verschlimmern sich bei der geringsten Berührung. Sie sind mit Ovarialschmerzen und Uteruspasmen kombiniert. Es besteht eine dickflüssige, juckende Leukorrhoe, die die Schleimhaut reizt. Man findet ebenfalls Symptome im Bereich der Harnwege wie eine Zystitis oder Schmerzen entlang der Ureter. Rheumatische Schmerzen im Bereich von Daumen und Achillessehne geben einen Hinweis auf dieses Heilmittel.

❖ **Dysmenorrhoe mit Austreibung von Membranen oder von Blutgerinnseln**

MAGNESIUM PHOSPHORICUM: Es ist ein Heilmittel bei Spasmophilie und gleichermaßen bei Kongestion im Unterbauch.

Vor der Regelblutung verspürt die Kranke einen rechtsseitigen Ovarschmerz, der sich durch Wärme bessert. Mit Beginn der Regel treten heftige uterine Koliken auf, die sich bessern, wenn sich die Patientin zusammenkauert, wenn sie einen starken Druck auf ihren Unterbauch ausübt oder wenn sie lokal Wärme anwendet. Die Regel ist verfrüht, besteht aus schwarzem Blut mit Fäden und membranösen Überresten.

VIBURNUM OPULUS: Periumbilikale Schmerzen vor der Regelblutung mit Schweregefühl im Unterbauch, später dann Schmerzen in der Sakralregion mit Ausstrahlung in die Oberschenkel und uterinen Krämpfen. Blutiger Ausfluß mit Blutgerinnseln und Schleimhautfetzen. Nach der Regel tritt eine Leukorrhoe auf, die die Schleimhaut wenig reizt.

BORAX zeigt das Bild stark ausgeprägter Regelblutungen. Die stechenden, krampfartigen Schmerzen beginnen einige Tage vor der Regelblutung und dauern während des gesamten Ausflusses an. Es finden sich Blutgerinnsel und membranöse Überreste von geringer Größe. Die Regelblutung hat einen säuerlichen Geruch.

Vor der Regel besteht eine sehr stark ausgeprägte, dickflüssige, weiße Leukorrhoe, bei der die Patientin das Gefühl hat, als ob ihr heißes Wasser zwischen den Beinen abfließt.

Man fahndet nach dem Vorliegen von Aphten und einer Ängstlichkeit, die auftritt, wenn sich die Patientin nach vorn überbeugt.

USTILAGO: Es ist charakterisiert durch sein flüssiges, schwarzes Blut, das kleine Blutgerinnsel oder lange Fäden enthält. Es bestehen Metrorrhagien und Schmerzen unter der linken Brust und im linken Ovar. Schmerzen im Uterus mit Schweregefühl. Vor der Regelblutung gelbliche Leukorrhoe, die die Schleimhaut reizt.

CYCLAMEN: Bei einer peinlich genauen Frau, die an einer ophthalmischen Migräne leidet, gehen die heftigen Schmerzen der Regelblutung voran oder begleiten diese. Es besteht eine Schmerzausstrahlung vom Rücken bis zum Schambein und eine Hypermenorrhoe mit schwarzem Blut, Blutgerinnseln und gelegentlich auch Membranen.

PHYTOLACCA: Eine Neuralgie des rechten Ovars beginnt noch vor der Regelblutung und endet mit dieser. Die Regelblutungen treten häufig auf, sind stark ausgeprägt und beinhalten membranöse Überreste. Die Indikation für Phytolacca stellt sich besonders, wenn eine Erkrankung der Mammae oder eine assoziierte Entzündung vorliegt.

LAC CANINUM: Es ist durch das rasche Wechseln der Symptome von einer zur anderen Seite charakterisiert. Die Ovarschmerzen beginnen vor der Regelblutung und bessern sich mit deren Einsetzen. Im Moment der Austreibung von Blutgerinnseln fließt das Blut im Schwall ab. Die Brüste sind vor der Regel geschwollen und schmerzhaft. Häufig tritt während der Menstruation auch eine Angina auf.

GUAIACUM: Die Zyklen sind unregelmäßig und von einer Neuralgie der Ovarien vor und während der Regelblutung begleitet. Das Menstruationsblut hat einen schlechten Geruch und es finden sich Blutgerinnsel. Das seltsame Verlangen der an einer Hyperurikämie leidenden Patientin, Äpfel zu essen, ist charakteristisch für dieses Mittel.

❖ Dysmenorrhoe vom spastischen Typ

MAGNESIUM PHOSPHORICUM und *VIBURNUM OPULUS* zeigen das Bild einer spastischen Dysmenorrhoe in Verbindung mit der Austreibung von Membranen.

VIBURNUM PRUNIFOLIUM: Es kann verschrieben werden bei einer krampfartigen, spastischen Dysmenorrhoe mit schmerzhafter Ausstrahlung in die Lumbalregion und ins Rektum. Zusätzlich treten bei einer jungen Frau mit Fehlgeburten eine morgendliche Nausea und ein Schluckauf auf.

HYOSCYAMUS: Stark ausgeprägte Regel mit blassem Blut. Die Spasmen beginnen vor der Regelblutung und persistieren in größeren Abständen während der Menstruationsphase. Die sexuelle Erregung ist deutlich ausgeprägt.

CAUSTICUM: Medikament bei Paresen mit Regelblutungen, die nachts aufhören (die Leukorrhoe hört am Tag auf). Die heftigen Koliken nehmen mit dem Einsetzen der Regelblutungen ab und bessern sich, wenn sich die Patientin zusammenkauert.

❖ Dysmenorrhoe mit dominierender Seitenbetonung

a) Betonung der linken Seite

LACHESIS: Die Dysmenorrhoe beginnt einige Tage vor der Regelblutung, schwächt sich aber mit dem Einsetzen des Blutflusses ab und verschwindet ganz, wenn dieser stark ausgeprägt ist. Der Ovarschmerz links ist heftig. Die Erkrankte erträgt weder einen Druck noch eine Beklemmung. Das Blut ist schwarz mit Blutgerinnseln und reizt die Schleimhaut. Die Kranke ist geschwätzig, hat Hitzewallungen und leidet an einer erhöhten Verletzbarkeit der kapillären Gefäße. Sämtliche Symptome verschlimmern sich in der Perimenopause.

THUYA: Es zeigen sich unregelmäßige Zyklen, die unterschiedlich stark ausgeprägt sind. Der Ausfluß von schwarzem, klebrigen und übelriechendem Blut endet mit einer dickflüssigen, grünlichen, übelriechenden und ätzenden Leukorrhoe. Die Patientin empfindet einen Zerquetschungsschmerz im linken Ovar und in der linken Inguinalregion. Der Schmerz verschlimmert sich beim Gehen und im Auto und kann bei Frauen, die von fixen Ideen betroffen sind in geringer Ausprägung auch nach der Regelblutung persistieren.

Drei andere Medikament haben eine markante Betonung der linken Seite: die schon beschriebenen *Lilium Tigrinum und Ustilago*, sowie das *Xanthophyllum* (Zantophyllum), bei dem ein linksseitiger Ovarialschmerz mit einer kruralen Neuralgie und einem Quetschungsgefühl im Rücken kombiniert ist.

b) Betonung der rechten Seite

Außer *MAGNESIUM PHOSPHORICUM* und *PHYTOLACCA* kann man verordnen:

PLATINA: Reißende Schmerzen im rechten Ovar, die vor der Regel und am ersten Tag auftreten. Es besteht eine Hypermenorrhoe mit schwarzem Blut und Blutgerinnseln. Zusätzlich findet sich eine Überempfindlichkeit der Geschlechtsorgane und eine sexuelle Erregung (Vaginismus).

Der Schmerz beginnt einige Stunden vor der Regelblutung oder bei deren Beginn

❖ Mit Schweregefühl im Unterbauch

PULSATILLA: Medikament bei primärer Dysmenorrhoe bei einem jungen, blonden, schüchternen und zarten Mädchen. Die Unterschiedlichkeit der Symptome bestimmt das Krankheitsbild. Es können minimale Schmerzen in Form eines Schweregefühls im Unterbauch oder auch im Gegenteil heftige Schmerzen mit unterschiedlicher Lokalisation auftreten. Der häufig intermittierende Ausfluß kann einen Tag lang zum Stillstand kommen und sich während der Nacht abschwächen und sogar aufhören. Eine dickflüssige, nicht reizende Leukorrhoe begleitet die Regelblutung und persistiert auch danach.

MUREX: Die immer sehr stark ausgeprägten Regelblutungen sind unregelmäßig mit großen Blutgerinnseln. Das Schweregefühl im Unterbauch ist intermittierend vorhanden. Die Kranke kreuzt die Beine, um den Druck zu vermindern. Schmerzen im Uterus. Gekreuzte Schmerzen in Form von Dolchhieben in den Ovarien und den Brüsten. Man bemerkt eine sexuelle Erregung, die sämtliche Symptome begleitet.

HELONIAS: Die Kranke „spürt dauernd ihren Uterus". Das Schweregefühl nimmt im Augenblick der Regelblutung mit Auftreten eines schmerzhaften Reißens im Sakrum zu. Es besteht eine weiße, albuminöse Leukorrhoe, die die Schleimhaut nicht reizt.

HAMAMELIS: Medikament bei venöser Kongestion und bei stark ausgeprägten, verlängerten schwarzen Regelblutungen. Das Schweregefühl im Unterbauch ist unangenehm und nimmt zu, wenn die Patientin das Bein anhebt.

❖ Dysmenorrhoe mit Membranen oder Blutgerinnseln

CHAMOMILLA: Klassisches Mittel bei einer unerträglichen Dysmenorrhoe, die mit dem Ausfluß der Regel beginnt. Die Reizbarkeit und die Unzufriedenheit der cholerischen Patientin nehmen nur während der Regelblutung zu. Die Koliken sind heftig, es bestehen reißende und krampfartige Schmerzen im Unterbauch, sowie damit verbunden eine Agitation der Patientin mit heftigem Stöhnen. Gefühl eines Druckes von unten nach oben. Ausfluß von schwarzem Blut mit dicken Blutgerinnseln.

BROMUM: Heftige Schmerzen, die sich abschwächen, wenn sich die Patientin zusammenkauert, treten vor und mit Beginn der Regelblutung auf. Diese tritt zu früh auf, ist stark ausgeprägt und verlängert. Das schlecht riechende, leuchtend rote Blut enthält Schleimhautreste. Die Schmerzen sind links lokalisiert, entweder im Ovar, in der Brust oder in Form eines Halbseitenkopfschmerzes. Man findet eine Besserung der Symptomatik bei Aufenthalt am Meer.

SABINA: Die sehr stark ausgeprägten, regelmäßigen und bis auf acht bis zehn Tage verlängerten Regelblutungen sind mit charakteristischen Schmerzen kombiniert, die vom Sakrum ausgehen und ins Schambein und den vorderen Anteil der Oberschenkel ausstrahlen. Heftige Schmerzen, wie mit einem Taschenmesser, von unten nach oben in der Scheide. Das Blut ist leuchtend rot, glänzend mit Blutgerinnseln.

BELLADONNA: Dem Sabina nahestehend. Die heftigen Schmerzen existieren nur während der Regelblutung, die die Neigung hat, einen hämorrhagischen Charakter anzunehmen. Das warme, glänzend-rote Blut weist stinkende Blutgerinnsel auf. Es besteht ein intermittierendes Schweregefühl im Unterbauch, das sich beim Gehen verschlimmert. Das rechte Ovar ist empfindlich, das Abdomen bei Berührung schmerzhaft.
Man vergleicht es mit Aconit, dessen heftige Schmerzen mit einer Agitation und mit einer Todesangst kombiniert sind.

COFFEA: Heftige, unerträgliche Dysmenorrhoe. Das schwarze Blut enthält große Blutgerinnsel. Die Patientin leidet wegen intellektueller Erregung und Überempfindlichkeit an Schlaflosigkeit. Oft einhergehend mit einem Kaffeeabusus.

CROCUS SATIVUS: Hypermenorrhoe mit einem Ausfluß von schwarzem, viskösen Blut, das in langen Fäden herunterhängt. Die Kranke hat das Gefühl, etwas Lebendiges im Bauch zu haben.

THLASPI BURSA PASTORIS: Die erschöpfte Patientin hat alle zwei Monate eine Regelblutung, die zu früh auftritt und einen hämorrhagischen Charakter hat. Das Blut ist schwarz mit Blutgerinnseln. Die Schmerzen nehmen am zweiten Tag zu. Zwischen den Regelblutungen besteht eine braune, blutige Leukorrhoe, die die Schleimhaut reizt.

❖ Dysmenorrhoe mit Spasmen und Krämpfen

IGNATIA: Es ist eines der großen Medikamente bei Spasmen. Die Erkrankte zeigt paradoxe Reaktionen. Die Dysmenorrhoe ist von einem zum anderen Zyklus unterschiedlich. Die Regelblutungen sind verstärkt und bestehen aus schwarzem Blut, das schlecht riecht. Dem Ausfluß geht eine temporale Migräne mit Schmerzen wie mit „Nägeln" voran. Eine nervöse Übererregbarkeit verschlimmert sich in dieser Phase.

COLOCYNTHIS: Die schwach ausgeprägten Regelblutungen sind mit krampfartigen Schmerzen und einer Ovaralgie links kombiniert, die durch starken Druck gemildert wird, wenn sich die Patientin zusammenkauert. Diese Schmerzen werden häufig durch Ärger oder Zorn ausgelöst.

ACTEA RACEMOSA (Cimifuga): Die Dysmenorrhoe ist proportional zur Stärke des Ausflusses. Es bestehen spastische Schmerzen, die den Körper von einer Hüfte zur anderen durchziehen. Ovaralgie links mit Schmerzausstrahlung unter die linke Brust. Man suche ebenfalls nach psychischen Symptomen (Erregung, Logorrhoe, Agitation), die sich durch die Regelblutungen verschlimmern, sowie nach einer Berührungsempfindlichkeit der ersten drei Brustwirbel.

CAULOPHYLLUM: Die schwach ausgeprägten Regelblutungen sind sehr schmerzhaft mit heftigen, intermittierenden Krämpfen, die an Kontraktionen bei der Geburt erinnern. Ovarschmerz links mit Ausstrahlung unter die linke Brust. Nach der Regel Leukorrhoe, die die Schleimhaut reizt. Interphalangeale Schmerzen, die auftreten, wenn die Regelblutung abnimmt oder zum Stillstand kommt.

ALETRIS FARINOSA: Die Erkrankte ist durch lange und stark ausgeprägte Regelblutungen erschöpft. Die Dysmenorrhoe ist stark ausgeprägt und geht mit uterinen Krämpfen einher, die sich bessern, sobald die Kranke nach hinten gebeugt ist (Dioscorea). Zu suchen ist nach einem Husten, der mit Beginn der Regel aufhört. Leukorrhoe und chronische gynäkologische Infektionen.

SECALE CORNUTUM: Intensive, krampfartige Schmerzen, die zu Beginn eines Ausflusses schwarzen Blutes auftreten. Metrorrhagie und verlängerte Blutungen während 15–20 Tagen. Der Körper ist kalt, die Kranke spürt aber bei Wärme eine Verschlimmerung ihrer Symptome.

VERATRUM ALBUM: Die krampfartige Dysmenorrhoe ist mit einer Diarrhoe, einem Erbrechen und kalten Schweißausbrüchen kombiniert. Die Erkrankte spürt eine Besserung bei Wärme.

CASTOREUM: Dysmenorrhoe mit Kältegefühl im Rücken. Die Schmerzen gehen von den Oberschenkeln aus und erreichen den ganzen Körper. Die Erkrankte spürt Besserung, wenn sie sich nach vorne beugt. Große sexuelle Erregung.

CACTUS GLANDIFLORUS: Dysmenorrhoe mit Gefühl des Zusammenschnürens in der Uterusregion während der Regelblutung. Ausfluß von schwarzem Blut mit Blutgerinnseln. Herzerkrankungen (Angina pectoris, Arrhythmie, Palpitationen ...) sind assoziiert.

COCCULUS: Erschöpfende und spastische Dysmenorrhoe mit Nausea, Schwindel, abdominellem Meteorismus, Lumbalgie und Lipothymie.

Die *MAGNESIUMSALZE* zeigen alle in ihrem Krankheitsbild eine Dysmenorrhoe vom spastischen Typ:

MAGNESIUM PHOSPHORICUM: Dysmenorrhoe, die vor der Regelblutung auftritt und die gemildert wird, wenn sich die Patientin zusammenkauert.

MAGNESIUM MURIATICUM: Dysmenorrhoe, die aus Blutgerinnseln besteht und mit einer eher nächtlichen Metrorrhagie kombiniert ist.

MAGNESIUM CARBONICUM: Spasmophile Kranke, die an einer Diarrhoe leidet. Die Dysmenorrhoe wird durch Hyperflexion gemildert. Die Regel mit schwarzem Blut fließt nur nachts ab. Prämenstruelle Verschlimmerung einer chronischen Pharyngitis.

❖ Dysmenorrhoe mit einer dominierenden Seitenbetonung

a) Betonung der rechten Seite

BRYONIA: Dysmenorrhoe mit uterinem Schmerz und stechender Ovaralgie rechts, die gemildert wird, wenn sich die Patientin zusammenkauert und sich nicht bewegt. Die Regelblutungen sind stark ausgeprägt und haben eine schwarze Farbe.

Eine Amenorrhoe ist aber häufig (Kopfschmerzen und Epistaxis treten anstelle der Regel auf). Die Brustsymptomatik (Mastodynie, Mastose, Zyste) geben ein Hinweis auf dieses Medikament.

PALLADIUM: Diese hochmütige und empfindliche Frau klagt über einen Ovarialschmerz rechts, der während und nach der Regel zunimmt.

Die Patientin verspürt Verschlechterung der Symptome im Stehen und durch Bewegung, Besserung durch Reiben, durch Druck und im Liegen auf der linken Seite.

b) Betonung der linken Seite

Man findet:
▲ Bromum,
▲ Colocynthis,
▲ Actea Racemosa,
▲ Caulophyllum.

Das prämenstruelle Syndrom

Das prämenstruelle Syndrom betrifft ungefähr 40% der Frauen und entspricht einer Reihe von klinischen Manifestationen unterschiedlicher Ausprägung, die regelmäßig und zyklusabhängig im Zeitraum vor der Regelblutung auftreten. Die Beschwerden erscheinen entweder mit Beginn der Ovulation oder nur einige Tage vor der Regelblutung.

Die Pathogenese dieses Syndroms ist weiterhin unbekannt. Mehrere Theorien sind diskutiert worden. Die Theorie von einer Hyperfollikulinämie sowie die einer Hyperandrogenämie konnte laborchemisch allerdings nicht bewiesen werden.

Zur Zeit besteht die Theorie eines hormonellen Ungleichgewichts mit einem relativen Überschuß an Östrogen im Verhältnis zum Progesteron. Dies entsteht entweder durch eine insuffiziente oder durch eine verspätete Progesteronsekretion. Die Hypothese einer allergischen Manifestation ist noch gültig.

Klinisch sind die funktionellen Symptome unterschiedlich:

Die psychischen Symptome

Es kann sich entweder um eine einfache Reizbarkeit, eine Überaktivität oder um eine neurotische Krise mit Weinkrämpfen, heftiger Eifersucht und Verfolgungswahn handeln. Gelegentlich entsteht ein deliranter Zustand.

Die physischen Symptome

Klassischer, kongestiver Zustand kombiniert mit Zeichen einer Wasserretention (Gewichtszunahme, Spannungsgefühl in den Brüsten, Blähung des Abdomens).

Unterschiedliche Symptome, die sämtliche Organsysteme betreffen (Leber- und Verdauungssystem, Haut, Respirationstrakt, Harnwege, HNO-Bereich ...) und die zyklusabhängig auftreten.

Allopathische Behandlung

Die Verschreibung von Progesteron in der zweiten Zyklushälfte zielt darauf ab, das Ungleichgewicht zwischen Progesteron und Östrogen zu beheben. Man verwendet dabei bevorzugt das natürliche Progesteron wegen seiner natriuretischen Wirkung. Das Auftragen eines wasser- und alkoholhaltigen Progesterongels auf die Brüste vermindert das Spannungsgefühl.

Homöopathische Behandlung

In der Behandlung des prämenstruellen Syndroms nimmt das *FOLLICULINUM* eine Sonderstellung ein, da es sich um ein Hormon handelt, das nach homöopathischer Art verdünnt wurde. Seine Verordnung beruht auf dem Zusammentreffen dreier Arten von charakteristischen Symptomen:

▲ 1 – *Psychische Symptome:* von der nervösen Anspannung bis zum depressiven Zustand mit Veränderung des Charakters.

▲ 2 – *Symptome im Bereich der Mammae und der Genitalorgane:*
  – sämtliche Beschwerden im Bereich der Mammae, die eine zyklische Periodik besitzen (Mastodynie, kongestive Mammitis, Zyste).
  – eine Hydrolipopexie, die sich klinisch durch verschiedenartige Ödeme und eine Gewichtszunahme äußert.

▲ 3 – *Schmerzen,* deren Lokalisation und Intensität unterschiedlich ausgeprägt sind (Kopfschmerzen, Neuralgien ...).

Verschiedenartige extragenitale Symptome, die in zyklusabhängiger Weise auftreten, können mit Folliculinum behandelt werden. Vorausgesetzt, sie sind mit einem, zwei oder drei der charakteristischen Symptome kombiniert sind. Dabei ist bei der Verschreibung von Folliculinum die Höhe der unterschiedlichen Dilutionen abhängig vom Vorhandensein eines oder mehrerer Symptome.

▲ Folliculinum 9 CH, 15 CH oder 30 CH wird in Form einer monatlichen Dosis verabreicht, und für die Dauer von mehreren Monaten verschrieben. Diese wird 2 oder 3 Tage vor dem Auftreten der Beschwerden eingenommen (entweder zwei Tage vor der Ovulation oder zwei Tage vor dem zweiten Östrogengipfel).

▲ Folliculinum 5 oder 7 CH, zwei- bis dreimal pro Woche eingenommen, wirkt wie ein Regulator und wird verschrieben, wenn ein einzelnes dominierendes Symptom oder verschiedenartige Symptome vorliegen.

❖ Dominierende psychische Symptome

LACHESIS: Eine deutliche Besserung sämtlicher Symptome beim Auftreten der Regelblutung charakterisiert dieses große Heilmittel.

Die prämenstruelle Phase verschlimmert die psychischen Symptome. Lebhafte Geschwätzigkeit, Überempfindlichkeit, psychische und physische Überaktivität, Eifersucht, Aggressivität, Haß und sogar deliranter Zustand mit Verdächtigungen und Gefühl der Verfolgung.

Abwechseln eines Erregungs- und eines Depressionszustandes mit Angstgefühl und Melancholie, die sich morgens beim Aufwachen verschlimmert. Es bestehen Schlaflosigkeit und Träumen von Begräbnissen und von Schlangen, Hitzewallungen, erhöhte Verletzbarkeit der Kapillargefäße.

ACTEA RACEMOSA: Sehr wechselhafte Stimmungslage, die von einer gesteigerten Fröhlichkeit in Seufzen und Weinen übergeht. Unkontrollierbare Geschwätzigkeit mit zusammenhangslosen Gesprächsthemen. Angst davor, verrückt zu werden und Halluzinationen. Die Frau fürchtet das Einsetzen einer verstärkten Regelblutung, die extrem schmerzhaft ist. In der prämenstruellen Phase bestehen Unterbauchschmerzen und Uterusspasmen. Die schmerzhafte Ovulation ist gelegentlich hämorrhagisch.

SEPIA: Ein Schweregefühl im Unterbauch zwingt die Frau dazu, ihre Beine zu kreuzen (Heilmittel bei Prolaps). Prämenstruelle, weiße Leukorrhoe, die zu Exkoriationen führt. Depressiver Zustand, Pessimismus, Desinteresse und Reizbarkeit gegenüber den nahestehenden Personen, Verlangen nach Isolierung, morgendliche Asthenie.

AURUM METALLICUM: Melancholie vor den Regelblutungen, depressiver Zustand, der zum Selbstmord führen kann. Gefühl der Unwürdigkeit, Zweifel an sich selbst und fehlendes Selbstvertrauen. Widerspruch wird nicht ertragen. Heftige Wutausbrüche und ängstliche Erregung.

CAUSTICUM: Schlechte Laune und prämenstruelle Traurigkeit bei einer deprimierten, ängstlichen, asthenischen und sehr kritischen Frau, die empfindsam für das Unglück anderer ist.

Folgende zwei Medikamente bei psychischer und physischer Erschöpfung:

ALETRIS FARINOSA: Heilmittel bei chronischen gynäkologischen Erkrankungen, bei einer erschöpfenden Leukorrhoe und bei einer Hämorrhagie. Eine intensive Asthenie führt zu depressivem Zustand. Das Gesicht ist blaß mit bläulichen Ringen unter den Augen.

Prämenstrueller Husten mit gelegentlich unfreiwilligem Harnabgang.

HELONIAS: Depression und Reizbarkeit, Unverträglichkeit von Widerspruch, Wunsch nach Isolierung, Melancholie. Ausgeprägtes prämenstruelles Syndrom mit Schweregefühl im Unterbauch und unangenehmem Bewußtwerden, einen Uterus zu haben (Leukorrhoe, Mykose, Prolaps). Spannungsgefühl in den Brüsten.

❖ Physisch dominierende Symptome

❖ Mastodynie (siehe Kapitel Erkrankungen der Mamma)

PHYTOLACCA: Mastodynie, die mit der Ovulation beginnen kann. Kongestion und Spannungsgefühl in den Brüsten, die häufig im Sinne einer Mastose verändert sind. Einschießende Schmerzen (Heilmittel bei Zysten, Adenomen, Abszessen ...).

BRYONIA: Prämenstruelle Schmerzen in den Brüsten, die gespannt, schwer und überwärmt sind. Eine Besserung durch starken Druck (Tragen eines eng anliegenden Büstenhalters) ist charakteristisch für dieses Mittel. Heilmittel bei isoliert auftretender, flüssigkeitsgefüllter Zyste.

CONIUM: Prämenstruelles Spannungsgefühl in den Brüsten. Dichte Knoten in schlaffen Brüsten.

LAC CANINUM: Prämenstruelle Mastodynie. Der Schmerz wandert abwechselnd von einer zur anderen Brust. Angina während der Menstruation, die dasselbe Charakteristikum zeigt.

HELONIAS: Prämenstruelles Spannungsgefühl in den Brüsten. Leukorrhoe und erschöpfende Regelblutungen.

CALCAREA CARBONICA: Mastodynie mit Schwellung der Brüste in der prämenstruellen Phase. Die Zyklusblutungen treten in verkürzten Abständen auf. Die Regel hat einen hämorrhagischen Charakter, ist verlängert und mit einem Kältegefühl und einer Asthenie kombiniert. Vorzeitiges Wiederauftreten der Regelblutung nach einer psychischen Erregung.

❖ Wasserretention

NATRIUM SULFURICUM ist das Hauptmittel bei prämenstrueller oder nicht-prämenstrueller Wasserretention. Die Infiltration mit Wasser ist für die Ausbildung von Ödemen, einer Zellulitis und eines Gelenkrheumatismus mit Steifigkeit und Krachen in den Gelenken, die sich durch feuchtes Wetter noch verschlimmern, verantwortlich. Die Erkrankte ist leicht reizbar und depressiv beim Erwachen und verspürt eine Besserung durch einen zwanghaften Abgang einer morgendlichen Diarrhoe.

BOVISTA: Prämenstruelle Gewichtszunahme aufgrund von Ödemen. Die Kranke hat das Gefühl, „überall geschwollen zu sein". Die Ödeme von Extremitäten, Händen und Füßen nehmen morgens beim Aufwachen zu. Eine Diarrhoe tritt vor oder während der Regelblutung, eine Blutung bei der Ovulation auf. Die Regelblutung fließt hauptsächlich nachts ab. Vor oder nach der Regelblutung besteht eine Leukorrhoe, die die Schleimhaut reizt und wie Eiweiß aussieht.

APIS: Prämenstruelles Syndrom mit schmerzhaftem Spannungsgefühl in den Brüsten. Heilmittel bei akuter Entzündung und bei Ödemen mit Lokalisation an allen Körperpartien. Ovaralgie und Ovarialzyste rechts mit schnellem Wachstum.

KALIUM CARBONICUM: Die erkrankte Frau ist anämisch. Langandauernde Amenorrhoe über mehrere Monate oder Hypermenorrhoe. Prämenstruelles Syndrom mit Koliken aufgrund von Flatulenzen und mit einer Hyperazidität des Magens. (Heilmittel bei Hiatushernie). Ödem am inneren Winkels des Oberlids. Kardiales und renales Ödem. Lumbalgie.

THUYA: Zunahme der Thuya-Symptome vor der Regelblutung (Phobien, Zwangsvorstellungen, Mastose, Mykosen ...). Zellulitische Infiltration, die im Bereich des Beckens und der Oberschenkel dominiert.

HYPOTHALAMUS: Prämenstruelles Syndrom mit Wasserretention. Die Regelblutungen haben ein unterschiedliches Aussehen und sind unterschiedlich stark ausgeprägt, die Zyklen sind verkürzt oder verlängert. Gynoide Adipositas.

❖ Hepatodigestive Beschwerden

LYCOPODIUM: Deutliches prämenstruelles Syndrom mit Verdauungsstörungen: zwanghafter, aber sehr schnell gesättigter Hunger, nächtlicher Hunger, Verlangen nach warmen Lebensmitteln und nach Zucker, Hyperazidität des Magens mit ösophagealem Reflux. Aufblähung des Abdomens mit Flatulenzen, die sich zwischen 17 und 20 Uhr verschlimmern. Schwach ausgeprägte Regelblutung oder Amenorrhoe.

SEPIA: Weiteres großes Heilmittel bei einer leberkranken Frau, deren sämtliche Beschwerden vor der Regelblutung zunehmen: morgendliche Nausea, Leeregefühl im Magen, belegte Zunge, der Belag verschwindet während der Regel. Aversion gegen Milch und Verlangen nach sauren und bitteren Lebensmitteln. Leberschmerzen kombiniert mit Kopfschmerzen. Schweregefühl im Unterbauch und im Bereich der Blase.

NEPHENTHES: Durch seine hepatodigestiven Symptome und seine Frigidität dem Sepia sehr nahestehend. Gefühl einer allgemeinen Schwellung während der zweiten Zyklushälfte. Ovaralgie rechts und Oligomenorrhoe. Nausea, Gastralgie, Migräne, Trockenheit von Mund und Haut.

Die Symptome unterschiedlicher Drainagemittel wie Carduus Marianus, Solidago, Chelidonium, Taraxanun, Berberis und Hydrastis können in der prämenstruellen Phase auftreten. Ihre Verschreibung ergänzt daher in kluger Weise die von Sepia, Lycopodium, Pulsatilla...

❖ **Beschwerden des Respirationsapparates**

a) Prämenstrueller Husten

ALETRIS FARINOSA: Bei Frauen, die durch chronische gynäkologische Erkrankungen erschöpft sind. Der Husten verschwindet mit dem Auftreten der Regel.

ZINCUM: Psychische und physische Asthenie. Schlaflosigkeit mit Unruhe in den Beinen. Sämtliche Beschwerden bessern sich mit Beginn der Regelblutung. Gelegentlich tritt ein krampfhafter, keuchhustenartiger Husten vor der Regelblutung auf.

SENECIO: Die Erkrankte zeigt zahlreiche Symptome wie z.B. einen trockenen oder mukopurulenten Husten, eine Zystalgie, eine Lumbalgie, eine Rhinitis ..., die entweder mit Beginn der Regelblutung auftreten oder diese ersetzen.

b) Schnupfen

MAGNESIA CARBONICA: Prämenstruelle Rhinitis und Dysmenorrhoe bei einer spasmophilen Frau, die an einer Diarrhoe leidet. Der Ausfluß von schwarzem Blut erfolgt in der Nacht und in liegender Position.

GRAPHITES: Kälteempfindliche, fette, obstipierte Erkrankte. Rhinitis und Heiserkeit vor oder während der Regel.

EUPHRASIA: Schnupfen, der die Schleimhaut nicht reizt und Tränenfluß mit gereizten Augen, der statt der Regelblutung erscheint.

c) Angina

LAC CANINUM: Angina, die vor der Regelblutung von einer Seite zu anderen Seite wechselt.

MAGNESIA CARBONICA: Chronische, verkäsende Pharyngitis, die sich vor der Regelblutung noch verschlimmert.

❖ **Hautbeschwerden**

a) Urticaria vor der Regelblutung

DULCAMARA: Verschlimmerung durch feuchte Kälte. Lymphknotenschwellungen, Diarrhoe und Dermatosen. Die Urticaria und der Pruritus verschlimmern sich durch Wasser und Feuchtigkeit.

b) Akne

SANGUINARIA: Akneiforme Ausschläge im Gesicht kombiniert mit einer Hypomenorrhoe. Pruritus in der Axilla vor der Regelblutung. Hitzewallungen, umschriebene Rötung der Wangen und periodisch alle sieben Tage auftretende Migräne.

❖ **Kopfschmerzen**

CYCLAMEN: Anämische, peinlich genaue Frau, deren Traurigkeit und Verlangen nach Isolierung vor der Regelblutung oder im Falle einer Amenorrhoe zunimmt. Ophthalmische Migräne mit Sehstörungen und Verdauungsstörungen, die mit dem Auftreten der Regelblutung zunehmen.

KREOSOTUM: Kälteempfindlichkeit, Kopfschmerzen und Verschlechterung des Gehörs vor der Regelblutung. Die Regelblutung ist verlängert und besteht aus schwarzem, übelriechendem Blut, das die Schleimhäute reizt.

Actea Racemosa, Lachesis, Sepia, Pulsatilla sind Medikamente bei Menstruationsmigräne, die vor oder während der Regelblutung auftritt.

❖ Beschwerden im Bereich der Harnwege

STAPHYSAGRIA: Heilmittel bei Zystalgie mit hellem Urin, die nach dem Geschlechtsverkehr oder nach Ärger auftritt.

IGNATIA, GELSEMIUM: Polyurie kombiniert mit neurovegetativen Störungen.

CAUSTICUM: Prämenstruelles Syndrom mit Zunahme einer bestehenden Traurigkeit, sowie Harninkontinenz bei Anstrengungen und beim Husten.

Das intermenstruelle Syndrom

Es tritt mit der Ovulation in der Zyklusmitte auf. Der Eisprung führt zu einem Unterbauchschmerz unterschiedlicher Intensität, der mit einer, im allgemeinen minimalen Blutung kombiniert sein kann.

Homöopathische Behandlung

ACTEA RACEMOSA: Ovulatorische, gelegentlich hämorrhagische und schmerzhafte Krise. Je stärker die Blutung ist, desto heftiger ist der Schmerz. Zusätzlich nehmen die psychischen Symptome (Agitation, Logorrhoe) zu.

Linksseitige Ovaralgie (kombiniert mit einem Schmerz unter der linken Brust). Wirbelschmerzen: Rückenschmerzen im Bereich der ersten vier Thorakalwirbel, die sich während der Regelblutungen verschlimmern.

USTILAGO: Blutung bei der Ovulation. Das Blut ist schwarz und enthält kleine Blutgerinnsel oder Fäden. Die Zervix blutet bei der geringsten Berührung. Ovaralgie links und Schmerz unter der linken Brust.

AMBRA GRISEA: Blutung bei der geringsten Berührung (gynäkologische Untersuchung, Geschlechtsverkehr). Die Blutung zum Ovulationszeitpunkt tritt bei einer überempfindlichen, sehr leicht erregbaren und spasmophilen Frau auf.

SABINA: Ovulation mit gelegentlich schmerzhafter Blutung. Die Regelblutungen haben einen hämorrhagischen Charakter. Dysmenorrhoe, lumbosakrale Schmerzen mit Ausstrahlung in Richtung Schambein. Heilmittel bei Neoplasien: Polypen, Warzen, Kondylome ...

HAMAMELIS: Eine venöse Kongestion führt zum Auftreten von Varizen, Ekchymosen, Hämorrhoiden ... und einer schwarzen Blutung. Die hämorrhagische Ovulation tritt nach einer Erschütterung auf. Zusätzlich bestehen Schmerzen, als ob etwas gebrochen wäre, und ein Muskelkater im Bereich des Rückens.

Die Endometriose

Als Endometriose bezeichnet man das Vorliegen von Endometriumherden außerhalb des Cavum uteri, die ebenfalls dem Einfluß der Hormone aus dem Ovar unterliegen.

Die Erkrankung betrifft Frauen im fortpflanzungsfähigen Alter mit einem Häufigkeitsgipfel zwischen dem 30. und 40. Lebensjahr.

Es besteht ein Zusammenhang zwischen der Häufigkeit der Endometriose und der Anzahl vorgenommener chirurgischer Eingriffe oder gynäkologischer Explorationen. Ein Überschuß an Östrogenen scheint für das Auftreten dieser Erkrankung eine begünstigende Rolle zu spielen. Häufig findet sich eine Endometriose als Ursache für das Aufsuchen der Sterilitätssprechstunde.

Die Endometriose ist eine erstaunliche und zum Teil irreführende Erkrankung, da sie durch ihre Fähigkeit zur raschen lokalen Ausdehnung und in durch ihre Art der Disseminierung an maligne Tumoren erinnert, obgleich es sich doch um eine benigne Erkrankung handelt. Weiterhin besteht keine Beziehung zwischen dem Ausmaß der Läsionen und dem Schweregrad der Symptome, die in der Menopause verschwinden.

Anatomisch unterscheidet man

a) Die Endometriosis interna
oder Adenomyose, bei der es sich um eine Proliferation des Endometriumgewebes in den muskulären Schichten des Uterus handelt.

b) Die Endometriosis externa
▲ Die intraperitoneale Form betrifft die Ovarien (kleine schwärzliche Körner, klassischerweise sogenannte Schokoladen- oder Teerzysten), die Tuben, das Peritoneum des Douglasraumes und die Ligg. sacrouterina.
▲ Die extraperitoneale Form befällt die Zervix, die Vagina, die rektovaginale Scheidewand, die Vulva oder das Perineum im Falle einer geburtshilflich entstandenen Narbe.

c) Die Endometriosis extragenitalis
(Darm, Blase, Lunge) ist selten und von vielen Autoren umstritten.

Klinische Symptomatik

In 20% der Fälle führt die Endometriose zu keinerlei Beschwerden und wird nur zufällig entdeckt (Laparoskopie, Hysterektomie ...). Obwohl jede einzelne Lokalisation ihre eigenen klinischen Symptome zeigt, ist der zyklisch auftretende Schmerz aber das charakteristische Leitsymptom.

In den meisten Fällen führt die Endometriose zu einer sekundären Dysmenorrhoe, die verspätet ab dem 3.–4. Tag der Regelblutung auftritt. Der Schmerz ist teils weniger charakteristisch ausgeprägt und mit prämenstruellen Schmerzen kombiniert oder es handelt sich um eine tiefgreifende Dyspareunie, die sich in der Phase der Menstruation verschlimmert.

Schließlich kann die Erkrankte aber auch abdominelle, lumbale oder sakrale Schmerzen verspüren, die zyklischen oder nichtzyklischen Charakter haben.

Menorrhagien und Metrorrhagien können ebenfalls auf eine Endometriose hinweisen.

▲ *Die Endometriosis interna* (im Bereich des Uterus) führt zu Metrorrhagien, die evtl. mit intermenstruellen Schmerzen kombiniert sind. Bei der klinischen Untersuchung kann man in der pelvinen Region schmerzhafte Zonen tasten. Die Hysterosalpingographie bestätigt die Diagnose.
▲ Die *Endometriosis externa mit intraperitonealer Lokalisation* wird im Falle einer Dysmenorrhoe mit Sterilität vermutet. Die Schmerzen können aber auch Hinweis auf eine Salpingitis sein. Die Hysterosalpingographie, die Laparoskopie und die histologische Analyse bestätigen die Diagnose.
▲ Die *Endometriosis externa mit extraperitonealer Lokalisation* ist eine leichter zu stellende Diagnose. Sie tritt häufig nach geburtshilflichen und chirurgischen Narben auf. Die Schmerzen und Blutungen lassen eine Endometriose vermuten, eine Biopsie ist aber gelegentlich trotzdem notwendig.

Allopathische Behandlung

▲ Medikamentöse Behandlung (Analgetika, Danazol, Progesterone).
▲ Eine bilaterale Ovarektomie wird als ultima ratio erwogen, wenn die Endometriose besonders stark ausgeprägt ist.
▲ Bei Eingriffen zur Behebung einer Sterilität versucht man, die Endometriumherde zu entfernen.

❖ Homöopathische Behandlung

Durch die unterschiedlichen klinischen Symptome je nach Lokalisation der Endometriumherde können zahlreiche Medikamente verschrieben werden. Sämtliche Medikamente gegen Dysmenorrhoe, Metrorrhagie und Dyspareunie sind im Grunde geeignet. Es ist daher unverzichtbar, sich nicht nur an den gynäkologischen Symptomen zu orientieren, um die bestmögliche Verordnung zu treffen.

Die unten aufgeführten Medikamente sind daher nicht die einzigen, die bei dieser polymorphen Erkrankung möglich sind.

ACTEA RACEMOSA: Die Verschlechterung der physischen und psychischen Symptome während der Regel charakterisieren dieses Medikament. Je stärker die Regelblutung ist, desto heftiger ist die Dysmenorrhoe. Spastische, einschießende Schmerzen in der Uterusregion. Die Schmerzen durchqueren das Abdomen von der einen zur anderen Seite oder strahlen in die Oberschenkel aus. Ovaralgie links mit Schmerzen unter der linken Brust. Lumbalgie und Wirbelschmerzen, die durch die Regelblutungen verschlimmert werden. Ein Erregungszustand und eine Geschwätzigkeit der Patientin lassen an Lachesis denken.

COLOCYNTHIS: Dysmenorrhoe und Ovaralgie vom krampfartigen Typ, die immer durch Beugung des Körpers gebessert werden. Die krampfartigen, abdominellen Schmerzen werden durch Druck und wenn sich die Patientin zusammenkauert gemildert. Die Magnesiumsalze (Magnesia phosphorica und Magnesia carbonica) zeigen denselben Typ von Schmerzen, der ebenfalls durch Hyperflexion gemildert wird.

CAULOPHYLLUM: Zu frühe Regel mit schwarzem Blut, die schwach ausgeprägt aber verlängert ist. Dysmenorrhoe mit Spasmen und Krämpfen. Die Schmerzen treten mit Beginn der Pubertät auf.

CHAMOMILLA: Unerträgliche Schmerzen, Koliken und Neuralgien bei einer überempfindlichen Kranken. Dysmenorrhoe mit schwarzem Blut und Blutgerinnseln.

IODUM: Stark ausgeprägte Regelblutung. Ovarzysten rechts. Endometriose. Hyperthyreose und Lymphknotenvergrößerungen.

SABINA: Zu frühe, stark ausgeprägte und verlängerte Regelblutungen mit heftigen Schmerzen, die sich vom Sakrum zum Schambein erstrecken. „Messerstichartige" Schmerzen von unten nach oben innerhalb der Scheide und lumbosakrale Schmerzen, die in die Oberschenkel ausstrahlen. Starkes Ausströmen roten Blutes mit Blutgerinnseln schon bei der geringsten Bewegung.

VIBURNUM OPULUS: Heilmittel bei Dysmenorrhoe vom spastischen und krampfartigen Typ. Die Regelblutungen sind verkürzt, treten verspätet auf und zeigen Blutgerinnsel. Die Schmerzen strahlen in die lumbosakrale Region und die Oberschenkel aus. Zusätzlich bestehen Beschwerden im Bereich der Harnwege.

Die genitalen Blutungen: Menorrhagien und Metrorrhagien

Die Menorrhagien

Unter Menorrhagien versteht man verstärkte und verlängerte Regelblutungen, die länger als fünf Tage dauern.

Eine sekundär auftretende Hypermenorrhoe sollte die Suche nach folgenden Ursachen nach sich ziehen:

▲ eine organische Läsion: Fibrom, Polyp,
▲ eine Gerinnungsstörung,
▲ eine entzündliche Läsion des Endometriums aufgrund einer eingelegten Spirale.

Ohne faßbare Ursache tritt die Hypermenorrhoe besonders bei asthenischen Frauen oder Multipara auf.

Die Metrorrhagien

Als Metrorrhagien bezeichnet man Blutungen ohne zyklischen Charakter, die aus der Zervix, dem Corpus uteri oder den Adnexen stammen können.

Eine Blutung der Vagina und der Vulva sind in dieser Definition nicht enthalten. Die Diagnose ergibt sich bei der gynäkologischen Untersuchung.

Je nach Alter der Patientin ergeben sich verschiedene Verdachtsdiagnosen.

▲ In der *Pubertät* haben die Blutungen meist funktionellen Charakter, selten werden sie durch einen Ovarialtumor oder einen Fremdkörper ausgelöst.

▲ In der *Phase sexueller Aktivität:*
- Eine Schwangerschaft muß ausgeschlossen werden. Es handelt sich dabei entweder um eine verkannte Schwangerschaft bei Einnahme der Pille oder liegender Spirale oder um eine Fehlgeburt oder eine extrauterine Schwangerschaft.
- Die Spirale und die Kontrazeptionspille können ebenfalls zu Blutungen führen.
- Ovulatorische Metrorrhagien in der Zyklusmitte sind nicht selten.
- In der *Prämenopause* manifestieren sich anovulatorische Zyklen oder Dysovulationen gelegentlich durch Metrorrhagien.

Die durch Zusatzuntersuchungen ergänzte klinische Untersuchung erlaubt es, mögliche Blutungsursachen wie eine Zervizitis, einen Polypen, ein Zervix- und Korpuskarzinom, ein Fibrom, eine Infektion ... auszuschließen.

▲ *Nach der Menopause:*
Blutungen iatrogener Genese durch Östrogentherapie können sehr rasch ausgeschlossen werden.
▲ Die Atrophie des Endometriums kann eine weitere Ursache für eine Blutung sein.

Jede Metrorrhagie ist aber auf eine maligne Erkrankung verdächtig, die gelegentlich durch eine Infektion maskiert wird.

Die Menormetrorrhagien

Sie treten gelegentlich durch eine organische Läsion auf.

Homöopathische Behandlung

Sie wird verschrieben, nachdem eine organische Ursache ausgeschlossen worden ist.

❖ 1) In der Pubertät

Es werden hauptsächlich Basismedikamente verwendet, die den Zyklus stabilisieren.

CALCAREA CARBONICA: Junges, langsames und asthenisches Mädchen, das eine verstärkte, häufig zu früh einsetzende und verlängerte Regelblutung hat. Zusätzlich bestehen Kältegefühl und Verdauungsstörungen (Azidität, Aufstoßen, Erbrechen und Diarrhoe). Die Blutungen können im Anschluß an einen emotionalen Schock wieder auftreten.

SILICEA: Nach einer Überbelastung, einer Krankheit oder einer Impfung treten gelegentlich bei einem erschöpften und asthenischen jungen Mädchen mit Verlust an Selbstvertrauen verstärkte Regelblutungen und das Gefühl einer Eiseskälte, sowie eine Obstipation auf.

PHOSPHORUS: Die Neigung zu Blutungen dominiert das Krankheitsbild dieses Heilmittels. Die Regel ist entweder verstärkt mit kurzen Zyklen oder es liegt eine Amenorrhoe mit einer Epistaxis vor.

CHAMOMILLA: Das junge, launenhafte, jähzornige und unzufriedene Mädchen hat Regelblutungen mit schwarzem Blut und dikken Blutgerinnseln. Die Dysmenorrhoe wird von der Patientin als unerträglich beschrieben.

FERRUM METALLICUM: Hämorrhagie blassen Blutes, die die anämische und über Kopfschmerzen und Hitzewallungen klagende Patientin erschöpft.

❖ 2) Bei Frauen in der Phase sexueller Aktivität

Es können verschiedene Medikamente verordnet werden:

SABINA: Eines der bedeutendsten Heilmittel bei Uterusblutung. Das leuchtend rote Blut mit großen Blutgerinnseln, deren Austreibung als schmerzhaft empfunden wird, fließt reichlich ab. Die Blutung verschlimmert sich durch Bewegung, durch Hitze und in der Nacht. Die heftigen Schmerzen sind in der Lumbosakralregion lokalisiert und strahlen in das Schambein und den vorderen Anteil der Oberschenkel aus. Sabina ist ein Heilmittel der Sykose. Die Hämorrhagie kann auf das Vorliegen eines Fibroms oder eines Polypen deuten.

MUREX: Menorrhagien mit großen Blutgerinnseln. Metrorrhagien. Depressive Verstimmung vor der Regel, Asthenie während der Regel. Uterusprolaps. Besserung des psychischen Zustandes während der Leukorrhoen. Sexuelle Erregung.

CHINA: Es zeigt sich eine erschöpfte und überempfindliche Kranke. Die langsame, aber immer reichliche Blutung tritt periodisch alle zwei Tage auf. Das schwarze Blut mit dicken Blutgerinnseln fließt bei der leichtesten Berührung ab. Hitze und starker Druck verschaffen der anämischen Frau, die an hepatodigestiven Beschwerden (Meteorismus, Diarrhoe) leidet, eine Besserung.

ARNICA: Medikament, das nach psychischen und physischen Traumen eingesetzt wird. Die Patientin hat eine Blutung mit rotem Blut, das langsam abfließt ohne zum Stillstand zu kommen. Die Patientin verspürt eine Verschlimmerung in Ruhe und eine Erleichterung bei Bewegung.

ERIGERON: Die Uterusblutung tritt häufig im Schwall auf und besteht aus rotem, glänzenden Blut. Bei jeder geringsten Bewegung verspürt die Kranke eine Verschlimmerung. Dasselbe gilt, wenn sie sich auf die linke Seite legt. Als Begleitsymptome der Metrorrhagie treten ein Tympanismus und eine Reizung von Anus und Blase auf. Man findet ebenfalls eine linksseitige Ovaralgie, die ins Bein ausstrahlt.

IPECA: Starke Metrorrhagie von leuchtend rotem Blut kombiniert mit einer persistierenden Nausea, die durch Erbrechen nicht gemildert wird. Ein Durstgefühl fehlt, die Zunge ist nicht belegt.

MILLEFOLIUM: Uterusblutung mit flüssigem, leuchtend rotem Blut ohne Schmerzen oder Fieber. Spontane oder traumatische Blutungen.

❖ 3) Die intermenstruellen Metrorrhagien

AMBRA GRISEA: Bei einer überempfindlichen, schüchternen Frau, deren Symptomatik sich bei Musik verschlimmert, tritt die Blutung beim geringsten physischen oder psychischen Trauma auf. Sie verschlimmert sich in liegender Position, am Morgen, am Ende der Mahlzeiten, beim Trinken warmer Getränke und in einem warmen Zimmer und bessert sich beim langsamen Spazierengehen an frischer Luft.

BOVISTA: Das Gefühl einer allgemeinen Schwellung und Aufgedunsenheit läßt an ein Ödem im Rahmen eines prämenstruellen Syndroms denken. Die Blutung von schwarzem Blut mit Blutgerinnseln tritt nachts auf. Eine Diarrhoe geht ihr voraus oder tritt mit ihr zusammen auf. Es handelt sich um ein Sykose-Medikament, das dem Thuya nahesteht.

ACTEA RACEMOSA: Die Ovulation ist hämorrhagisch. Die Dysmenorrhoe korreliert zum Ausmaß des Ausflusses.

USTILAGO: Die Patientin zeigt eine intermenstruelle Metrorrhagie schwarzen Blutes mit Blutgerinnseln kleiner Größe oder in Form von Fäden. Die Zervix blutet bei Berührung.

SABINA, SECALE sind ebenfalls Medikamente bei intermenstrueller Metrorrhagie.

USTILAGO: Metrorrhagien schwarzen Blutes mit kleinen, schwarzen Blutgerinnseln oder Fäden. Das Blut fließt langsam ab. Die Zervix uteri blutet bei der geringsten Berührung (vaginale Untersuchung, Geschlechtsverkehr). Die Erkrankte verspürt ein Schweregefühl im kleinen Becken, linksseitige Ovarschmerzen und Schmerzen unter der linken Brust (Actea Racemosa).

HAMAMELIS: Durch Zeichen einer venösen Insuffizienz (Varizen, Hämorrhoiden, Ekchymosen und gesteigerter Verletzbarkeit der Kapillargefäße) dem Sepia nahestehend. Die Patientin zeigt Blutungen venösen Blutes von schwärzlicher Farbe, die spontan oder traumatisch auftreten. Evtl. metrorrhagische Ovulation. Die Vulva wird durch den blutigen Ausfluß gereizt.

THLASPI BURSA PASTORIS: Hämorrhagie mit schwarzem Blut und Uteruskrämpfen. Die Beschwerden sind jeden zweiten Monat besonders stark. Das Auftreten einer blutigen Leukorrhoe ist in der Phase um die Menstruation herum möglich. Vorliegen eines Fibroms.

COCCUC CACTI: Dieses bemerkenswerte Medikament für Keuchhusten wird ebenfalls für Metrorrhagien und Menometrorrhagien mit schwarzem Blut, das dick ist und Fäden zieht, verordnet (dem Crocus Sativa nahestehend).

MAGNESIUM MUR: Medikament bei Dysmenorrhoe, bei Uterusspasmen und Metrorrhagie mit schwarzem Blut und Blutgerinnseln. Der Ausfluß ist vorwiegend nachts. Eine Obstipation mit dehydriertem und krümeligem Stuhlgang, sowie eine Verschlimmerung der digestiven und hepatischen Beschwerden nach Milchzufuhr geben Hinweise für dieses Heilmittel.

❖ 4) In der Menopause finden sich häufiger Zeichen für

LACHESIS: Blutung mit zersetztem, sehr dunklem Blut. Verschlimmerung morgens beim Erwachen: die Patientin verträgt keine Berührung. Die Blutung bessert ihren psychischen und physischen Zustand.

PLATINA: Überempfindliche, arrogante und hochmütige Frau. Hämorrhagie schwarzen Blutes mit Blutgerinnseln, die von einer Überempfindlichkeit der Geschlechtsorgane und einem heftigem Druckgefühl im Unterbauch begleitet wird.

SULFURICUM ACIDUM: Blutung mit schwarzem Blut, das nicht gerinnt bei einer Frau mit schlechtem Allgemeinzustand (Alkoholismus, Krebs). Hitzewallungen und Leukorrhoe.

❖ 5) Metrorrhagie und Schwangerschaft

Jede Blutung während einer Schwangerschaft oder postpartal bedarf einer genauen Abklärung, bevor ein geeignetes Medikament verschrieben wird.

TRILLIUM PENDULUM: Reichlicher Ausfluß von leuchtend rotem Blut. Die Kranke verspürt eine Verschlimmerung bei Bewegung und hat das Gefühl, daß die Beckenknochen brechen und dislozieren.

CAULOPHYLLUM: Verlängerte, passive Blutung nach einer Entbindung. Die Patientin verspürt eine Besserung durch starken Druck. Erschöpfte und zitternde Kranke.

CROCUS SATIVUS: Blutungen in der Schwangerschaft, von schwarzem, wie zu Fäden koaguliertem Blut. Spasmophile Frau mit unbeständiger Laune (will jeden küssen). Nervöse (Schein-) Schwangerschaft.

SECALE: Passive Blutung mit schwarzem Blut, das häufig schlecht riecht und sehr selten Blutgerinnsel bildet. Verschlimmerung durch Wärme und Bewegung. Hämorrhagien aufgrund einer Plazentaretention. Anämische, abgemagerte Frau mit kaltem Körper.

BELLADONNA: Starke Uterusblutung mit warmem Blut, Blutgerinnseln und Uterusspasmen.

❖ 6) Metrorrhagien bei älteren Frauen

Außer den oben aufgeführten Medikamenten kann ein schlechter Allgemeinzustand zur Verordnung folgender Medikamente führen:

KALIUM CARBONICUM: Blutung mit schwarzem Blut, die sich zwischen zwei und fünf Uhr morgens verschlimmert. Der Ausfluß ist reichlich und wird von einem konstanten Nässen abgelöst, das von brennenden, einschießenden und stechenden Schmerzen im Bereich der Geschlechtsorgane begleitet wird. Die Frau ist anämisch und asthenisch. Die organischen Erkrankungsmanifestationen sind multipel: vaskuläre Störungen, respiratorische Insuffizienz, Arthrose ...

CARBO ANIMALIS: Der Allgemeinzustand ist mittelmäßig, die venöse Zirkulation mangelhaft. Die Uterusblutung läßt ein genitales Karzinom vermuten.

CARBO VEGETABILIS ist dem Carbo Animalis verwandt. Die Blutung hat eine schwärzliche Farbe und ist ekelerregend. Dieses Heilmittel wird häufig bei Verdauungsstörungen mit gastralem und intestinalem Meteorismus verschrieben.

SECALE: Hämorrhagie mit schwarzem Blut ohne Blutgerinnsel. Der Allgemeinzustand ist stark eingeschränkt, das Gesicht blaß mit Ringen unter den Augen. Die Erkrankte verträgt trotz objektiver Kälte ihres Körpers keine Wärme.

AMMONIUM CARBONICUM: Adipöse, somnolente Frau mit Zeichen einer respiratorischen Insuffizienz. Zusätzlich kardiovaskuläre Beschwerden und Blutungen mit schwarzem, flüssigen Blut. Das Blut reizt die Vulva und führt zu Exkoriationen.

ARSENICUM ALBUM: Bei dieser ängstlichen, agitierten, erschöpften und abgemagerten Frau bestehen die Metrorrhagien aus blassem Blut. Sie verschlimmern sich gegen ein Uhr am Morgen und bessern sich durch Wärme. Die bestehende Periodik ist bemerkenswert (alle 2, 4, 7, 15 Tage oder jährlich).

CACTUS: Die kardiovaskulären Erkrankungen dominieren das klinische Bild (Angina pectoris). Uterusblutung mit Blut, das schwarz wie Teer ist und nicht gerinnt. Verschlimmerung gegen 11 Uhr am Abend und beim Liegen auf der linken Seite. Die Kranke empfindet das Gefühl des Zusammenschnürens des Uterus.

ELAPS: Metrorrhagie mit schwarzem, koaguliertem Blut. Die Kranke fühlt sich schwach, erschöpft und ihr ist eiskalt. Elaps ist ein Heilmittel bei Tuberkulose, bei Rhinitis und bei chronischer Otitis.

CROTALUS: Metrorrhagie und alle anderen Blutungen haben eine schwarze Farbe und sind flüssig. Uterusschmerzen mit Ausstrahlung in die Oberschenkel bei einer völlig kraftlosen Frau.

BOTHROPS: Blutung mit ungerinnbarem Blut. Das Risiko für eine Thrombose ist hoch. Das Medikament kann die Wirkung von Antikoagulantien verstärken (Dr. Guermonprez).

❖ **7) Metrorrhagien und organische Läsionen**

Siehe in den entsprechenden Kapiteln.

a) Fibrome und Metrorrhagien:
Ustilago, Sabina, Trillium Pendulum, Ipeca, Thlaspi bursa-pastoris, China, Crocus Sativa, Fraxinus Americana.

b) Polypen und Metrorrhagien
Sabina, Nitricum Acidum, Calcarea Carbonica.

c) Zervizitis und Metrorrhagien
Nitricum Acidum, Sulfuricum Acidum, Argentum Nitricum, Kreosotum.

Die Menopause

Als Menopause bezeichnet man das definitive Sistieren der Regelblutungen. Diese Phase tritt um das 50. Lebensjahr herum auf. Vor dem 40. Lebensjahr spricht man von einer vorzeitigen Menopause, nach dem 55. Lebensjahr von einer verspäteten Menopause.

Der Menopause geht eine Phase mit Unregelmäßigkeiten der Regelblutungen voraus, die mehrere Jahre dauert und die Prämenopause genannt wird.

Der aktuell verwendete Begriff der Perimenopause faßt die Phasen der Prämenopause und der Menopause zusammen.

Der Postmenopause entspricht eine Menopause, die sich über die Dauer eines Jahres bestätigt hat.

Die Perimenopause

Histologie

Dieser Phase entspricht histologisch eine Alteration und eine progessive Abnahme der Follikelzahl.

Physiologie

Die Sekretion von Progesteron nimmt ab und die Sekretion der Östrogene, die an die Follikelreifung gebunden ist, folgt keiner Gesetzmäßigkeit mehr.

Die Lutealinsuffizienz dominiert in dieser Phase. Durch das Auftreten von Dysovulation oder Anovulation werden die Menstruationszyklen unregelmäßig.

Auf Hypothalamus-Hypophysen-Ebene führt die Abnahme der Sekretion von Östradiol und des Inhibins (Polypeptidhormon, das von den Granulosazellen gebildet wird) zu einem Anstieg von LHRH, sowie von FSH und des hypophysären LH.

Klinik

Die Perimenopause ist durch folgende spezifische Beschwerden charakterisiert:

1) Störungen des Menstruationszyklus

Der Temperaturverlauf objektiviert die Veränderungen des Menstruationszyklus: zunächst verkürzen sich die Zyklen auf Kosten der Follikelphase. Dann kommt es zu einer Unregelmäßigkeit der Zyklen und schließlich bleibt die Ovulation immer häufiger aus. Die Intensität des Menstruationsflusses variiert ebenfalls. Intermenstruelle Blutungen, Hämorrhagien, Amenorrhoe und Oligomenorrhoe folgen ohne Gesetzmäßigkeit aufeinander.

2) Prämenstruelles Syndrom

Es tritt häufig in dieser Phase auf oder verstärkt sich in dieser Phase.

Die Dauer des prämenstruellen Syndroms ist unterschiedlich: mit Beginn der Ovulation, während der gesamten Lutealphase oder nur 2–3 Tage vor der Regelblutung.

Eine Mastodynie, eine Kongestion im kleinen Becken und Störungen der Stimmungslage bilden die charakteristische Trias. Häufig findet man eine Natrium-/Wasserretention mit Gewichtszunahme und Ödemen der unteren Extremität.

3) Benigne Mastopathien

Ihre Häufigkeit nimmt in dieser Phase zu und rechtfertigt eine enge Überwachung.

4) Lutealinsuffizienz

Sie kann zu einer Endometriumhypoplasie führen, die für eine Blutung unterschiedlicher Intensität verantwortlich ist. Zusätzlich ist sie einer der Faktoren, die die Entstehung eines Endometriumkarzinoms begünstigen. Die Entstehung von Fibromen hängt ebenfalls von der Hormonsekretion ab.

5) Hitzewallungen

Sie sind charakteristisch für die Menopause, können aber auch vor dem definitiven Sistieren der Menstruation auftreten. Ungefähr 70% der Frauen sind von ihnen betroffen. Diese verspüren eine plötzliche Hitzewelle, die vom Brustkorb zum Gesicht aufsteigt. Die Haut rötet sich und die Patientinnen bekommen heiße oder kalte Schweißausbrüche, die gelegentlich von Schüttelfrost begleitet sind. Rhythmus, Intensität und Erscheinungsbild der Hitzewallungen variieren sehr stark. Ihr Auftreten kann durch emotionale Erregungen, Verdauungsstörungen und Temperaturänderungen begünstigt werden. Mehrere Therorien, die das Auftreten von Hitzewallungen erklären, wurden diskutiert. Die plausibelste Theorie geht von einer Veränderung der Thermoregulation im Bereich des hypothalamischen Zentrums aus. Diese beruht auf einem Ungleichgewicht der Neurotransmitter, das aufgrund der unregelmäßig zirkulierenden Östrogene entsteht.

6) Veränderungen der Geschlechtsorgane

Die Schleimhäute von Vula und Vagina atrophieren zunehmend und verlieren ihre Farbe. Die entstehende Trockenheit im Bereich der Scheide ist für die Dyspareunie in der Menopause verantwortlich, aufgrund der viele Patientinnen den Arzt aufsuchen.

Der Uterus atrophiert ebenfalls, das Cavum uteri wird kleiner und die Zervixöffnung schrumpft. Die Brust wird fibrös und adipös und die Mammadrüse atrophiert zunehmend.

7) Veränderungen der Haut und der Hautanhangsgebilde

Sie sind minimal ausgeprägt. Im Vordergrund steht eine Trockenheit der Haut. Die Schambehaarung nimmt ab.

8) Psychologische Störungen

Charakterstörungen sind sehr unterschiedlich ausgeprägt und hängen von der Persönlichkeit jeder einzelnen Frau ab. Häufig findet man depressive Verstimmungen sowie Störungen der Sexualität. Sogenannte psychosomatische Beschwerden wie Kopfschmerzen, Schwindel, Verdauungsstörungen und Schlaflosigkeit nehmen in dieser Phase eines gewissen Ungleichgewichtes zu.

Die Gewichtszunahme ist ein geläufiges Phänomen, das allerdings bis jetzt noch nicht richtig untersucht worden ist. Sie tritt meist in Verbindung mit einer mehr oder weniger bewußten Änderung des Ernährungsverhaltens auf.

Die Postmenopause

Sie beginnt mit dem definitiven Sistieren der Regel, das mehr als ein Jahr andauert.

Das Ovar atrophiert vollkommen und hat keine Funktion mehr.

Physiologisch wird kein Progesteron mehr sezerniert. Der 17-β-Östradiol-Spiegel fällt, einige wenige Fälle ausgenommen, bis kein Östradiol mehr produziert wird.

Das vorhandene Östron stammt aus der Aromatisierung von Androgenen in der Haut, der Leber und dem Fettgewebe.

Die Adipositas steht daher in enger Verbindung mit der Produktion von Östrogenen. Dies würde das häufigere Auftreten einer Endometriumshyperplasie bei der adipösen Frau und umgekehrt das Auftreten einer Osteoporose bei einer schlanken Frau erklären.

Klinische Beschwerden

1) Im Bereich des kardiovaskulären Systems

Der Mangel an Östrogenen begünstigt das Auftreten einer Arteriosklerose, besonders im Bereich der Koronargefäße. Die Veränderung der Blutfette (Zunahme der Triglyzeride und des Cholesterins, Abnahme des HDL-Cholesterins) kombiniert mit Ernährungsfehlern, Nikotinabusus und Adipositas, sind für den signifikanten Anstieg von Herzinfarkten verantwortlich.

2) Postmenopausale Blutungen

Sie können iatrogen, durch die Verschreibung von Östrogenen, oder funktionell durch die Schleimhautatrophie bedingt sein. Sie können aber auch Hinweis auf ein genitales Karzinom sein.

3) Lichen sclerosus et atrophicus

Er entwickelt sich auf dem Boden einer atrophischen Schleimhaut im Bereich der Vulva. Die genitale Atrophie begünstigt weiterhin das Auftreten von Infektionen: Vulvovaginitis, Zervizitis und Endometritis.

4) Osteoporose

Die Osteopenie ist ein normaler Prozeß der physiologischen Alterung. Die Osteoporose als Komplikation einer Osteopenie betrifft nur bestimmte Patientinnen. Klinisch unterscheidet man zwischen einer trabekulären Osteoporose, die für das Zusammensintern der Wirbelkörper verantwortlich ist und im Alter von ungefähr 60 Jahren auftritt, und einer kortikalen Osteoporose, die zu Frakturen des Oberschenkelhalses und des Handgelenkes bei noch älteren Frauen (ungefähr 75 Jahre) führt.

Angesichts der langsamen Entwicklung und des hohen Lebensalters beim Auftreten dieser Erkrankung wäre es interessant, die Frauen mit einem erhöhten Risiko aufzuspüren. Zur Zeit bestehen dazu folgende Möglichkeiten:
▲ *Klinisch*: Auftreten von zunehmenden Schmerzen.
▲ *Radiologisch*: Auftreten einer vertikalen Streifenbildung der Wirbelkörper. Die Transparenz der Knochen im Röntgenbild ist für sich alleine kein ausreichendes Kriterium.
▲ *Laborchemisch*: Bestimmung von Osteokalzin, einem Protein, das von den Osteoblasten gebildet wird.

Andere Techniken wie die Radiomorphometrie, densitometrische Methoden und die Histiomorphometrie der Knochen sind im Augenblick noch wenig verwendete Verfahren.

Zusätzlich kann eine genetische Veranlagung bestehen, die das Auftreten einer Osteoporose begünstigt. Es handelt sich dabei um schlanke, häufig blonde Frauen mit einer minderwertigen Knochenmasse.

Risikofaktoren sind eine Kalzium- und Vitamin D -arme Ernährung, ein Alkohol- und Nikotinabusus und Bewegungsmangel.

Zwei besondere Formen der Menopause

Die vorzeitige Menopause

Sie tritt vor dem 40. Lebensjahr auf. Klinisch macht sie sich durch eine Amenorrhoe bemerkbar, die auf eine primäre Ovarialinsuffizienz schließen läßt, deren Ursache häufig schwierig zu erkennen ist.

Außer einer Gonadendysgenese findet sich gelegentlich eine Autoimmunkrankheit. Die Biopsie erlaubt es, ein Syndrom auszuschließen, bei dem die Ovarien auf Gonadotropine resistent sind. Eine im Rahmen dieser Anomalie auftretende Sterilität kann mit einer Östrogentherapie behandelt werden.

Die idiopathischen Formen einer vorzeitigen Menopause sind am häufigsten. Die Amenorrhoe tritt dabei nach einem affektiven Schock oder einem Trauma auf. Chirurgische Eingriffe können zu einer plötzlichen Menopause mit unterschiedlichen sekundären Auswirkungen führen. Auch ohne durchgeführte Ovariektomie können Hitzewallungen auftreten.

Die künstliche Menopause

Sie entsteht aufgrund einer chirurgischen Kastration, einer Strahlenbehandlung oder einer Chemotherapie.

Allopathische Behandlung

In der Perimenopause

▲ *a) Die Hormontherapie* ist darauf ausgerichtet, die bestehende Lutealinsuffizienz zu beheben und auf das prämenstruelle Syndrom einzuwirken: Bevorzugt werden Norsteroid-Derivate verwendet, die vom 10. bis zum 25. Zyklustag gegeben werden. Sie haben den Vorteil, daß sie eine kontrazeptive Wirkung haben.
▲ *b) Die nicht-hormonelle Behandlung* wird bei Hitzewallungen angewendet: Die Substanz Veraliprid (Neuroleptikum) ist am wirksamsten, steigert aber den Prolaktinspiegel. (Ein Hypophysenadenom stellt daher bei Verordnung eine Kontraindikation dar). Man verordnet ebenfalls unterschiedliche Neurosedativa.

In der Postmenopause

Die *Östrogentherapie* wird zur Prophylaxe einer Osteoporose eingesetzt. Ihre Anwendung ist allerdings durch Nebenwirkungen und ein erhöhtes karzinogenes Risiko beschränkt.

Um einen Östrogenüberschuß zu begrenzen, der für die Brüste und das Endometrium nachteilig ist, bevorzugt man einen diskontinuierlichen Verabreichungsmodus. Für die Dauer von 15–20 Tagen gibt man nur Östrogen, danach in einer zweiten Phase von 10–12 Tagen eine Östrogen/Progesteron-Kombination.

Die hormonellen Behandlungsverfahren sind Gegenstand andauernder Forschung. Ihre Verordnung erfordert immer eine enge Überwachung. Die Kontraindikationen sind zahlreich, sowohl von gynäkologischer Seite (Brustkrebs, Endometriumskarzimom, Fibrom) als auch von seiten der Leber und Gallenblase (Cholelithiasis, chronische Hepatitis, Ikterus und Schwangerschaftspruritus, Cholestase ...).

Ein Diabetes, Dyslipidämien, eine arterielle Hypertonie und kardiovaskuläre Erkrankungen sind absolute Kontraindikationen.

Homöopathische Behandlung

❖ **Die Hauptmedikamente der Menopause mit systemischer Wirkung**

1 – LACHESIS

Die Symptomatik dieses Schlangengiftes entspricht nach Dr. Hering den meisten Beschwerden, die in der Menopause empfunden werden. Dies erklärt seine häufige Verordnung.

Psychische Störungen
▲ Pathologische Eifersucht, die zu familiären Konflikten führt. Überempfindlichkeit.
▲ Klaustrophobie, Zwangsvorstellungen vom Tod, Träume von Begräbnissen oder von Schlangen.
▲ Traurigkeit, Melancholie, Mutismus, die auf Phasen mit Erregung und unaufhörlicher Geschwätzigkeit folgen.

Physische Störungen
▲ Hitzewallungen, Gefühl eines Klopfens im Kopf, Unerträglichkeit geschlossener und warmer Räume. Die Erkrankte hat das Bedürfnis, dem Wind ausgesetzt zu sein. Unverträglichkeit von engen Kleidungsstücken und geschlossenen Kragen. Gefühl des Zusammenschnürens: an der Kehle (Struma, Angina), an den unteren Extremitäten (Varizen).
▲ Hämorrhagische Regel mit schwarzem Blut, gelegentlich halbgeronnen, spontane Ekchymosen.
▲ Verlangen nach Alkohol.

Man sollte nach den charakteristischen Modalitäten zur Verschreibung dieses Medikamentes suchen:

Besserung
▲ Deutliche Besserung durch jeglichen Ausfluß und hierbei besonders durch die *Regelblutung*.
▲ Am Abend und in der Nacht.
▲ An der frischen Luft.

Verschlimmerung
▲ Vor den Mahlzeiten.
▲ Morgens beim *Aufwachen*.
▲ Im Frühling, bei Sonne, bei geballter Hitze.
▲ Durch Enttäuschungen oder Trauer.

2 – SULFUR

Heilmittel bei Autointoxikation.

Physische Störungen
▲ Der Wechsel der Krankheitssymptome ist für dieses Mittel charakteristisch.
▲ Hitzeunverträglichkeit mit Gefühl von Brennen im Bereich des Körpers und der Füße nachts im Bett. In der Menopause nehmen die Hitzewallungen sowie die Kopfschmerzen zu. Es besteht ein Bedürfnis nach frischer Luft. Der Kopf ist heiß, während die Füße kalt sind.
▲ Brennender Vulvapruritus, der durch Kratzen verschlimmert wird bei einer Frau mit vernachlässigtem Aussehen.
▲ Der Körper gibt einen unangenehmen Geruch ab. Sämtliche Körperöffnungen sind gerötet.
▲ Die Regelblutung besteht aus schwarzem Blut, das die Schleimhäute reizt. Sie ist sehr unterschiedlich ausgeprägt, hört am 3. Tag auf und beginnt am 4. Tag wieder.

3 – AURUM

Psychische Störungen
Diese Frau mit aufbrausendem, stürmischem, jähzornigem und empfindlichem Charakter kann in eine tiefe Depression mit ausgeprägter Neigung zum Selbstmord abgleiten.

Physische Störungen
▲ Kardiovaskuläre Beschwerden mit Hypertonie und Arteriosklerose. Die Hitzewallungen sind kombiniert mit Rhythmusstörungen: heftige Palpitationen, mit sichtbarem Pochen im Bereich der Karotiden und der Temporalarterien, Arrhythmie.
▲ Kongestion im kleinen Becken, gestörter Menstruationszyklus, Uterussenkung, hämorrhagische Fibrome.
▲ Knochenschmerzen, die sich nachts und im Winter verschlimmern.

4 – PHOSPHORUS

Psychische Störungen: überschwengliche, leidenschaftliche oder deprimierte und ängstliche Frau, die abends bei Dämmerung übererregt, aber rasch erschöpft ist.

Physische Störungen
▲ Medikament bei *Hämorrhagien* im Bereich sämtlicher Körpertrakte: Verdauungstrakt, Respirationstrakt, Harntrakt, Genitaltrakt und Durchblutungssystem.
▲ Die Hitzewallungen zeichnen sich durch eine umschriebene, brennende Rötung einer oder beider Wangen (Sanguinaria) aus. Gefühl eines intensiven Brennens im Bereich der Hände.
▲ Die zu frühe Regelblutung dauert lange an. Es kommt zu plötzlichem Auftreten einer Amenorrhoe mit einer ätzenden Leukorrhoe, einer Epistaxis oder einer Haemoptysis.
▲ Es besteht eine erhöhte Verletzbarkeit der Kapillargefäße.
▲ Bestehende sexuelle Erregung oder fehlender Orgasmus werden von der Patientin schlecht akzeptiert.

5 – SEPIA

Heilmittel für Leber, Genital- und Harnwege, wobei sich sämtliche Beschwerden in der Phase der Menopause verschlimmern.

Psychische Störungen: affektive Indifferenz, Reizbarkeit, Pessimismus, Entmutigung, Verlangen nach Einsamkeit. Morgendliche Asthenie.

Physische Störungen
▲ Das Schweregefühl im kleinen Becken nimmt zu.

- ▲ Prolaps von Uterus und Blase.
- ▲ Leukorrhoe im Zeitraum der Menstruation.
- ▲ Erschöpfende Hitzewallungen und Unverträglichkeit von engen Kleidungsstücken.
- ▲ Trockenheit der Scheide, die eine Frigidität noch verschlimmert.

Mit den gynäkologischen Beschwerden sind noch hepatodigestive Störungen verbunden: morgendliche Nausea, Milchunverträglichkeit, Verlangen nach Stimulantien, subhepatische Schmerzen, Hypercholesterinämie, Obstipation.

6 – THUYA

Es wird eher in der Postmenopause verwendet. Als Heilmittel mit tiefgreifender Wirkung entspricht es folgendem, charakteristischen weiblichen Typ: das Becken ist breit, adipös, der Brustkorb schlank und die Beine zierlich.

Das Gesicht ist fettig, ölig mit mit tiefen Nasenfurchen. Der Augenbrauenschweif fehlt, die Lippen haben eine lila Farbe mit einem milchartigen weißen Saum. Auf der Körperoberfläche bemerkt man zahlreiche Nävi und Wucherungen.

Ein anderer Typ ist eine magere Frau mit ausgeprägter Zellulitis im Bereich des Gesäß und einer Körperbehaarung im Sinne eines Virilismus.

Psychische Störungen: Zwangsvorstellungen und Phobien sind charakteristisch für dieses Mittel. Es bestehen eine Kanzerophobie und die zwanghafte Vorstellung, einen Körper und Extremitäten zu haben, die hinfällig und zerbrechlich sind.

Die Patientin hat den Eindruck, etwas Lebendiges im Bauch zu haben und träumt von Leichnamen und Krankheiten.

Physische Störungen
- ▲ Die Regelblutungen sind unterschiedlich ausgeprägt: verfrüht, reichlich und verlängert oder insuffizient mit momentanem Stillstand.
- ▲ Ovarialschmerz links. Zyste.
- ▲ Eher linksseitige, prämenstruelle Mastose.
- ▲ Fibrom, Polypen.
- ▲ Rezidivierende, chronische Mykosen.
- ▲ Zähe, eitrige, grünliche Leukorrhoe.

7 – GRAPHITES

Es handelt sich um ein exzellentes Heilmittel in der Menopause.

Psychische Störungen: Eine Apathie, eine Langsamkeit, eine Unentschlossenheit, ein depressiver Zustand und eine Übererregbarkeit (Weinen beim Hören von Musik) charakterisieren dieses Heilmittel.

Physische Störungen
- ▲ Die Adipositas wird durch das Vorliegen von Gesichtsödemen noch verstärkt.
- ▲ Es besteht eine chronische Obstipation. Die Haut ist trocken und die Kranke leidet an squamösen oder nässenden Eruptionen (Krusten, unter denen eine gelbe, viskose Flüssigkeit näßt, die „wie Honig" aussieht).

Gynäkologische Störungen
- ▲ Die Regelblutungen sind schwach ausgeprägt, verspätet, verkürzt und von blaßem Blut.
- ▲ Vor der Regelblutung besteht ein Jucken im Bereich der Vulva. Eine weiße, reichliche Leukorrhoe, die zu Exkoriationen führt, kann den blutigen Ausfluß ersetzen.
- ▲ Hitzewallungen, Pruritus und Heiserkeit während der Regel.
- ▲ Anovulatorische Zyklen in der Prämenopause.
- ▲ Totale Frigidität.

❖ Hitzewallungen

Zahlreiche Heilmittel mit begrenzter Wirkung können die Verordnung von Konstitutionsmitteln ergänzen:

SANGUINARIA: Klassisches Heilmittel bei Hitzewallungen in der Menopause. Die vasomotorischen Wallungen gehen mit heftigem Klopfen einher. Die Temporalvenen sind geschlängelt. Die umschriebene Rötung der Wangen (Phosphorus) ist charakteristisch. Die Frau empfindet ein Hitzegefühl und ein Brennen im Bereich der Handinnenflächen und der Fußsohlen. Sanguinaria zeigt ebenfalls das Bild einer rechtsseitigen Migräne, die periodisch alle sieben Tage auftritt.

GLONOINE: Die Hitzewallungen sind sehr heftig und werden selbst von der Umgebung wahrgenommen. Die Frau fühlt im gesamten Körper pulssynchrone Pulsationen. Im Gegensatz zum Aconitum existieren keine Angstgefühle.

MELILOTUS: Kongestive Zephalgie mit Klopfen im Bereich der Karotiden und intensiver, fast livider Rötung des Gesichtes. Das Auftreten eines Ausflusses (Epistaxis oder Regelblutung) verschafft der Erkrankten eine Erleichterung (Millefolium). Die Regelblutungen erscheinen selten, intermittierend.

ACONITUM: Hitzewallungen vom kongestiven Typ bei einer agitierten, verängstigten Kranken mit Furcht zu sterben. Die Haut ist trocken und warm. Gelegentlich ist eine Wange gerötet, während die andere blaß ist (=Chamomilla). Das Gesicht wied blasser ab, wenn sich die Patientin setzt.

Amenorrhoe nach einem Schreck oder einer trockenen Kälteexposition. Metrorrhagien mit rotem Blut, die mit einem Angstgefühl verbunden sind.

Kardiovaskuläre Beschwerden sind häufig: Hypertonie, Angina, Palpitationen, Tachykardie und Hämorrhagien.
Verschlimmerung um Mitternacht.

BELLADONNA: Das Gesicht ist gerötet, warm und von Schweiß bedeckt. Die Rötung nimmt zu, wenn sich die Kranke setzt. Man bemerkt eine Photophobie mit einer Mydriasis. Es besteht eine allgemeine Hyperästhesie. Gynäkologisch: exzessive Regelblutung, Ovaritis rechts.

Belladonna ist ein Heilmittel bei Hypertonie mit kongestiven Erscheinungen. Zephalgie mit arteriellem Pochen, die nach einer emotionalen Erregung, nach einer übermäßigen Kälte oder nach einem Sonnenstich auftritt. Hämorrhagien mit warmem Blut. Belladonna ist das akute Medikament bei Calcarea Carbonica.

VERATRUM VIRIDE: Hitzewallungen, zephale Kongestion mit arteriellem Klopfen, die sich bei Ende der Regel verschlimmert. Das Gesicht wird blaß, wenn sich die Frau hinsetzt (Aconitum). Die Kranke leidet an einer Hypertonie und hat einen langsamen Puls, sowie eine Arrhythmie.

Man vergleicht es mit *VERATRUM ALBUM:* Medikament bei Dysmenorrhoe mit Kältegefühl, Erschöpfung und begleitenden kalten Schweißausbrüchen. Zusätzlich Diarrhoe und Erbrechen.

LILIUM TIGRINUM: Es findet sich ein kongestiver Zustand von Uterus und Ovarien. Prolaps, Retroversio uteri, Ovaralgie links in Verbindung mit kardialen Beschwerden (präkordiale Schmerzen, falsche Angina pectoris) und vor allem psychischen Störungen wie Erregung und Depression mit zwanghaften, sexuellen Gedanken. In der Phase der Menopause nehmen alle diese Beschwerden zu und es treten Hitzewallungen und kalte Schweißausbrüche auf.

SULFURIC ACIDUM: Heilmittel bei extremer Schwäche und bei einer Hämorrhagie schwarzen Blutes mit dem Verdacht auf ein Karzinom. Die Hitzewallungen sind von kaltem Schweiß und innerem Zittern (Alkoholismus) begleitet.

GELSEMIUM: Medikament bei Angst, Hemmung und Zittern. Der auftretende Kopfschmerz ist vom kongestiven Typ mit rotem Gesicht und herunterhängenden Lidern. Die Regelblutungen treten verspätet auf, sind schwach ausgeprägt und mit akuten Schmerzen im Uterus kombiniert, die in den Rücken und die Hüften ausstrahlen.

OPIUM: Heilmittel bei kongestiver Hypertonie. Der Puls ist stark und langsam. Die Erkrankte hat einen Blutandrang im Gesicht, das warm und gerötet ist. Es bestehen warme Schweißausbrüche. Die Obstipation ist ein Hauptsymptom (postoperativer Subileus). Amenorrhoe, die nach einem Schrecken auftritt.

ARNICA wird verwendet nach physischen und psychischen Traumen, nach Überbelastung, nach einer Schwangerschaft und nach Operationen. Die Frau verspürt eine allgemeinen Verkrampfung. Das Gesicht ist heiß mit Ausnahme der Nase, die wie der übrige Körper kalt ist. Die Regelblutungen sind reichlich. Das Blut ist rot-glänzend mit Blutgerinnseln. Eine Metrorrhagie kann in der intermenstruellen Phase auftreten. Zusätzlich leidet die Kranke an Ekchymosen, die bei der geringsten Berührung auftreten.

AMYL NITROSUM: In der Heftigkeit der Symptome mit dem Gefühl des Platzen des Kopfes und einem Angstgefühl dem Glonoine verwandt. Es ist auch mit dem Lachesis zu vergleichen, was die Unverträglichkeit von engen Kleidungsstücken am Hals und die Vorliebe von kalter Luft anbetrifft.

PILOCARPUS JABORANDI: Die warmen Scheißausbrüche sind stark ausgeprägt und mit einer gesteigerten Salivation verbunden.

MANGANUM ACETICUM: Hitzewallungen im Gesicht und am Thorax mit profusen warmen Schweißausbrüchen kombiniert mit einer Dyspnoe.

Osteoporose

Um einer Osteoporose vorzubeugen, sollte man den Frauen zu einer abwechslungsreichen Ernährung, reich an Kalzium und Vitaminen (besonders Vitamin D), zur Aufgabe von Tabak- und Alkoholgenuß und zur regelmäßigen Ausübung von Sport, der die Osteogenese stimuliert, raten. Diese Gesundheits- und Ernährungsregeln sollten bei Risikopatientinnen mit einer medikamentösen Therapie kombiniert werden.

Allopathische Behandlung

Die Östrogentherapie in Kombination mit der Verordnung von Progesteron ist für viele Gynäkologen die Behandlung der Wahl. Eine Behandlung mit Fluor in Verbindung mit Kalzium und Vitamin D scheint präventiv und kurativ wirksam zu sein.

❖ Homöopathische Behandlung

Das Bestehen von Risikofaktoren für das Auftreten einer Osteoporose rechtfertigt die Verordnung bestimmter Medikamente, darunter besonders die von Kalziumsalzen.

CALCAREA CARBONICA: Heilmittel bei karbonischer Konstitution. Die Störungen des Kalziummetabolismus sind von Kindheit an unterschiedlich ausgeprägt und gehen mit einem verzögerten Knochenwachstum einher. Rachitis, Kyphose, Lordose, Wachstumsepiphysitis bei einem durch Überernährung adipösen Kind. Die Pubertät ist verspätet. Die Regelblutungen sind hämorrhagisch und erschöpfen die Patientin. Vorliegen von Fibromen und Polypen.

In der Postmenopause: Osteoporose, Exostosen und Osteophytose, Arthrose.

CALCAREA PHOSPHORICA: Zarte, lange Person mit zerbrechlichen Knochen. Die Neigung zu Frakturen tritt in der Kindheit auf. Die Schmerzen des Epiphysenwachstums sind kombiniert mit unterschiedlichen Skelettdeformierungen wie Skoliose, Kyphose, Epiphysitis, Osteoporose mit Zusammensintern der Wirbelkörper und Frakturen.

CALCAREA FLUORICA: Medikament bei vorliegendem Fluor-Konstitutionstyp. Calcarea fluor zeigt die widersprüchlichsten Symptome aufgrund eines Überflusses oder eines Mangels an Fluor. Diese Tatsache rechtfertigt seine Verschreibung sowohl in bestimmten Fällen von Osteoporose als auch in Fällen von osteophytischer Arthrose. In der Kindheit und im Adoleszentenalter: Rachitis, Epiphysitis, Skoliose, Hyperlaxität der Bänder und Zahnanomalien.

PHOSPHORUS: Diese leidenschaftliche, lang aufgeschossene, schlanke Frau hat eine Kyphose, Rückgratverkrümmungen und Schmerzen bei Perkussion der Brustwirbelkörper.

In der Adoleszenz besteht das Risiko einer Epiphysitis. Nach der Menopause entstehen Demineralisierung und Osteoporose. Das Gefühl eines Brennens im Bereich der Knochen und zwischen den Schultern ist charakteristisch für dieses Heilmittel.

SILICEA: Magere, kälteempfindliche, asthenische Frau, die an chronischen Infektionen leidet. Man findet in der Anamnese Rachitis, Frakturen und Epiphysitis. Das Skelett ist schlank mit kleinen, zerbrechlichen Knochen.

Die Osteoporose, führt zu Frakturen des Femurhalses und macht die Installation von Prothesen notwendig, die bei diesen Kranken wegen Eiterung, langsamer Vernarbung und verzögerter Frakturkonsolidierung häufig schlecht vertragen werden.

NATRIUM MURIATICUM: Osteoporose bei einer Frau mit abgemagertem Oberkörper trotz eines normalen oder sogar gesteigerten Appetits. Dehydrierung mit Durstgefühl und Verlangen nach gesalzenen Nahrungsmitteln. Gelenkverrenkungen, Morbus Scheuermann, Rückenschmerzen. Lumbosakrale Schmerzen, die sich bessern, wenn die Kranke sich auf eine harte Ebene abstützt.

Diese großartigen Medikamente können in ihrer Wirksamkeit noch durch folgende Medikamente unterstützt werden:

SYMPHYTUM: Nach einer Fraktur, um die Kallusbildung zu beschleunigen und residuelle Schmerzen zu unterdrücken. Es begünstigt die Eliminierung von Knochensequester.

RUTA GRAVEOLENS wirkt besonders auf Sehnen und Bänder. Nach Traumen und Operationen eingesetzt, wirkt es gleichermaßen auf das Periost. Man kombiniert es in andern Fällen von Frakturen und Zusammensinterung von Wirbelkörpern mit *Arnica*.

Infektiöse Erkrankungen

Die Leukorrhoen

Begriffliche Klärung

Als Leukorrhoe bezeichnet man einen nicht-blutigen Ausfluß im Bereich der Geschlechtswege: Vulva, Vagina, Zervix und Endozervix. Auf diese Weise schließt man folgende Erkrankungen aus:
▲ Die Pyorrhoe: eitriger Ausfluß, der aus dem Uterus stammt und der häufig bei alten Frauen auftritt.
▲ Die Hydrorrhoe: starker, intermittierender Ausfluß einer serösen Flüssigkeit, die das Vorliegen einer Hydrosalpinx anzeigt.

Die physiologische Leukorrhoe bewahrt eine gewisse Feuchtigkeit im Bereich der Geschlechtswege. Durch die Wirkung von Östrogenen schilfert sich im Bereich der Vagina die Schleimhaut ab und erzeugt so eine milchige Leukorrhoe.

Im Bereich der Zervix ist der von den Zellen der Endozervix sezernierte Schleim unter Östrogeneinfluß durchscheinend, klar oder hat das Aussehen von „Eiweiß". Der Ausfluß nimmt in der prämenstruellen Phase und während der Schwangerschaft zu.

Die pathologische Leukorrhoe beruht auf einer Entzündung von Vagina und Zervix. Bei der Vaginitis handelt es sich um eine Vulvovaginitis oder eine Zervizitis-Vaginitis infektiöser Genese. Die Zervizitis ist entweder akuten infektiösen oder chronischen Ursprungs.

Der Arztbesuch

Durch Befragung der Patientin werden die genauen Charakteristika des chronischen oder akuten Ausflusses festgestellt: der zeitliche Bezug zum Menstruationszyklus, Geruch, Konsistenz, Farbe und Intensität.

Man sucht nach Begleitsymptomen wie Pruritus, Brennen, Dyspareunie, Harnwegsbeschwerden, Unterleibsschmerzen und nach auslösenden Ursachen wie Schwangerschaft, Kontrazeption, Sexualverhalten, lokale Hygiene mit Mißbrauch von Desinfektionsmitteln. Ein Diabetes ist auszuschließen.

Die lokale Untersuchung sollte nach einem Verzicht der Genitaltoilette für 24 Stunden erfolgen.

Man untersucht:
▲ *Die Vulvaregion:* Suche nach dermatologischen Läsionen, nach einer Entzündung.
▲ *Die Scheide:* Bei der Spekulumuntersuchung ohne lubrifizierende Mittel beurteilt man das Aussehen des Ausflusses, der Scheidenwand und der Zervix (Infektion, Polypen, Ektropium).

Man kann einen Abstrich für eine direkte Untersuchung im Mikroskop und für das Labor entnehmen, wenn sich die Patientin nicht dorthin begeben kann.

Bei der manuellen Untersuchung sucht man nach einer Läsion im Bereich von Uterus und Adnexen.

Zusatzuntersuchungen: sehr häufig angewendet wegen inapparenten Infektionen. Die Abstriche, die direkt in einem speziellen Labor durchgeführt werden, erlauben eine genaue Diagnosestellung. Die Kolposkopie kann ebenfalls notwendig werden.

Ätiologie infektiöser Leukorrhoen

Sie sind besonders häufig und dürfen wegen des Risikos einer zunehmenden Disseminierung und des erhöhten Risikos einer Sterilität nicht unterschätzt werden.

Leukorrhoen vaginalen Ursprungs

a) Mykotische Vaginitis

Die Azidität der Scheide begünstigt eine Proliferation von Candida albicans. Allgemein- oder Lokalantibiotika, die Kontrazeption mit Östrogen-Gestagen-Präparaten oder mit spermiziden Mitteln, der Abusus von säurebildenden Seifen, sowie Schwangerschaften begünstigen ebenfalls eine Wucherung von Candida albicans, indem sie das Milieu der Scheide ansäuern. Man muß auch nach einer intestinalen Mykose suchen.

Die Leukorrhoe ist charakteristisch: weißlich, klumpig wie geronnene Milch. Sie bewirkt ein brennendes Gefühl der Scheide und einen Pruritus, der sich nachts verschlimmert.

Bei der Untersuchung findet man auf einer geröteten, trockenen Schleimhaut einen weißen, dicken Belag. Unter dem Mikroskop sieht man Myzelfäden in Form von „Bambusstengel" und Sporen.

Die allopathische Behandlung besteht in der Verschreibung von lokalen und gelegentlich systemischen Antimykotika. Rezidive sind häufig.

b) Vulvovaginitis durch Trichomonas

Die Übertragung dieses flagellierten Parasiten erfolgt auf sexuellem Weg. Eine Alkalisierung des Scheidenmilieus und ein Mangel an Östrogenen begünstigen dessen Vermehrung.

Das klinische Erscheinungsbild ist variabel mit akuten, subakuten und asymptomatischen Formen.

Die Leukorrhoe ist stark ausgeprägt, weißgelblich oder grünlich, ekelerregend und hat einen Geruch nach „frischem Gips". Die Schleimhaut ist gerötet und hat kleine dunkle Flecken.

Die Erkrankte klagt über ein Brennen im Bereich von Vulva und Vagina und gelegentlich über Dyspareunie und Dysurie.

Die allopathische Behandlung ist unter der Bedingung effizient, daß sie ausreichend lange durchgeführt wird (Kontrollabstriche) und daß der Partner unbedingt mitbehandelt wird.

c) Bakterielle Vaginitis

Die Diagnosestellung einer bakteriellen Vaginitis ist schwieriger und bedarf eines Abstriches. Die unterschiedlichsten Keime wie Gonokokken, E. coli, Enterokokken, Proteus, Staphylococcus aureus und Streptokokken führen zu einer Leukorrhoe mit unterschiedlicher Intensität und einem trüben oder sogar eitrigem Aussehen.

d) Vaginitis durch Chlamydia trachomatis

Sie gehört zu den sexuell übertragbaren Erkrankungen, die immer häufiger auftreten. Sie ist für zahlreiche Fälle von Sterilität und neonataler Infektion mit okularem und pulmonalem Befall verantwortlich.

Die Diagnose wird anhand von Abstrichen, die in speziellen Labors durchgeführt werden und eventuell durch Serumdiagnostik gestellt.

e) Vaginitis durch Garderella vaginalis (Haemophilus) und durch Mobiluncus

Die Leukorrhoe hat eine gräuliche Farbe, ist schwach ausgeprägt, haftet an und hat einen besonders schlechten Geruch: starker und typischer Geruch nach verdorbenem Fisch.

f) Vaginitis durch Mykoplasmen

Ureaplasma urealyticum und Mycoplasma hominis führen zu Infektionen, deren Diagnose bakteriologisch gestellt wird.

Die Ätiologie kann in Abhängigkeit vom Alter variieren:
- ▲ *Bei kleinen Mädchen:* die schwierige körperliche Untersuchung erfolgt in der Anwesenheit der Mutter. Die meisten Leukorrhoen beruhen auf einer Vulvitis. Eine Infektion mit Oxyuren, mangelhafte Hygiene oder eine allergische Reizung durch bestimmte Unterwäsche sind die Hauptursachen. Eine bakterielle Vaginitis, eine Candidiasis (nach der Einnahme von Antibiotika), das Vorliegen von banalen Keimen und der Verdacht einer Ansteckung machen einen Abstrich notwendig. Man sollte gleichermaßen auch an das häufige Vorliegen eines Fremdkörpers denken.
- ▲ *Bei jungen Mädchen in der Pubertät:* die Vulvitis kann aufgrund schlechter Hygiene entstehen. Die meisten Leukorrhoen treten in Verbindung mit dem Vorhandensein banaler Keime auf. Der Abstrich erlaubt es, zwischen einer sehr starken und gelegentlich auch die Schleimhaut reizenden physiologischen und einer bakteriellen Leukorrhoe zu differenzieren.
- ▲ *Die schwangere Frau:* die physiologische Leukorrhoe kann mitunter stark ausgeprägt sein. Mykosen aufgrund einer Azidität des Scheiden-pH sind häufig. Bei dem geringsten Zweifel sollte man einen Abstrich und eine Serumdiagnostik auf Clamydien und Herpesviren durchführen, da diese Infektionen für neonatale Erkrankungen verantwortlich sind.
- ▲ *Bei Frauen in der Menopause:* die Infektionen werden durch den Abfall der Östrogene begünstigt. Man sollte aber auch nach einer organischen Erkrankung wie einem Polyp oder einem Karzinom fahnden.

Leukorrhoen durch Erkrankungen der Zervix

Dieselben Keime und Parasiten können sowohl zu einer Vaginitis als auch zu einer Zervizitis führen.

a) Akute Zervizitis

Sie ist häufig mit einer Vulvovaginitis kombiniert. Die Leukorrhoe hat eine grünliche Farbe, ist eitrig und fließt von der äußeren Zervixöffnung ab, wenn die Endozervix betroffen ist.

b) Chronische Zervizitis

Das *Ektropium* ist für eine schleimige Leukorrhoe verantwortlich, die gegen jede medikamentöse Behandlung resistent ist.

Eine Salpingitis, eine Dysplasie im Bereich der Zervix, ein Polyp und ein Karzinom können zum Auftreten einer Leukorrhoe der Zervix führen.

Abstriche und Kulturen sind unverzichtbar zur Diagnosestellung.

Allopathische Behandlung

Die Wirksamkeit dieser Behandlung ist unumstritten unter der Bedingung, daß sie sich gut am Erregerspektrum orientiert. In den meisten Fällen ist daher eine Diagnosestellung durch einen bakteriologischen Abstrich und eine lang andauernde Behandlung sämtlicher Sexualpartner notwendig.

Homöopathische Behandlung

Bei den meisten Leukorrhoen handelt es sich um sexuell übertragbare Erkrankungen, die man möglichst rasch behandeln sollte. Die körperlichen Spätfolgen (Risiko einer Sterilität) und die psychischen Folgen (Dyspareunie mit Furcht vor der Sexualität, Schuldgefühl, Beschuldigung des Partners ...) dürfen nicht vernachlässigt werden zumal Rezidive trotz einer offenbar gut durchgeführten Behandlung häufig sind. Die homöopathische Behandlung eröffnet wirksame Lösungsmöglichkeiten, diesen Teufelskreis von bakteriellen Infektionen – Antibiotika – Mykose etc. zu durchbrechen.

Die homöopathische Behandlungsweise der Leukorrhoen, die in ihrer nosologischen Konzeption viel anpassungsfähiger ist, erlaubt es, diese an der Grenze vom Physiologischen zum Pathologischen stehenden Patientinnen zu behandeln.

Bei genauem Studium der gynäkologischen Anamnese finden sich nicht selten physiologische Leukorrhoen, die man auch als „Ausscheidungs"-Leukorrhoen bezeichnet. Diese schlagen dann anläßlich unterschiedlicher Ereignisse (Stress, abweichendem Sexualverhalten, andere Erkrankung, Schwangerschaft, Amenorrhoe...) ins Pathologische um. Die Homöopathie richtet sich besonders an diese Art von Erkrankungen, die chronisch sind oder dazu neigen es zu werden, und versucht, die Überempfindlichkeit für Infektionen zu modifizieren. Daher auch die Bedeutung der Konstitutionsmittel in Kombination mit einer Reihe von Heilmitteln mit genitaler Polarität.

Homöopathische Behandlung der Leukorrhoen in Abhängigkeit des Abstrichergebnisses

❖ Mykotische Leukorrhoen

HELONIAS: Deprimierte Frau, die aber Ablenkung sucht. Leukorrhoe, die geronnener Milch ähnelt. Die Vagina und die Vulva sind hyperämisiert. Schweregefühl im kleinen Becken. Bewußtsein, einen Uterus zu haben.

BORAX: Die Leukorrhoe ist sehr stark ausgeprägt und sieht aus wie Eiweiß. Die Erkrankte hat den Eindruck, warmes Wasser zu verlieren. Die Leukorrhoe kann physiologisch sein und mit der Ovulation auftreten oder aber mykotisch sein. Borax ist ein Heilmittel bei Dysmenorrhoe aufgrund einer Scheidenmembran. Man suche nach einer Neigung zu Herpes, Aphten und Schwindel, der auftritt, sobald sich die Patientin nach vorne überbeugt.

ALUMINIUM: Stark ausgeprägte, weiße und ziemlich ätzende Leukorrhoe, die die Patientin aber nicht erschöpft und die vor und nach kurzen und schwachen, aber trotzdem ermüdenden Regelblutungen auftritt. Heilmittel bei Trockenheit der Scheide.

ALETRIS FARINOSA: Dicke, schleimige, starke Leukorrhoe mit Fädenbildung. Die Erkrankte ist durch eine hämorrhagische Regel oder durch chronische Leukorrhoe erschöpft.

MEZEREUM: Sehr ätzende Leukorrhoe, die wie Eiweiß aussieht. Die Vulva ist gelegentlich mit dicken Krusten bedeckt, unter denen man gelb-grünlichen Eiter findet. Die Regelblutungen treten zu früh auf, sind verstärkt und mit einem Brennen beim Wasserlassen verbunden.

COCCUS CACTI: Fädenziehende Leukorrhoe, die wie Eiweiß aussieht mit Hyperästhesie von Vulva und Vagina. Heilmittel bei Menometrorrhagie... und keuchhustenartigem Husten.

KALIUM MURIATICUM: Im Anschluß an einen Entzündungszustand tritt eine dicke, weißliche und haftende Leukorrhoe auf. (Sämtliche Absonderungen von Kali.Mur. sind gleichen Typs: Tubenkatarrh, Tonsillenbelag ...).

Das Biotherapeutikum *CANDIDA ALBICANS* (Moniliase) kann die Verordnung dieser Medikamente in ihrer Wirkung unterstützen.

❖ Bakterielle Leukorrhoen

Gemäß des Abstricherbgebnisses kann man das adaptierte Biotherapeutikum verordnen, und zwar alleine oder kombiniert in Fällen von multibakteriellem Befall: Colibacillinum, Streptococcinum, Staphylococcinum, Proteus, Enterococcinum und auch Medorrhinum, wenn eine – auch schon ältere – Gonokokkeninfektion vorliegt. Gemäß dem Ähnlichkeitsgesetz kann man folgendes verordnen:

MERCURIUS SOLUBILIS: Vulvovaginitis mit kleinen, leicht blutenden Ulzerationen und brennendem Pruritus, der durch kaltes Wasser gemildert wird. Die grünliche, ätzende, säuerliche und mit Blut gestreifte Leukorrhoe führt zu Exkoriationen der Haut und der Schleimhäute. Die nächtliche Verschlimmerung läßt an eine luetische Konstitution denken (Luesinum). Pruritus im Bereich von Vulva und Vagina, der sich während der Regel verschlimmert.

MERCURIUS CORROSIVUS: Die Patientin ist eine „verschlimmerte Mercurius solubilis". Grünliche, blutige Leukorrhoe im Bereich einer geröteten, dunklen Vulva mit großen Ulzerationen und lokalen Lymphknotenvergrößerungen.

HEPAR SULFUR: Extrem ätzende und übelriechende Leukorrhoe (Geruch nach altem Käse). Die Vulva ist ödematös geschwollen und bei der kleinsten Berührung schon stark schmerzempfindlich. „Splitter"-Schmerzen im Bereich von Uterus und Adnexen.

KALIUM BICHROMICUM: Es ist eines der am meisten verwendeten Medikamente. Die Vulva ist entzündet und die Patientin klagt über einen Pruritus und über ein brennendes Gefühl. Die gelbe Leukorrhoe, die Fäden in Form von viskösen Strängen zieht, reizt die Schleimhaut. Ulzerationen im Bereich der Zervix uteri. Man sucht nach stechenden Schmerzen und nach einer Sinusitis oder einem Magenulkus in der Anamnese.

HYDRATIS: Die gelbe, visköse und fadenziehende, ätzende Leukorrhoe führt zu einem Vulvapruritus. Die Leukorrhoe tritt nach den Regelblutungen auf, die verstärkt und frühzeitig erscheinen. Die Frau leidet an einer Anorexie, ist abgemagert und hat eine gelbliche Hautfarbe.

KREOSOTUM: Weißgelbliche, dicke Leukorrhoe, die die Wäsche stärkt oder zu Exkoriationen führt und übelriechend und blutig ist. Es besteht ein heftiger Vulvapruritus. Ein tief sitzender, brennender Schmerz führt zu einer Dyspareunie. Es besteht ein vulvovaginales Brennen, das sich beim Wasserlassen verschlimmert. Ulzerationen im Bereich der Zervix uteri. Die Regelblutungen sind verstärkt mit schwarzem, übelriechendem, zersetztem Blut, das die Schleimhäute reizt. Zusatzuntersuchungen sind absolut zwingend, um ein Karzinom auszuschließen.

BOVISTA: Starke, fädenziehende, gelbe Leukorrhoe vor und am Ende der Regelblutung. Verschlimmerung während der Nacht. Starke Regelblutungen, die nachts einen hämorrhagischen Charakter haben (hämorrhagische Ovulation), funktionelle Ovarialzysten und stark ausgeprägtes prämenstruelles Syndrom. Bovista ist dem Thuya sehr verwandt.

PULSATILLA und *NITRI ACIDUM* werden von Kent als Medikamente bei Gonorrhoe genannt.

❖ Leukorrhoe durch Trichomonas

Das flüssige und grünliche Aussehen, sowie die Intensität der Leukorrhoe lassen an folgende Medikamente denken:

MERCURIUS SOL: Grünliche, ätzende und juckende Leukorrhoe.

NITRI ACIDUM: Starke, flüssige, grünliche Leukorrhoe, die zu Ulzerationen führt.

NATRIUM SULFURICUM: Starke, dickflüssige, grünliche und gelegentlich reizende Leukorrhoe.

NATRIUM MURIATICUM: Patientin mit weißen und wäßrigen Ausflüssen, die sich super-

infizieren können. Der Ausfluß dickt ein, wird grünlich und reizt die Schleimhäute.

SEPIA: Chronische Infektion. Starker, flüssiger, weißer oder gelb-grünlicher Ausfluß.

❖ Leukorrhoe durch Gardnerella

Der Fischgeruch läßt an einige bestimmte Medikamente denken:

MEDORRHINUM: Mukopurulente, sehr zähe, übelriechende Leukorrhoe mit einem Geruch nach Sole. Die Genitalregion besitzt diesen Geruch, selbst wenn keine Leukorrhoe vorliegt. Vaginitis mit geröteter Schleimhaut und Pruritus. Zervizitis mit Ulzeration der Zervix und Neigung zur Chronifizierung.

PSORINUM: Chronische oder rezidivierende Leukorrhoe mit Geruch nach Sole. Vulvapruritus. Die Erkrankte ist durch den Mißerfolg zahlreicher Behandlungen verzweifelt und glaubt nicht daran, wieder gesund zu werden.

❖ Infektionen mit Chlamydia trachomatis und Mykoplasmen

Diese Infektionen stellen ein Problem dar, da sie meist asymptomatisch verlaufen. Im Anschluß an den Abstrich ist es möglich, bei chronischen, antibiotikaresistenten Formen eine Isotherapie ins Auge zu fassen und unbedingt ein Basismedikament zu geben.

Homöopathische Behandlung von Leukorrhoen in Abhängigkeit vom Alter der Patientin

Anmerkung: folgende, der Einfachheit halber festgelegte Unterscheidung ist insofern willkürlich, da jede verschriebene Behandlung ausschließlich die von der Kranken gezeigten Symptome berücksichtigen sollte.

❖ Leukorrhoe bei jungen Mädchen

Die physiologische Leukorrhoe tritt häufig bei Frauen vom Tuberculinum-Typ auf.

PULSATILLA: Häufig indiziert. Die Leukorrhoe hat ein cremiges, gelbes Aussehen und reizt nur selten die Schleimhaut. Sie ist stark ausgeprägt in der Phase vor und nach der Regelblutung. Diese ist häufig verspätet und schwach, fließt nur am Tag ab und hört an einem Tag auf, um am nächsten Tag wieder zu beginnen. Die Leukorrhoe kann die Regelblutung ersetzen.

Die Variabilität der Symptome, die venöse Kongestion der Extremitäten, das Fehlen von Durst bei einem blonden, schüchternen und schnell zu tröstenden Mädchen orientieren den Untersucher leicht hin zu diesem Heilmittel.

NATRIUM MURIATICUM: Reichliche, weiße, zähe, transparente, ätzende Leukorrhoe, die die Schleimhaut reizt. Die Regelblutungen sind unregelmäßig. Die Verordnung richtet sich nach den Allgemeinsymptomen (Anorexie oder exzessiver Hunger, Verlangen nach Salz, intensives Durstgefühl, fette Haut mit Akne, Abschottung der Patientin, Verschlimmerung durch Trost).

FERRUM METALLICUM: Nach den Regelblutungen Leukorrhoe, die zäh ist, die Schleimhaut leicht reizt und wie Stärke aussieht. Zusätzlich besteht ein Vulvapruritus, der durch kaltes Wasser gemildert wird. Exzessive Regelblutung, die sistiert und dann wieder mit einer geringeren Ausflußintensität beginnt. Zu verschreiben bei jungen, anämischen Mädchen, die über eine plötzliche Rötung eines sonst blassen Gesichtes, kongestive Kopfschmerzen und eine Harninkontinenz klagen.

CALCAREA PHOSPHORICA: Geläufiges Medikament im Pubertätsalter. Die Leukorrhoe sieht aus wie Eiweiß, reizt aber die Schleimhaut nicht. Die Regelblutungen sind entweder exzessiv mit rotem Blut oder schwach ausgeprägt mit schwarzem Blut. Hochaufgeschossene Jugendliche.

CINA: Exzellentes Medikament bei Leukorrhoe junger Mädchen mit schwierigem Charakter. Die Leukorrhoe ist weiß, flüssig, albuminös und reizt die Schleimhaut nur wenig. Die Infektion von Oxyuren ist eine formelle Indikation, aber nicht unverzichtbar zur Verschreibung dieses Medikamentes. Man beobachtet einen Vulvapruritus, einen nasalen und analen Pruritus, einen gestörten Schlaf mit Zähneknirschen und Harninkontinenz.

CHAMOMILLA: Was den Charakter anbetrifft, ist die Erkrankte dem Cina-Typ sehr nahestehend. Das kleine Mädchen ist unerträglich, unzufrieden und agitiert. Besserung bei Ausflug mit dem Wagen. Die Leukorrhoe ist stark ausgeprägt, gelb, zäh und brennend. Bei jungen Mädchen in der Pubertät tritt die Leukorrhoe häufig während der Regelblutung auf.

❖ Leukorrhoe bei Frauen mit sexueller Aktivität

IGNATIA: Die Leukorrhoe tritt häufig nach Ärger oder Kummer auf und ist von unterschiedlicher Intensität (die Variabilität der Symptome ist charakteristisch für dieses Mittel). Verstärkte Regelblutungen mit schwarzem Blut, denen eine Migräne vorausgeht.

AMBRA GRISEA: Leukorrhoe mit „bläulicher" Farbe, die sich nachts verschlimmert und zu einem Vulvapruritus führt. Exzessive Regelblutung, Uterusblutung beim geringsten Ärger, beim Geschlechtsverkehr oder bei gynäkologischer Untersuchung.

CHINA: Anämische Frau, die durch eine hämorrhagische Regel oder eine starke, weiße, nicht-reizende Leukorrhoe erschöpft ist.

IODUM: Weiße, starke, visköse, andauernde Leukorrhoe, die extrem ätzend und brennend ist und zu Exkoriationen der Schleimhaut und der Haut führt. Selbst die Unterwäsche kann Löcher aufweisen. Die unterschiedlich ausgeprägte Regelblutung ist von einem heftigen Ovarialschmerz begleitet. Die Erkrankte leidet an einer Hyperthyreose (Abmagerung trotz gierigem Hungergefühl, Diarrhoe, Lymphknotenschwellungen, starke Schweißausbrüche).

NICCOLUM METALLICUM: Die Leukorrhoe ist stark ausgeprägt, von weißer Farbe, reizt die Schleimhäute nicht. Sie ist besonders nach der Regel schwach und nimmt nach jeder Miktion zu.

Andere Symptome: spastischer Husten, Zervikalarthrose und Spannungskopfschmerzen.

AGNUS CACTUS: Gelbliche, nicht-reizende Leukorrhoe zwischen den Regelblutungen bei einer deprimierten Frau, die eine Abneigung gegen den Geschlechtsverkehr hat.

ORIGANUM: Narzißtische Frau mit äußerst lebhaftem sexuellem Verlangen. Weißliche, sehr flüssige Leukorrhoe und gesteigerte Regelblutungen.

SENECIO AUREUS: Junge, anämische und asthenische Frau. Leukorrhoe, die statt der Regelblutung auftritt. Sämtliche Symptome (Husten, Kopfschmerzen, wäßrige Rhinitis, Epistaxis ...) verschwinden mit dem Auftreten der Regel.

NATRIUM SULFURICUM: Eines der großen Heilmittel bei der Sykose. Die Wasserretention nimmt in der prämenstruellen Phase zu. Die Leukorrhoe ist dickflüssig, grünlich, mit starker Intensität und reizt gelegentlich die Schleimhäute.

GRAPHITES: Obstipierte, kälteempfindliche, apathische und häufig adipöse Frau. Die Libido ist schwach ausgeprägt. Die Leukorrhoe besitzt eine starke Intensität, reizt die Schleimhäute und tritt gelegentlich anstelle der Regelblutungen auf. Diese sind schwach ausgeprägt und treten in großem Abstand zueinander auf. Das Menstrualblut hat eine helle Farbe.

CAUSTICUM: Medikament bei Paresen und sogar bei Paralysen, bei Rheuma mit Gelenksteife und Atrophie. Die Leukorrhoe fließt nachts ab, während die Regelblutungen nur am Tag fließen. Es besteht eine Frigidität.

ARGENTUM NITRICUM: Nervöse, agitierte, überstürzt handelnde Frau mit instabilem Charakter. Heilmittel bei chronischen Infektionen und bei Ulzerationen der Zervix uteri. Die Leukorrhoe ist mukopurulent oder sogar blutig.

Leukorrhoe und Myom
Ein Uterus fibromatosus kann das Auftreten einer Leukorrhoe begünstigen.

THUYA: Hauptmedikament bei der Sykose. Chronische, dickflüssige, grünliche, ätzende Leukorrhoe mit schlechtem Geruch. Die Scheide ist bei Berührung schmerzempfindlich. Die Vulva ist der Sitz von Kondylomen und Papillomen. Der Uterus ist fibromatös verändert.

SABINA: Als exzellentes Drainagemittel von Thuya ist es ein Heilmittel bei hämorrhagischen Fibromen. Die Leukorrhoe ist gering ausgeprägt, reizt die Schleimhäute und ist übelriechend.

THLASPI BURSA-PASTORIS: Hämorrhagisches Fibrom und braune, blutige Leukorrhoe.

FRAXINUS AMERICANUS: Großartiges Heilmittel bei voluminösen Fibromen und kongestivem Gesamtzustand. Gelegentlich stark ausgeprägte Leukorrhoe. Wäßriger Ausfluß.

AURUM METAL. et AURUM MURIATICUM NATRONATUM: Gelbe, dicke, die Schleimhaut reizende Leukorrhoe und voluminöse, hämorrhagische Fibrome. Kranke vom kongestiven Typ mit Hypertonie.

CONIUM: Dieses Heilmittel bei Drehschwindel und Drüsenverhärtungen ist speziell indiziert bei sexuell abstinenten Frauen. Die Leukorrhoe ist ätzend, dickflüssig, weiß und bewirkt einen heftigen Pruritus.

❖ **Leukorrhoe bei der schwangeren Frau**

SEPIA: Das Krankheitsbild von Sepia bewirkt das klassische Bild einer *Schwangerschaft* (Nausea, hepatogastrale Beschwerden, Schweregefühl im kleinen Becken, Schwangerschaftsgesichtszüge ...). Die dickflüssige, weiße Leukorrhoe ist häufig mit Colibakterien superinfiziert und wird dann gelblich, grünlich, übelriechend und reizt die Schleimhäute.

Die Erkrankte verspürt eine Erleichterung, wenn sie sich mit kaltem Wasser wäscht. Symptome seitens des Harntrakts sind assoziiert: Zystitis, Harnabgang. Risiko eines Herpes genitalis.

KALIUM CARBONICUM: Asthenische, anämische, kälteempfindliche und leicht schwitzende Frau. Erhöhtes Risiko eines Spontanabortes. Die dickflüssige, weißlich-gelbliche Leukorrhoe reizt die Schleimhaut nur leicht. Diese Frauen haben schwierige, lang andauernde Geburten, „durch die Nieren".

CAULOPHYLLUM: Geringe, aber trotzdem erschöpfende, weiße, saure und reizende Leukorrhoe. Vor der Schwangerschaft: Dysmenorrhoe mit gering ausgeprägter Regelblutung. Schwierige Entbindung aufgrund einer Starre der Zervix und einer Uterusatonie.

COLLINSONIA: Gering ausgeprägte, nicht die Schleimhaut reizende Leukorrhoe mit stechenden und brennenden Schmerzen im Bereich der Vulva und der Vagina. Exzellentes Medikament bei Hämorrhoiden und Vulvavarizen während der Schwangerschaft.

COCCULUS: Stark ausgeprägte Leukorrhoe, die die Patientin erschöpft, die Schleimhäute wenig reizt, übel riecht und gelegentlich blutig ist. Vorkommen von Nausea und Erbrechen, von Schwindel und von Migräne.

❖ **Leukorrhoe bei Frauen nach der Menopause**

Der Abfall der Hormone führt zu einer Atrophie der Schleimhäute und zu einer Trockenheit der Scheide, die das Auftreten von Infektionen begünstigen.

LACHESIS: Medikamenten-Typ der Menopause. Das Auftreten einer Leukorrhoe oder irgendeines anderen Ausflusses bessert die übrigen Symptome.

ALUMINIUM: Weiße, ätzende, starke Leukorrhoe, die die Patientin allerdings nicht erschöpft. Damit kombiniert ist eine allgemeine Trockenheit der Schleimhäute.

LYCOPODIUM: Flüssige, gelbliche, die Schleimhaut reizende Leukorrhoe. Trockenheit der Scheide, Physometra und Vulvavarizen bei einer leberkranken Frau.

NATRIUM MURIATICUM UND SEPIA: Sind ebenfalls Heilmittel bei Leukorrhoe und Trockenheit der Scheide, die zur Superinfektion neigt.

Bei *älteren Frauen* kann das Auftreten einer Leukorrhoe auf eine organische Läsion hinweisen. Dem Vorliegen einer Ulzeration der Schleimhäute von Scheide und Zervix entsprechen:

NITRI ACIDUM: Extrem ätzender Ausfluß, der Fäden zieht und eine helle Farbe hat. Man findet Ulzerationen im Bereich der Schamlippen und einen heftigen Pruritus. Die Zervix ist ulzeriert und blutet bei der geringsten Berührung. Stechende Schmerzen, „wie Splitter" im Bereich der Schleimhäute.

Argentum Nitricum, Kalium Bichromicum, Hydrastis, Kreosotum, Hepar Sulfur (schon bei den infektiösen Leukorrhoen aufgeführt) sind mit dem Nitri Acidum gleichzusetzen.

Eine *Verschlechterung des Allgemeinzustandes* sollte an folgende Medikamente denken lassen:

ARSENICUM ALBUM: Geschwächte, agitierte und durch Todesgedanken verängstigte Kranke, deren Symptomatik sich gegen ein Uhr am Morgen verschlimmert. Die übelriechende, bräunliche (blutige) Leukorrhoe ist stark ätzend. Das brennende Gefühl wird durch das Waschen mit warmen Wasser gemildert.

CARBO ANIMALIS: Die grünliche und eitrige Leukorrhoe, sowie die Verhärtung des Uterus mit Hämorrhagien und vergrößerten Lymphknoten sind Hinweise für ein Karzinom des Genitaltraktes.

PSORINUM: Sehr kälteempfindliche, deprimierte Frau, deren Symptomatik sich im Winter verschlimmert. Die Patientin leidet an hartnäckigen, chronischen oder periodisch rezidivierenden Infektionen. Die dickflüssige Leukorrhoe hat einen Geruch nach Aas.

Welcher Typ von Leukorrhoe auch immer vorliegt: ein Rezidiv oder eine Chronifizierung sollte zur Suche eines *Simillimum-Medikamentes* veranlassen.

Die am häufigsten verwendeten Medikamente sind:
▲ Thuya, Medorrhinum, Natrium Sulfuricum im Fall einer Sykose.
▲ Sepia, Silicea bei einer tuberkulinischen Frau.
▲ Sulfur, Psorinum für eine psorischen Frau.
▲ Luesinum, Argentum Nitricum beim Vorliegen von Zeichen einer Luesinie.

Lokale Behandlung

Man sollte die Verschreibung von sauren und alkalischen Mitteln vermeiden, da sie bei leichtfertiger Anwendung den pH-Wert der Scheide verändern.

Zu empfehlen ist eine Beimischung von Calendula in einer Dosierung von ungefähr 20 Tropfen pro Liter Wasser zum Spülwasser.

Calendula-Vaginalsuppositorien und Endhometrol-Vaginalsuppositorien sind exzellente Antiseptika und Wundbehandlungsmittel. (Für acht Tage ein Vaginalsuppositorium abends vor dem Einschlafen).

Sexuell übertragbare Erkrankungen

Syphilis

Das Treponema pallidum wird vor allem durch sexuellen Kontakt übertragen.

Die Erkrankung entwickelt sich in 3 Stadien
▲ 1 – *Der syphilitische Schanker:* (primäre Syphilis).
Nach einer Inkubationszeit von drei Wochen bis zu drei Monaten tritt der Schanker auf, der in jedem Bereich des weiblichen Genitalapparates (Vulva, Vagina oder Zervix) lokalisiert sein kann. Dabei handelt es sich um eine Läsion mit regelmäßigen Konturen auf einer verhärteten Basis. Er ist schmerzlos und verschwindet nach ein bis zwei Monaten wieder von alleine. Der Patientin fallen aber meist die regional vergrößerten Lymphknoten auf.

▲ 2 – *Die Roseola syphilitica* (sekundäre Syphilis):
– Hautausschläge: die Roseola syphilitica betrifft den Stamm und die Extremitäten. Sie kann spontan verschwinden oder persistieren (Halsband der Venus). Die papulösen Syphilide haben eine unterschiedliche Lokalisation.
– Die Schleimhautläsionen sind kontagiös
– Der Befall von Hautanhangsgebilden und der generalisierte Befall ist wenig sichtbar.

▲ 3 – *Die tertiäre Syphilis:* der generalisierte Befall ist schwerwiegend (kardialer, neurologischer, artikulärer ... Befall).

Die Diagnosestellung erfolgt serologisch:
Der V.D.R.L.- und der T.P.H.A.-Test ermöglichen die genaue Diagnosestellung. Die allopathische Therapie mit Penicillin erlaubt es, diese Erkrankung wirksam zu behandeln.

In der Homöopathie läßt das Vorliegen einer – auch älteren – Syphilis auf ein luetisches Terrain schließen und erklärt daher die Verschreibung von Luesinum und anderen Heilmitteln aus der Fluor-Reihe.

Gonokokkeninfektion

Die Infektion mit Neisseria gonorrhoeae macht sich durch eine eitrige Vulvovaginitis bemerkbar. Es besteht das hohe Risiko einer Salpingitis. Eine Bartholinitis kann kombiniert auftreten. Die Diagnosestellung erfolgt durch einen Abstrich.

Die Behandlung beider Partner beruht auf der Einnahme eines Antibiotikums in hoher Dosierung. Diese Behandlung ist sehr wirksam.

Im Falle einer wiederholt auftretenden Gonokokkeninfektion kann man Medorrhinum (zusätzlich zur beschriebenen Behandlung) verordnen, und damit versuchen, die Empfindlichkeit der Kranken für diese Keime zu verändern.

Die *nicht durch Gonokokken verursachten Infektionen* werden im Kapitel Leukorrhoe abgehandelt.

Der *Herpes genitalis und die Kondylome* werden im Kapitel Dermatologie abgehandelt.

Der *weiche Schanker* beruht auf einer Infektion mit Bacillus Ducrey. Es handelt sich dabei um eine schmerzhafte Ulzeration in Verbindung mit vergrößerten Lymphknoten. Eine antibiotische Therapie ist gut wirksam.

AIDS

Diese neue, sexuell übertragbare Krankheit beruht auf der Infektion mit einem oder mehreren Viren. Beim aktuellen Wissensstand ist die Anwendung von Präservativen beim Geschlechtsverkehr die einzige Präventivmaßnahme, die auf eine Abnahme der Verbreitung dieser schweren Krankheit hoffen läßt.

Salpingitis

Bei den Infektionen der Adnexe ist wegen der Zunahme sexuell übertragbarer Erkrankungen (Chlamydien, Gonokokken...) ein Anstieg der Erkrankungszahlen zu verzeichnen. Hierbei ist die Sterilität eine häufige und die am meisten gefürchtete Komplikation.

Die akute Salpingitis

Es handelt sich um einen medizinischen Notfall, der einer sofortigen Krankenkenhauseinweisung bedarf.

Die klinische Diagnose ist nicht immer leicht zu stellen. Im klassischen Fall führen plötzlich auftretende Schmerzen, hohes Fieber und eine Leukorrhoe zum Aufsuchen des Arztes.

Die *Spekulumuntersuchung* erlaubt es, eine Zervizitis darzustellen.

Das *Blutbild (BB)* zeigt gelegentlich eine Leukozytose und die Blutsenkungsgeschwindigkeit (BSG) ist in einigen Fällen erhöht.

Die *Laparoskopie* sollte beim geringsten Zweifel durchgeführt werden. Dieses Untersuchungsverfahren ist viel zuverlässiger als der Ultraschall.

Eine *bakteriologische Untersuchung* sollte rasch erfolgen, da sie eine adaptierte Antibiotikatherapie erlaubt. Die Genitaltuberkulose ist bei den akuten Formen der Salpingitis selten.

Was die homöopathische Therapie anbetrifft, so sollte das Vorliegen einer Salpingitis, selbst wenn diese schon älter ist, an einige der großen Heilmittel wie Sepia, Thuya, Medorrhinum und Tuberculinum denken lassen.

Bartholinitis

Die Glandulae Bartholini, sowie die Skene-Gänge (Ductus paraurethrales), können der Ort von akuten oder chronischen Infektionen und von Zystenbildungen sein.

Die Bartholinische Drüse kann durch eine Vulvovaginitis oder durch die Obstruktion ihres Ausführungsgangs infiziert sein. Es können sehr unterschiedliche Keime für die Infektion verantwortlich sein (Streptokokken, Staphylokokken, Enterokokken ..., viel seltener Gonokokken).

Akute Bartholinitis: die klinische Symptomatik mit einem einseitigen, klopfenden Vulvaschmerz bildet sich schnell aus. Die große Schamlippe ist geschwollen, gerötet und überwärmt.

Chronische Bartholinitis: trotz Behandlung oder nach einer spontanen Fistelung mit ungenügender Eiterentleerung bleibt die Drüse verhärtet und nach einem unterschiedlichem Zeitraum entsteht eine erneute Entzündung.

Zystenbildung der Drüse: die Drüse ist geschwollen, wenig schmerzempfindlich, ohne Entzündungszeichen.

Die klassische Behandlung beruht auf einem chirurgischen Eingriff.
▲ Abszeßeröffnung und Einlage einer Lasche in akuten Fällen.
▲ Drüsenexstirpation im Falle einer akuten Bartholinitis oder einer Zyste.

Homöopathische Therapie

❖ Akute Bartholinitis

Sie wird mit antiinfektiösen und antiphlogistischen Medikamenten behandelt.

HEPAR SULFUR: Heilmittel bei Abszeß mit Entzündung und Ödem. Eiterung: Eiter mit schlechtem Geruch. Die Verordnung von Hepar Sulfur hängt vom Stadium der Infektion ab. In einer Dosierung von 4 CH beschleunigt Hepar Sulfur die Eiterung und führt zur Entleerung des Abszeß.

In einer Dosierung von 5 oder 7 CH bewirkt Hepar Sulfur in Abhängigkeit vom Entwicklungsstadium der Entzündung entweder eine Beschleunigung oder eine Abnahme der Eiterbildung. Eine Dosierung von 9 CH stoppt die Eiterbildung und führt – falls dies möglich ist – zu einer Regression des Abszesses. Ansonsten besteht das Risiko einer Zystenbildung.

BELLADONNA: Heilmittel bei Entzündungen mit klopfenden Schmerzen, Überwärmung und Rötung. Dieses Mittel ist zu Beginn einer Entzündung zu verordnen.

APIS: Ein anderes Entzündungsmittel, das bei Vorliegen von stechenden Schmerzen und einem ausgedehnten rosafarbenen Ödem verordnet wird. Der Schmerz bessert sich bei Kälteanwendungen (Wasser, Eis).

PYROGENIUM: Ein Medikament, das besonders geeignet ist bei persistierenden oder rezidivierenden Infektionen nach einer Antibiotikatherapie.

PHYTOLACCA: Entzündung, stechende Schmerzen, Gefühl von Muskelkater und Drang nach Bewegung (Verschlimmerung durch Bewegung und während der Nacht). Rezidivierende Bartholinitis. Schmerzhafte Narben.

❖ Chron. Bartholinitis und Zystenbildung

Bevor man chirurgische Maßnahmen anwendet kann man folgende Medikamente verordnen:

CONIUM: Medikament bei Verhärtungen der Mamma, bei Uterusfibromen und bei Bartholinitis.

BARYTA CARBONICA: Kutane und glanduläre Verhärtungen.

Die Verordung eines Konstitutionsmittels wird bei chronischer Bartholinitis notwendig. Man sucht nach Symptomen von Thuya, Medorrhinum, Sepia ...

Nicht-tumorale Erkrankungen der Zervix

Zervizitis: siehe Kapitel Leukorrhoe

Ektropium

Als Ektropium bezeichnet man das Vorhandensein von zylindrischem Epithel der Endozervix im Bereich des Plattenepithels der Exozervix.

Das Ektropium wird am häufigsten bei einer Spekulumuntersuchung festgestellt: man findet eine rote Zone, die bei Berührung blutet. Mittels Kolposkopie kann eine Dysplasie ausgeschlossen werden.

In der weiteren Entwicklung kommt es zur Heilung, zur Infektion oder zur Ausbildung von glandulären Zysten: „Naboth-Eier".

Behandlung: das Ektropium bedarf keiner besonderen Behandlung.

Dysplasien

Man versteht unter einer Dysplasie eine Zellanomalie des Plattenepithels im Bereich der Exozervix.

Abstriche von der Portiooberfläche erlauben es, zwischen den verschiedenen Dysplasie-Typen zu differenzieren.

Die leichte oder mittlere Dysplasie bedarf einer regelmäßigen Überwachung durch Abstrich oder durch die Kolposkopie. Sie bildet sich in 2/3 der Fälle zurück, kann sich aber auch verschlimmern.

Eine Lokalbehandlung von mittleren Dysplasien (Kryochirurgie, Laser ...) wird von zahlreichen Autoren empfohlen.

Die schwere Dysplasie wird als ein Carcinom in situ eingeschätzt und die Konisation wird daher empfohlen.

Papillome der Zervix

Die Papillome entstehen durch Viren. Sie könnten beim Auftreten bestimmter Karzinome eine Rolle spielen.

Die Behandlung besteht darin, die Läsionen lokal durch Elektrokoagulation, Kryochirurgie, CO_2-Laser oder durch Applikation von Podophyllin zu zerstören.

Mit dem Ziel, Rezidive zu verhüten kann man eine homöopathische Behandlung erwägen (siehe auch Kapitel Genitaldermatologie: Vulvapruritus und benigne Neubildungen).

Die Hauptmedikamente sind: Thuya, Medorrhinum, Natrium Sulfuricum, Sabina, Nitricum Acidum, Cinnabaris, Staphysagria.

Genitaldermatologie

Der Vulvapruritus

Dieses funktionelle Symptom ist häufig Anlaß für einen Arztbesuch und kann alleine vorhanden sein oder auf eine zugrundeliegende Krankheit hinweisen. Wenn die Lokalisation des Pruritus zu orgastischen Empfindungen führt, sollte eine psychische Komponente dieser Erkrankung beim Arztbesuch nicht übersehen werden.

Der Pruritus ist im allgemeinen im Bereich der großen Schamlippen, der Klitoris und der Kommisuren lokalisiert. Er betrifft gelegentlich auch das Innere der Scheide. Der chronische Charakter des Pruritus und seine Intensität können daraus eine Krankheit darstellen, die die Patientin stark belästigt und sie gelegentlich sogar invalidisiert.

Ursachen des Vulvapruritus

Die Befragung der Patientin informiert über den genauen Zeitpunkt des Auftretens des Pruritus und über das Vorhandensein von assoziierten physischen und psychischen Symptomen. Die klinische Untersuchung ermöglicht es, Kratzläsionen genau zu beurteilen und nach dem Vorliegen einer Erkrankung zu fahnden: Leukorrhoe, Ekzem, Lichen, Kondylome ...

Vulvapruritus physischen Ursprungs

1) Vulvovaginitiden

Sie stellen eine eindeutige Ursache für einen Pruritus dar, der je nach Infektionstyp mehr oder weniger intensiv ausgeprägt ist.

Candidosen sind die am meisten juckenden Vaginitiden. Die Vulvaregion – und gelegentlich die Analregion – ist gerötet und lackfarben. Die Läsionen sind gut abgrenzbar und haben charakteristische weißliche Beläge. Die direkte Untersuchung und die Kultur bestätigen die Diagnose.

Eine Vaginitis durch Trichomonaden sowie die mikrobiellen Vulvovaginitiden führen zu einem weniger intensiven, gelegentlich sehr geringen Pruritus.

2) Condylomata acuminata (Venerische Wucherungen)

Sie sind eine häufige Ursache für einen Pruritus. Hervorgerufen durch Viren aus der Gruppe der Papovaviren, sind diese Wucherungen sehr kontagiös und rezidivierend. Sie bilden kleine, „hahnenkammartige" verruköse Auswüchse, die gerne üppig wuchern und im Bereich der Vulva, der Vagina und der Perineal- und Perianalregion lokalisiert sind.

3) Vulvaekzeme

Es handelt sich im allgemeinen um ein Kontaktekzem (Wasch oder Hygienemittel, Salben, lokale Antibiotika).

4) Parasitäre Erkrankungen

▲ Die *Oxyuriasis* führt zu einem Vulva- und Analpruritus.
▲ Die *Pedikulose* bewirkt einen Pruritus im Bereich der Pubis.

5) Vulvadystrophien

▲ Die *hypertrophische Dystrophie*: ein chronische Vulvapruritus kann Ursache für sekundäre Lichenifizierung der Vulva sein.
▲ Die *atrophische Dystrophie*: der Lichen sclerosus et atrophicus im Bereich der Vulva, früher auch als Kraurosis bezeichnet, tritt im allgemeinen häufig um das 50. Lebensjahr herum auf. Man kennt aber auch Formen bei Mädchen und jungen Frauen.

6) Andere mögliche, aber sehr viel seltenere Ursachen für einen Vulvapruritus

▲ Diabetes,
▲ Psoriasis,
▲ sekundäre Syphilide,
▲ Morbus Paget,
▲ Vulvakarzinom.

Vulvapruritus psychischen Ursprungs

Ist die klinische Untersuchung negativ, stellt sich die Diagnose eines psychogenen Vulvapruritus.

Allopathische Behandlung

Sie ist unterschiedlich und richtet sich nach der gestellten Diagnose:

▲ Psychotherapie: Tranquilizer bei psychogenem Pruritus.
▲ Antiinfektiöse und antiparasitäre Therapeutika.
▲ Hautpflegemittel, lokale Kortikoide, Antihistaminika beim Lichen sclerosus und atrophicus.

Homöopathische Behandlung

❖ **Psychogener Vulvapruritus**

IGNATIA: Pruritus ohne augenscheinliche Läsion, der durch Kratzen gebessert wird. Die Variabilität dieses Symptoms, die Umstände seines Auftretens (nach einem affektiven Schock, nach Ärger ...) und die Kombination mit anderen für dieses Medikament typischen Symptomen (pharyngeale Konstriktion, Migräne, Unverträglichkeit von Gerüchen ...) orientieren hin zu seiner Verschreibung.

STAPHYSAGRIA: Heilmittel bei Folgen von Ärger und nicht ausgelebter Wut, bei Überempfindlichkeit. Die Frau leidet an sexuellen Zwangsvorstellungen, an Zystalgien und an einem Pruritus, der sich beim Kratzen beruhigt, dafür aber an einem anderen Ort sofort wieder auftritt. Die geringste Berührung der Vulvaregion führt zu einem Pruritus, der mit einer gewissen Periodik wieder auftritt.

COFFEA: Dem Ignatia durch seine Überempfindlichkeit sehr nahestehend. Die Patientin hat einen heftigen und sinnlichen Pruritus. Eine Schlaflosigkeit aufgrund einer geistigen Überaktivität begünstigt zusätzlich den Pruritus. Wärme bringt der Patientin Erleichterung. Fröhliche Gefühle verschlimmern ihre Symptomatik.

PLATINA: Die Erkrankte besitzt eine Überempfindlichkeit im Bereich der Vulva und der Vagina mit voluptösem Juckreiz, der nachts und in Ruhe zunimmt und durch Bewegung und an freier Luft gebessert wird. Die hochmütige, arrogante und eingebildete Kranke spürt ein heftiges sexuelles Verlangen.

AMBRA GRISEA: Durch seine Nymphomanie dem Platina verwandt. Die Patientin hat einen Vulvapruritus, der sich bei geringstem Ärger, in liegender Position und beim Hören von Musik verschlimmert. Man findet bei der Untersuchung eine nächtliche weiße, bläuliche Leukorrhoe und Menometrorrhagien.

ORIGANUM: Vulvapruritus, der gleichzeitig mit zwanghaften Träumen sexueller Natur auftritt. Eine Schlaflosigkeit ist häufig. Die Erkrankte hat das Bedürfnis, sehr schnell zu gehen oder zu rennen.

ZINCUM: Pruritus, der durch Berührung und durch eine Amenorrhoe verschlimmert wird. Psychisch und physisch erschöpfte Frau nach einer Krankheit oder nach Überarbeitung. Der Genuß von Wein verschlimmert sämtliche Symptome. Das Erscheinen der Regel bringt eine deutliche Besserung des Pruritus.

TARENTULA HISPANA: Im Gegensatz zum Zincum verspürt die Patientin einen verstärkten, heftigen Vulvapruritus und ein verstärktes sexuelles Verlangen während der Regelblutung. Es ist ein Medikament bei Agitation und bei Tics, die durch Musik gebessert werden.

AGARICUS: Das Medikament ist dem Tarentula ähnlich. Heilmittel bei Agitation, bei Spasmen, im Verlauf von infektiösen Erkrankungen oder einer Alkoholintoxikation. Die Patientin verspürt einen Vulvapruritus hauptsächlich nach dem Geschlechtsverkehr, der sich durch Kratzen bessert. Die Erkrankte hat das Gefühl, wie mit Glasnadeln gestochen zu werden.

FAGOPYRUM: Die Patientin klagt über einen Pruritus mit oder ohne Ausschlag eher im behaarten Genitalbereich. Hepatische Symptome und eine Verschlimmerung von 16 bis 20 Uhr lassen an Lycopodium denken. Die Patientin findet Erleichterung in Ruhe und beim Trinken von Kaffee. Es existieren gelegentlich eine gelbliche Leukorrhoe und ein brennender Schmerz im rechten Ovar.

DOLICHOS PRURIENS: Exzessives generalisiertes Jucken, ohne Eruption, aber im allgemeinen Pruritus im Zusammenhang mit hepatischen Störungen oder einer Urtikaria. Pruritus senilis.

❖ Vulvapruritus physischen Ursprungs

a) *Vulvapruritus bei Vulvovaginitiden*
(siehe Kapitel über die Leukorrhoen)

Genitalmykosen sind besonders juckend. Die Behandlung der zugrundeliegenden Infektion führt zu einer Beruhigung des Pruritus.

b) *Vulvapruritus und benigne Neubildungen*

THUYA: Vulvapruritus mit Gefühl von Stechen und Brennen, das gegen 3 bis 4 Uhr am Morgen, durch Feuchtigkeit und durch den Genuß von Tee oder Kaffee zunimmt. Warzen, Kondylome, sämtliche Neubildungen an jeder Körperpartie und in der Anal- und Genitalzone (man vergleicht mit Medorrhinum und Natrium Sulfuricum).

SABINA: Kondylome, Warzen, Papillome, blutende Neubildungen mit Pruritus.

NITRICUM ACIDUM: Intensives Jucken mit Warzen, Papillomen und Kondylomen. Sämtliche benigne Neubildungen, die bei Berührung bluten, nässen und schmerzhaft sind. Verschlechterung der Symptomatik bei Kälte.

CINNABARIS: Hahnenkamm, Warzen, Papillome, die bluten. Die Haut ist stark gerötet.

STAPHYSAGRIA: Am häufigsten verordnet bei essentiellem Pruritus, kann man mit diesem Medikament auch Papillome und gestielte Warzen behandeln.

TEUCRIUM MARUM: Analer und genitaler Pruritus, der sich abends im Bett verschlimmert und durch Kondylome verursacht wird. Medikament bei Polypen.

KALIUM ARSENICOSUM: Neubildungen der Zervix uteri. Amenorrhoe, übelriechende Leukorrhoe. Trockene Eruptionen, intensiver Pruritus (Heilmittel, das dem Thuya verwandt ist).

c) Vulvapruritus und Eruptionen

SULFUR: Der Pruritus von Sulfur betrifft die Vulva und die Vagina. Jucken und Rötung der Schleimhäute treten gemeinsam mit einem Gefühl von Brennen und Trockenheit auf. Das Waschen mit Wasser und Wärme verschlimmern die Symptomatik. Die Transpiration riecht übel. Die Frau vernachlässigt ihre Körperpfege.

PSORINUM: Die Patientin klagt über einen chronischen, intensiven Vulvapruritus. Er verschlimmert sich im Winter oder durch Bettwärme und bessert sich beim Essen. Die durch Kratzen bedingten Erosionen nässen und eitern.

GRAPHITES: Vulvapruritus mit nässenden Eruptionen: „honig-artige Flüssigkeit" oder trockene Haut mit Schuppen. Der Pruritus wird durch Bettwärme verschlimmert.

MEZEREUM: Die Erkrankte klagt über ein unerträgliches Jucken am gesamten Körper und in der Vulvaregion. Dieser Pruritus hat nach dem Kratzen eine wechselnde Lokalisation. Die Ausschläge sind vesikulär oder ulzeriert mit weißlichen Krusten, die eine gelbliche Absonderung bedecken. Verschlimmerung nachts, durch kaltes und feuchtes Wetter. Das Vorliegen von Bläschen ist verdächtig auf einen Herpes.

BERBERIS: Medikament zum hepatorenalen Abfluß. Die Erkrankte klagt über juckende Eruptionen mit Brennen in der Anal- und Vulvaregion und über wandernde, stechende und brennende Schmerzen mit Ausstrahlung in alle Richtungen.

OLEANDER: Die Patientin klagt über einen Vulvapruritus, der durch Kratzen ein wenig gemildert wird. Der Ausschlag ist nässend, sogar blutig.

d) Vulvapruritus und parasitäre Erkrankung

Die Oxyuriasis ist eine häufige Ursache für einen Vulvapruritus bei jungen Mädchen.

TEUCRIUM MARUM: Anorektaler und vaginaler Pruritus, der abends im Bett zunimmt, und im Zusammenhang mit einer Oxyuriasis steht.

CHINA: Pruritus im Bereich des Anus und der Vulva, der nachts und besonders im Sommer zunimmt. Nächtliche Harninkontinenz. Nasales Jucken, agitierter Schlaf mit Zähneknirschen, abdominelle Schmerzen.

❖ **Medikamente bei Vulvapruritus in Abhängigkeit vom Alter der Patientin**

a) Bei kleinen Mädchen

FERRUM METAL: Vulvapruritus, der nachts schlimmer wird, bei einem jungen Mädchen mit Durchblutungsstörungen: kalte Extremitäten, plötzliche Gesichtsröte, Migräne.

Häufige Amenorrhoe und milchige Leukorrhoe. Eine Harninkontinenz kann das Jucken noch verstärken.

CALCAREA CARBONICA: Konstitutionsmittel. Vulvapruritus bei einem lymphatischen, apathischen und kälteempfindlichen jungen Mädchen.

b) Bei der schwangeren Frau

CALADIUM: Vulvapruritus während der Schwangerschaft. Ähnlich dem Platina hat die Erkrankte ein sinnliches Jucken, das sie nachts in Kombination mit wollüstigen Gedanken aufweckt. Besserung durch Ruhe und durch kaltes Wasser, Verschlimmerung durch Bewegung und durch Nikotin. Wechsel von Asthmaanfällen und Pruritus.

COLLINSONIA: Medikament bei Vulvavarizen während der Schwangerschaft und Hämorrhoiden, die gelegentlich mit einem Pruritus kombiniert sind.

Man muß nach Zeichen von *Sepia* suchen und während des Stillens nach denen von *Urtica Urens*, ein Heilmittel bei generalisiertem oder lokalisiertem Pruritus mit Verminderung der Laktation.

c) In der Menopause

LACHESIS: Die Erkrankte klagt über einen Pruritus im Bereich von Anus und Vulva, der sich deutlich durch den Ausfluß der Monatsblutung bessert (der Pruritus bei Actea Racemosa hat die gegenteilige Modalität).

CANTHARIS: Die Patientin verspürt eine Verschlimmerung ihrer Symptome seitens des Genital- und Harntrakts in diesem Altersabschnitt. Zystitis, vesikuläre Eruptionen, Vulvapruritus und stechenden Schmerzen mit rasch wechselnder Lokalisation.

d) Nach der Menopause

Der Vulvapruritus hat die Tendenz, sich zu chronifizieren und letztlich eine Dystrophie zu verursachen. Die großen Heilmittel wie Sulfur, Psorinum, Graphites, Arsenicum Album ... werden gemäß dem Ähnlichkeitsgesetz verschrieben.

Einem Vulvapruritus mit Trockenheit der Schleimhäute entspricht:

ALUMINIUM: Medikament bei Dehydrierung. Trockene Haut ohne Schweiß. Zarte Haut mit trockenen Eruptionen im Winter. Vulvapruritus bei einer vorzeitig gealterten Frau mit Obstipation.

RADIO BROMATUM: Großartiges Heilmittel bei essentiellem Pruritus, bei überschießender Vernarbung, bei Keloiden und juckenden Dermatosen. Wird auch bei Bestrahlungsfolgen verwendet.

LYCOPODIUM: Die Erkrankte klagt ebenfalls über ein Gefühl von Trockenheit und Brennen im Bereich der Scheide. Der Vulvapruritus verschlimmert sich gegen 17 bis 20 Uhr.

PETROLEUM: Die Kranke hat eine trockene Schleimhaut mit Schrunden und blutenden Einrissen. Die Dermatose ist im Winter juckend und verschlimmert sich bei Kälte. Nässende, vesikuläre Eruptionen.

In diesem Alter kann ein Vulvapruritus auch auf ein Karzinom hinweisen, das um so mehr vermutet werden muß, wenn die Patientin Symptome von Arsenicum Album, Carbo Vegetabilis, Carbolic Acidum, Kreosotum ... und die Symptome der Sykoseheilmittel zeigt.

Herpes genitalis

Der Herpes genitalis ist eine sexuell übertragbare Erkrankung mit ansteigender Häufigkeit.

Die Primärinfektion erfolgt im jungen Erwachsenenalter, selten bei kleinen Mädchen.

Die klinische Diagnose ist einfach und beruht auf der Feststellung einer kongestiven, entzündlichen Schwellung, die übersät ist mit gruppiert stehenden Vesikeln. Diese platzen, ulzerieren und nässen. Es besteht ein intensives Brennen, das sich bei Berührung und bei der Miktion verschlimmert. Ein febriler Zustand und vergrößerte regionale Lymphknoten begleiten den Ausschlag.

Die Regression des Herpes genitalis erfolgt spontan innerhalb von zwei oder drei Wochen, Rezidive sind jedoch häufig. Der Ausschlag tritt häufig zur Zeit der Monatsblutung, nach einem affektiven Schock oder nach einer Erkrankung auf.

Bei der Entbindung stellt das bestehende Risiko für einen Herpes neonatalis eine Indikation zur Sectio dar.

Die Labordiagnostik erlaubt es, zwischen den beiden für den Herpes genitalis verantwortlichen Viren HV 1 und HV 2 zu differenzieren. Die Beziehung zwischen dem Vorhandensein eines Herpesvirus und dem Auftreten eines Zervixkarzinoms ist nicht zurückzuweisen.

Allopathische Behandlung

Sie ist wenig wirksam.

▲ Die Idoxuridinsäure wird lokal verschrieben.
▲ Die Virustatika verkürzen die Dauer des Schubes, verhindern aber nicht die Rezidive.

❖ Homöopathische Behandlung

Als wirksam anerkannt verkürzt sie die Dauer des Schubes und verringert die Häufigkeit von Rezidiven.

Im Stadium der Vulvitis verordnet man mit Beginn der ersten Symptome – Brennen, Stechen... – zwei klassische Medikamente bei Entzündungen.

APIS: Stechende Schmerzen mit Ödemen, die durch Kälte (Sitzbad oder Auftragen von kaltem Wasser) nachlassen. Die Erkrankte ist febril, hat keinen Durst.

BELLADONNA: Brennender, klopfender Schmerz mit Rötung der Schleimhäute. Geschwächter Allgemeinzustand mit Fieber und Schweißausbrüchen.

Das Vorliegen von Vesikeln entspricht:

RHUS TOXICODENDRON: Das am meisten verwendete Medikament. Die kleinen Vesikel sitzen einer geröteten, ödematösen, brennenden Haut auf. Der Pruritus ist intensiv und verschlimmert sich durch Kratzen. Das brennende Gefühl wird durch Wärmeapplikation gemildert.

Der Ausschlag erscheint bei feuchtem und kaltem Wetter.

CANTHARIS: Die relativ großen Vesikel sind schmerzhaft, brennen und haben eine Tendenz zur Eiterung und Infektion. Kombiniert mit dem Herpes tritt häufig eine Zystitis mit starken Schmerzen und imperativer Miktion auf.

SARSAPARILLA: Vesikuläre, juckende Eruptionen. Herpes catamenialis. Dysurie mit unerträglichen Schmerzen am Ende der Miktion. Verschlimmerung im Frühjahr.

CROTON TIGLIUM: Vesikuläre Eruptionen der Geschlechtsteile mit intensivem Jucken, das sich durch Berührung und Kratzen verschlimmert.

DULCAMARA: Die Vesikel sind stark ausgeprägt. Die Schübe treten bei kaltem und feuchtem Wetter auf. Der Herpes kann mit rheumatischen Schmerzen abwechseln. Der Pruritus verschlimmert sich bei Kontakt mit Wasser.

Die Einnahme von *Vaccinotoxinum* beim Auftreten der ersten Symptome, kombiniert mit der Einnahme von Apis, Rhus Tox... kann der Entwicklung der Erkrankung Einhalt gebieten. Bestimmte Homöopathen verschreiben *Staphyloccocinum*.

Die Konstitutionsmittel werden verschrieben, um Rezidive zu verhindern

▲ Bei tuberkulinischen Personen:
- *SEPIA:* Herpes catamenialis. Herpes während der Schwangerschaft.
- *NATRIUM MURIATICUM:* Anogenitaler und labialer Herpes bei abgemagerten, dehydrierten Frauen.

▲ Bei sykotischen Personen:
- *THUYA* und *MEDORRHINUM*

Bei entmutigenden Rezidivfällen sucht man nach Symptomen von *Sulfur* und *Psorinum*.

Erkrankungen des Uterus

Uterusmyome

Fibrome oder Myome sind häufig auftretende, benigne Läsionen, die sich klinisch zwischen dem 40. und 50. Lebensjahr manifestieren. Ihr Auftreten wird durch ein hormonelles Ungleichgewicht mit einem Überwiegen der Östrogene begünstigt.

Die Myome nehmen von den glatten Muskelfasern des Myometriums ihren Ursprung. Die Zeit des Wachstums der Myome entspricht der Periode der geschlechtlichen Aktivität der Frau.

Vor der Pubertät treten sie nicht auf und nach der Menopause hören sie auf, sich zu entwickeln.

Während der Periode der ovariellen Aktivität sind sie häufig mit anderen pathologischen Veränderungen wie z.B. der Endometriose und der glandulozystischen Hyperplasie des Endometriums kombiniert.

Eine Schwangerschaft oder die Behandlung mit einem Östrogen-Gestagen-Präparat beschleunigen das Wachstum von Uterusmyomen. Angesichts dieser durch die Klinik überprüften Theorie eines östrogenen Übergewichts, stellt die Feststellung eines Myoms eine Kontraindikation für eine länger dauernde Verabreichung von Östrogenen dar.

Anatomische Anmerkungen zu Myomen

Myome im Bereich des Corpus uteri sind die häufigsten (95%). Ihre Größe ist unterschiedlich, zum einen klein mit einem Durchmesser von einem bis zwei Zentimeter, zum anderen groß. Kleine Myome treten häufig multipel, nebeneinander oder isoliert auf. Myome im Bereich der Zervix und des Isthmus uteri, die viel seltener auftreten, können sich bis ins Ligamentum latus uteri ausdehnen und auf diese Weise zu einer Kompression der Harnwege führen.

Die genaue Lokalisation der Myome innerhalb der Uterusmuskulatur erlaubt es, folgende Typen von Myomen zu unterscheiden:

▲ 1) Die *interstitiellen Noduli* entwickeln sich im Myometrium und können manchmal zu großen Formveränderungen führen.

▲ 2) Die *subserösen Noduli* bilden Höcker an der Uterusoberfläche. Sie sind häufig gestielt und für mechanische Komplikationen verantwortlich: Ruptur, Hämorrhagie, Torsion.

▲ 3) Die *submukösen Noduli*, die weniger häufig sind, können gestielt sein. Diese fibrösen Polypen sind bei Lokalisation im Cavum uteri häufig für Blutungen, sowie bei Vorfall durch die Portio für einen übelriechenden Ausfluß verantwortlich.

Klinische Zeichen

Die Myome verhalten sich in den meisten Fällen latent und werden daher häufig zufällig bei einer Routine-Untersuchung festgestellt. Die Erkrankte sucht den Arzt gelegentlich wegen Uterusblutungen, wegen einer Menorrhagie oder wegen eines Schweregefühls im kleinen Becken mit prämenstrueller Beschwerdezunahme auf. Eine am Tag auftretende Pollakisurie, eine Sterilität, seltener eine Hydrorrhoe oder eine Pyorrhoe fallen der Patientin auf und führen zum Arztbesuch.

Submuköse Myome führen häufig zu *Menorrhagien:* die Regelblutungen verlängern sich, dauern 10–15 Tage und sind in ihrer Intensität verstärkt. Metrorrhagien sind viel seltener und obwohl sie kombiniert mit Myomen auftreten, sind sie gelegentlich für eine andere Läsion symptomatisch: Schleimhauthyperplasie, Uteruspolyp oder -karzinom. Ein *Schweregefühl* im kleinen Becken existiert in 20% der Fälle.

Miktionsstörungen sind häufiger. Die Pollakisurie tritt tagsüber auf, ohne Brennen. Sie beruht auf einer Kompression der Blase, der Ureter oder einer Reizung des Trigonum vesicae. Man beobachtet gelegentlich in der prämenstruellen Phase eine Harnretention. Die seltene *Hydrorrhoe* besteht in einem Ausfluß von klarer, wäßriger Flüssigkeit, deren Menge bis zu eineinhalb Litern pro 24 Stunden betragen kann. Eine *Sterilität* beruht selten auf einem Myom, außer wenn es den interstitiellen Anteil der Tuben komprimiert. Durch die *klinische Untersuchung*, die durch eine Ultraschalluntersuchung und eventuell nach Ausschluß einer Schwangerschaft oder einer Infektion durch eine Hysterographie ergänzt wird, kann zwischen einem Myom und einem Ovarialtumor differenziert werden.

Allopathische und chirurg. Therapie

Jeder Fall ist individuell zu betrachten. Die systematische Hysterektomie, die vor einigen Jahren noch zu häufig durchgeführt wurde, wird stark diskutiert. Sie wird empfohlen, wenn das Myom sehr groß ist oder wenn es für eine Kompression oder eine Infektion verantwortlich ist. Eine rasche Volumenzunahme des Myoms bedarf ebenfalls eines chirurgischen Eingriffs. Befindet sich die Frau kurz vor der Menopause, so kann man darauf hoffen, daß die Größe des Myoms nicht weiter zunimmt und man verzichtet daher auf eine Hysterektomie. Mit einer Hormontherapie, z.B. die Verschreibung von Progesteron in der zweiten Zyklushälfte, kann man die Blutungen behandeln. Phytotherapeutische Behandlungen und Thermalkuren vermindern die kongestiven Phänomene.

Zusammengefaßt sind folgende drei Vorgehensweisen möglich:
▲ therapeutische Abstinenz mit weiterer Überwachung,
▲ medikamentöse Hormontherapie, um die Blutungen zu unterdrücken,
▲ als letztes Mittel eine möglichst wenig verstümmelnde chirurgische Behandlung.

❖ Homöopathische Therapie

Sie bietet sehr interessante Möglichkeiten in der Behandlung benigner Erkrankungen.

Kleine Myome sprechen sehr gut auf eine Konstitutionsbehandlung an.

Große Myome sind auf eine Therapie weniger sensibel, man kann aber die störenden funktionellen Beschwerden (Schweregefühl im kleinen Becken, Blutungen ...) vermindern oder sogar unterdrücken, indem man das weitere Wachstum des Myoms verhindert, was in zahlreichen Fällen eine Operation erübrigt.

FRAXINUS AMERICANA: Bemerkenswertes Medikament bei Myomen, uteriner Kongestion mit Schweregefühl im kleinen Becken und bei Senkung – Hydrorrhoe, Leukorrhoe und Hämorrhagie – man verwendet es von TM bis zur 4. DH (30 Tropfen im Durchschnitt pro Tag).

AURUM MURIATICUM NATRONATUM: Häufig indiziert in der Perimenopause bei Frauen mit Hypertonie und Übergewicht. Die Blutungen verschaffen der Patientin Erleichterung und werden von ihr gut vertragen. Gelbe, brennende, ätzende Leukorrhoe. Voluminöse, harte Myome. Kondylome und Papillome der Vulva.

Man sucht nach Allgemeinsymptomen von Aurum Metallicum oder von Sulfur als Basistherapeutika.

SABAL SERRULATA: Wirksam gegen Uterusmyome. Die Frau ist depressiv, häufig frigide. Die Brüste sind weich und schlaff.

CONIUM: Seltenes Medikament bei Myomen und Hypomenorrhoe gefolgt von einer sauren Leukorrhoe. Die Brüste haben ebenfalls verhärtete Knoten.

ARGENTUM METALLICUM: Myom mit Uterusprolaps, gelber, reizender, fötider Leukorrhoe und schmerzhaftem linkem Ovar.

Die Kombination von Struma und Myom führt zur Verordnung folgender Medikamente (das Fehlen einer Struma schließt eine solche Verordnung nicht aus):

LAPIS ALBUS oder *CALCAREA FLUOSILICICA:* Medikament bei Myomen mit elastischer Konsistenz. Tendenz zu Blutungen und zur Dysmenorrhoe. Schlecht abgrenzbare Struma, mit gleichermaßen elastischer Konsistenz.

CALCAREA FLUORICA: Myom von steinharter Konsistenz. Die Erkrankte hat ein Schweregefühl im kleinen Becken. Es handelt sich um ein Medikament bei Struma, Mastose, Lymphknotenvergrößerungen und bei Veränderungen des Knochengewebes (Arthrose, Exostose ...) und des elastischen Gewebes (Varizen, Angiome ...).

CALCAREA IODATA: Die Erkrankte steht dem Iodum durch ihre Hyperthyreose und ihre Lymphknotenvergrößerungen sehr nahe. Medikament, das eher bei Strumen als bei Myomen verwendet wird.

IODUM: Myom bei einer schwarzhaarigen, ängstlichen, reizbaren, agitierten und abgemagerten Frau mit Hyperthyreose. Unregelmäßige, verstärkte und erschöpfende Regelblutungen. Extrem ätzende Leukorrhoe. Rechtsseitiger Ovarialschmerz, Mastose bei atrophischen, schlaffen Brüsten.

LACHESIS: Mit Annäherung an die Menopause verstärken sich die klinischen Zeichen von Lachesis mit Auftreten einer Struma und eines Myoms. Die Kranke verspürt eine deutliche psychische und physische Besserung beim Einsetzen der Regelblutung. Die Unverträglichkeit von Einengung und eine Geschwätzigkeit erlauben es, dieses Medikament zu erkennen.

❖ Myome und Blutungen

USTILAGO: Zu frühe, verstärkte Regel mit schwarzen Blutgerinnseln und Fäden. Schweregefühl im kleinen Becken – die Zervix blutet bei der geringsten Berührung – Schmerzen im linken Ovar und unter der linken Brust.

SABINA: Medikament bei Sykose (Kondylome, Warzen, Polypen), bei hämorrhagischen und verlängerten Regelblutungen mit hellrotem Blut und Blutgerinnseln. Dysmenorrhoe und Lumbosakralgie, die vom Sakrum bis zum Schambein über die Vorderseite der Oberschenkel strahlt. Fötide Leukorrhoe nach der Regel. Hämorrhagische Myome.

TRILLIUM PENDULUM: Hellrotes Blut. Hämorrhagische Regel, alle zwei Wochen, die durch Bewegung verschlimmert wird. Schmerzen in den Hüften und im Sakrum mit Dislokationsgefühl. Die Patientin empfindet eine Besserung, wenn sie sich fest einschnürt.

IPECA: Hypermenorrhoe mit hellrot glänzendem Blut und Blutgerinnseln. Schmerzen im Bereich des Nabels mit Ausstrahlung in den Unterbauch und in die Uterusregion. Häufig Nausea, die Zunge ist jedoch nicht belegt.

THLASPI BURSA-PASTORIS: Die Patientin hat eine verstärkte und verlängerte Regel, die am ersten Tag langsam auftritt und am zweiten Tag von Erbrechen begleitet wird. Hämorrhagische Uteruskrämpfe mit schwarzen Blutgerinnseln. Die Symptome verstärken sich alle zwei Monate.

MILLEFOLIUM ET ARNICA: Zwei wertvolle Medikamente bei Hämorrhagien. Zu verordnen, wenn ein chrirurgischer Eingriff geplant ist.

CHINA: Anämische, erschöpfte Kranke – Metrorrhagie mit Schweregefühl im kleinen Becken und abdomineller Dehnung. Das Blut fließt in Form von voluminösen schwarzen Koageln ab.

CROCUS SATIVUS: Menometrorrhagien mit schwarzem Blut (*Secale*), das zu Fäden koaguliert ist. Spasmophile Patientin, die durch ihre Zwangsvorstellungen (nervöse [Schein] Schwangerschaft) dem *Thuya* nahesteht.

FRAXINUS AMERICANA: Myom, fibromatöser, häufig voluminöser Uterus. Ptose, pelvine Kongestion, Blutung.

❖ **Myome und Harnabflußstörungen**

SEPIA: An dieses Medikament muß man wegen der Bedeutung seiner Symptome im Bereich des Genital- und Harntrakts als erstes denken. Myom mit Schweregefühl im kleinen Becken. Uterusprolaps, Leukorrhoe. Harnblasenprolaps, Zystitis, renale Infektion.

LILIUM TIGRINUM: Myom mit Schweregefühl im kleinen Becken. Uterusprolaps, Retroversio uteri. Die Regelblutungen sind unzureichend und fließen nur am Tag ab. Reizende Leukorrhoe und sexuelle Erregung. Vesikale Tenesmen mit Zystalgie.

Konstitutionsmittel

❖ **Sykotische Konstitution**

THUYA: Die Erkrankte leidet an fixen Ideen, Phobien und Zwangsvorstellungen. Von hydrogenoider Konstitution, zeigt die Patientin zahlreiche Proliferationen (Warzen, Kondylome, Polypen und Myome). Das Abdomen ist aufgedunsen, und die Patientin hat das Gefühl, etwas Lebendiges im Bauch zu haben. Heftiger, stechender, linksseitiger Ovarialschmerz. Neuralgie im kleinen Becken, Ischialgie bei Kompression. Lachesis, Sabina sind ebenfalls Mittel bei Sykose.

❖ **Tuberkuline Konstitution**

SILICEA: Tuberkulines Heilmittel, das einer kälteempfindlichen, schwachen, abgemagerten, häufig erkälteten, physisch und psychisch erschöpften Frau mit Selbstvertrauensverlust zugute kommt. Die Regelblutung ist verstärkt, gleichzeitig bestehen Kälteempfindlichkeit und Obstipation, der Uterus ist verhärtet und man findet eine milchige, reizende Leukorrhoe.

SEPIA: Das Myom tritt auf bei einer depressiven Frau, die schon eine schwere Vergangenheit mit Leberinsuffizienz und Beschwerden im Bereich des Genital- und Harntraktes hinter sich hat.

IODUM: Wie schon oben beschrieben bei Frauen mit Hyperthyreose. Koexistenz von Struma und Myom.

PHOSPHORUS: Die Uterusblutung läßt ein Myom vermuten. Es wird mit Vorsicht verordnet, um eine Verschlimmerung zu verhüten.

Die Verschreibung eines Tuberkulins (*Tuberculinum* oder *Tuberculinum Residuum*) als Medikament bei Sklerose und Fibrose wird bei Vorliegen von Allgemeinsymptomen für dieses Medikament durchgeführt.

❖ **Luetische Konstitution**

AURUM METALLICUM: Depressive, suizidale, an Schlaflosigkeit leidende Frau. Die kardiovaskulären Symptome sind wichtig: Hypertonie, Rhythmusstörungen ... Myom mit kongestivem Zustand, Blutung, Hypermenorrhoe oder Amenorrhoe.

❖ **Kalziumsalze**

Sie werden häufig angewendet. Zusätzlich zu Calcarea Fluorica und Calcarea Iodata:

CALCAREA CARBONICA: Bei einer adipösen, kälteempfindlichen, ängstlichen Frau. Die Regel ist hämorrhagisch, erschöpfend, verlängert und tritt beim geringsten Ärger wieder auf. Genitale und nasale Polypen. Myom.

Uteruspolypen

Polypen der Zervix uteri

Es handelt sich um benigne, gestielte Wucherungen der Endozervix. Die klinische Symptomatik ist schwach ausgeprägt.

Häufig werden sie zufällig bei einer normalen Untersuchung festgestellt, sie können sich aber auch durch einen geringen, blutigen Ausfluß bemerkbar machen.

Die Therapie besteht in einer Exzision des Polypen samt Stiel zur histologischen Aufarbeitung. Rezidive sind häufig.

Polypen des Endometriums

Es handelt sich um gestielte Auswüchse des Endometriums. Sie können funktionell sein und zum Teil während der Regel abschilfern. Andere Polypen sind sklerös, atrophisch oder zystisch. Man darf sie nicht mit gestielten submukösen Fibromen oder einer polypoiden Hyperplasie des Endometriums ohne Stiel verwechseln. Sie können an der Portio sichtbar werden. Ihre Entdeckung erfolgt meist zufällig anläßlich einer klinischen oder radiologischen Untersuchung. Gelegentlich werden sie jedoch durch einen blutigen Ausfluß ab der Ovulation oder nach dem Geschlechtsverkehr symptomatisch.

Allopathische Behandlung

Die Kürettage ist das einzige Behandlungsverfahren bei Polypen des Endometriums.

❖ Homöopathische Behandlung

Thuya und Calcarea Carbonica sind die beiden am meisten verwendeten Konstitutionsmittel.

THUYA: Als Hauptmittel bei Sykose wird es verschrieben bei zellulitischen Frauen mit genitalen Infektionen, deren Chronizität entmutigend ist.

Es ist das Medikament bei allen Typen von Neubildungen (Polypen, Warzen, Kondylomen, Fibromen ...).

Seine alleinige Anwendung bedarf einer präzisen Diagnose, um einen kanzerösen Zustand auszuschließen, der sich verschlimmern könnte.

CALCAREA CARBONICA: Durch Überernährung adipöse Frau, kälteempfindlich, apathisch. Die hämorrhagischen Regelblutungen erschöpfen die Patientin.

Medikament bei Polypen der Zervix uteri und des Endometriums, aber auch bei Polypen des Darms, der Blase, der Nase ...

❖ Heilmittel zur Drainage

TEUCRIUM MARUM: Dieses Medikament wird hauptsächlich bei Nasenpolypen mit Pruritus und Sinusitis verschrieben. Es ist aber ebenfalls ein Heilmittel bei analem und genitalem Pruritus entweder aufgrund einer Oxyuriasis oder aufgrund von Kondylomen und bei Polypen des Uterus.

SANGUINARIA: Die Erkrankte hat zugleich Uteruspolypen, rektosigmoidale Polypen und Nasenpolypen. Um es zu verschreiben, sucht man noch nach brennenden Hitzewallungen, einer umschriebenen Rötung der Wangen, einer Wochenend-Migräne, respiratorischen allergischen Erscheinungen, Verdauungsstörungen ...

NITRICUM ACIDUM: Wichtiges Medikament bei Neubildungen (Kondylome, Warzen, Polypen) und bei Ulzerationen. Die gestielten Polypen werden gelegentlich durch eine rosafarbene, ätzende, juckende Leukorrhoe oder durch eine intermittierende, kleine Blutung, die durch körperliche Anstrengung und bei Berührung verstärkt wird, symptomatisch. Die Erkrankte ist ängstlich, deprimiert, sehr reizbar und sogar unansprechbar. Diarrhoe, Analfissuren orientieren ebenfalls hin zur Verordnung dieses Medikamentes.

SABINA: Polypen der Zervix uteri. Endometriumspolypen, die häufig für Blutungen verantwortlich sind. Medikament bei Warzen und benignen genitalen und analen Neubildungen mit Pruritus und Exkoriation. Es ist ein exzellentes Ergänzungsmittel zu Thuya.

Genitalprolaps

Als Prolaps bezeichnet man einen Descensus mit vertikaler Verlagerung der Beckenorgane.

Man unterscheidet:
▲ die vordere Kolpozele mit Beteiligung entweder der Blase: Zystozele oder der Urethra: Urethrozele.
▲ die hintere Kolpozele viel seltener mit Beteiligung entweder des Rektums: Rektozele oder des Douglassackes: Elytrozele.
▲ die Verlängerung der Zervix mit Tiefertreten des Uterus oder die intravaginale, hypertrophische Verlängerung der Zervix oder die supravaginale, atrophische Verlängerung der Zervix.

Das Ausmaß des Prolapses ist unterschiedlich. Er kann selbst bei der Untersuchung einer jungen Frau festgestellt werden. Der Prolaps kann entweder spontan oder bei einer körperlichen Anstrengung außen an der Vulva sichtbar werden. Die in diesem Zusammenhang auftretenden Beschwerden, wie Schweregefühl im kleinen Becken, Lumbago oder Harninkontinenz sind häufige Ursachen für das Aufsuchen eines Arztes.

Bei der Befragung der Patientin sollte man besonders auf die geburtshilfliche und chirurgische Anamnese achten, selbst wenn diese weit zurück liegt: Hysterektomie, Retroversio uteri, schon operierter Prolaps.

Das Alter der Patientin erlaubt folgende Unterscheidung:
▲ Die seltenen konstitutionellen Prolapse bei jungen Mädchen oder Nullipara.
▲ Die Prolapse geburtshilflichen Ursprungs (am häufigsten) bei jungen Frauen.
▲ Die Prolapse älterer Frauen aufgrund einer progressiven Gewebeatrophie.

Klinische Untersuchung

Sie erlaubt, zwischen den verschiedenen anatomischen Formen zu unterscheiden:

▲ Totalprolapse sind bei der Inspektion sichtbar. Die Zervix ist häufig ulzeriert.
▲ Bei der Spekulumuntersuchung stellt man eine vordere Kolpozele dar, indem man eine nach hinten eingesetzte Klappe verwendet. Umgekehrt erkennt man beim Anheben der vorderen Scheidenwand eine Rektozele oder eine Elytrozele.

Ergänzende Untersuchungen
Man veranlaßt mindestens eine zytobakteriologische Harnuntersuchung und einen Abstrich. Je nach klinischem Fall führt man dann eine Hysterographie, eine intravenöse Urographie und ein Kolpozystogramm durch.

Allopathische Behandlung

Die chirurgische Therapie sollte mit der größten Zurückhaltung ins Auge gefaßt werden: die operativen Folgen und die eingegangenen Risiken stehen häufig in keinem Verhältnis zu den funktionellen Beschwerden dieser Erkrankung.

Die konservative Therapie beinhaltet die Verordnung von lokalen Östrogenen bei Frauen in der Menopause, Krankengymnastik und in bestimmten Fällen die Verwendung eines Pessars.

❖ Homöopathische Behandlung

Die Bedeutung von geburtshilflichen Traumen für das Auftreten von Prolapsen selbst mehrere Jahre nach der Entbindung, rechtfertigt vollkommen die prophylaktische Verschreibung einiger Medikamente direkt im Anschluß an die Entbindung (siehe Kapitel Schwangerschaft).

Das Auftreten von subjektiven Beschwerden wie Schweregefühl, Lumbalgie, Dyspareunie und leichte Inkontinenz, muß beachtet werden, da es den Übergang von funktionellen zu organischen Beschwerden signalisiert.

SEPIA: Es entspricht der Mehrzahl der beschriebenen Symptome. Traurig, abgeschlagen, indifferent und reizbar, hat die Erkrankte ein kontinuierliches Schweregefühl im kleinen Becken:
▲ Gefühl, als ob die Geschlechtsorgane durch die Vulva nach außen treten mit Besserung der Symptomatik, wenn sich die Patientin setzt und die Beine überkreuzt.
▲ Völlegefühl der Blase und Schweregefühl des Rektums.
▲ Dyspareunie, die den Geschlechtsverkehr für die Patientin unangenehm macht und zum Teil eine Frigidität erklärt.

Eine *pelvine, venöse Kongestion* führt zum Auftreten von Hämorrhoiden, einer Harninkontinenz und eines starken Schmerzes von der Scheide bis zum Nabel.

Der *lumbosakrale Schmerz* verschlimmert sich am Nachmittag mit dem Gefühl einer starken Müdigkeit.

HELONIAS: Deprimierte, entkräftete, melancholische Frau, die eine Besserung bei Zerstreuung empfindet. Die Patientin spürt ihren Uterus beim Gehen und beim Hochheben eines schweren Gegenstandes. Die Regel ist verstärkt. Die Leukorrhoe ist milchig „wie Sauermilch".

Es ist ein Medikament bei vaginaler Mykose. Lumbosakralgie mit Ausstrahlung in die unteren Gliedmaßen.

LILIUM TIGRINUM
▲ Das *Schweregefühl* im kleinen Becken ist permanent vorhanden.
Es ist objektivierbar durch das Vorliegen eines Prolapses oder einer Retroversio uteri. Die Kranke empfindet eine Erleichterung, wenn sie ihre Vulva entweder mit beiden Händen oder einer engen Bandage komprimiert.
▲ *Harnstörungen* mit konstantem Drang zum Wasserlassen am Tag und in der Nacht mit Brennen am Ende der Miktion.
▲ *Druckgefühl im Rektum* wie durch ein schweres Gewicht.
▲ *Schmerz in der Sakralregion*. Verschlimmerung im Stehen mit Druck in der Scheide und im Anus.
▲ *Sexuelle Erregung* bei einer depressiven, gewissenhaften Kranken mit Zwangsvorstellungen, die durch eine sexuelle Karenz verschlimmert werden.

MUREX: Dem Sepia und dem Lilium Tigrinum verwandt. Traurige, melancholische Frau vor und während der Regel.
▲ Schweregefühl im kleinen Becken aufgrund eines Uterusprolapses. Die Patientin empfindet eine Besserung, wenn sie ihre Beine überkreuzt. Sie „spürt ihren Uterus".

- ▲ Dicke Leukorrhoe, die den psychischen Zustand der Erkrankten bessert.
- ▲ Pelvine und lumbale Schmerzen.
- ▲ Schweregefühl im Rektum.

PODOPHYLLUM: Uterusprolaps, der sich bei der geringsten körperlichen Anstrengung verschlimmert. Prolaps nach einer Entbindung. Kombiniert mit einem Uterusprolaps liegt ein Rektumprolaps vor, der sich beim Stuhlgang und durch Obstipation verschlimmert. Lumbosakralgie. Man sucht nach einer explosiven Diarrhoe und Kopfschmerzen.

FRAXINUS AMERICANA: Heilmittel bei Myomen mit Zunahme des Uterusvolumens. Schweregefühl im kleinen Becken und Senkung in der Perimenopause. Hydrorrhoe.

CONIUM: Uterusprolaps nach geburtshilflichem oder operativem Trauma. Uterus fibromatosus mit Retroversio uteri. Mastose, Ovarialzysten.

ALETRIS FARINOSA: Uterussenkung bei einer erschöpften, deprimierten Frau. Hämorrhagische Regelblutungen mit Blutgerinnseln, Dysmenorrhoe. Starke, schleimige Leukorrhoe (Aluminium).

AESCULUS HIPPOCASTANUM: Allgemeine venöse Kongestion aufgrund einer portalen Insuffizienz.
- ▲ Schweregefühl im kleinen Becken mit dem Gefühl von Pulsationen und Klopfen im Becken.
- ▲ Lumbosakraler Schmerz, der sich beim Gehen und beim Bücken verschlimmert. Die Erkrankte empfindet eine Besserung der Symptomatik im Sitzen und im Liegen.
- ▲ Hämorrhoidale Schübe im Wechsel mit pharyngealen Beschwerden.

ALOE: Erschöpfte Erkrankte mit Aversion gegenüber jeglicher intellektueller Arbeit, ein Zustand aufgrund von Ernährungsexzessen. Uterusprolaps mit Schweregefühl im kleinen Becken und Rektum. Unwillkürlicher Stuhlabgang. Traubenförmige Hämorrhoiden.

AURUM METALLICUM: Frau mit Hypertonie und Plethora, zornig oder deprimiert mit Risiko zum Suizid. Uterussenkung mit pelviner Kongestion. Hämorrhagisches Myom: verstärkte Regelblutung.

SULFUR: Uterusprolaps mit Schweregefühl, das in stehender Position zunimmt. Rektumprolaps, der durch den Stuhlgang ausgelöst wird. Lumbosakraler Schmerz bei Positionswechsel.

AURUM NATRONATUM MURIATICUM: Prolaps mit Ulzeration der Zervix und gelber, ätzender Leukorrhoe. Dyspareunie. Voluminöse, hämorrhagische Myome.

ARGENTUM METALLICUM: Uterusprolaps. Gelbliche, ätzende Leukorrhoe mit unerträglichem Geruch und ulzerierter Zervix uteri. Linksseitiger Ovarialschmerz, häufig kombiniert mit einer Laryngitis mit Auswurf von grauem Schleim.

STANNUM: Durch chronische bronchopulmonale Infektionen erschöpfte Frau. Uterusprolaps, Schweregefühl, das beim Stuhlgang zunimmt. Gelbliche Leukorrhoe. Erschöpfende Regelblutungen.

Lageanomalien des Uterus

Retroversio uteri

Die primäre Retroversio uteri existiert bei bestimmten asthenischen, hoch aufgeschossenen jungen Mädchen.

Die sekundäre Retroversio uteri sollte zur Suche nach einer genauen Ursache veranlassen: Myom, Ovarialzyste oder -tumor, Salpingitis, Endometriose.

Lateraldeviation, Anteversio uteri und Anteflexio uteri

Sie sind sehr viel seltener und können primär oder erworben sein (sekundär bei Infektionen oder chirurgischen oder geburtshilflichen Traumen).

Klinik

Die Lageanomalien werden gelegentlich zufällig bei einer Untersuchung festgestellt, ohne daß eine klinische Symptomatik besteht.

Die Fehlstellungen können aber auch zu
▲ einem Schweregefühl im kleinen Becken,
▲ einer verspätet einsetzenden Dyspareunie, gelegentlich erst mehrere Stunden nach dem Geschlechtsverkehr,
▲ einer Dysmenorrhoe, Beschwerden des Rektums und des Harntraktes,
▲ einer Sterilität
führen.

Allopathische Behandlung

▲ Unterschiedliche, symptomatische, medikamentöse Behandlung: Analgetika, Spasmolytika.
▲ Chirurgische Verfahren als letzte Maßnahme.

❖ Homöopathische Behandlung

CALCAREA PHOSPHORICA: Schlankes, hochaufgeschossenes, leicht ermüdbares junges Mädchen. Dysmenorrhoe, die mit Beginn der Pubertät auftritt. Schweregefühl im Unterbauch und Prolaps während der Miktion.

PULSATILLA: Medikament bei venöser Insuffizienz, bei weit auseinander liegenden Regelblutungen. Die Pubertät ist verspätet. Schweregefühl im kleinen Becken, welches sich im Liegen verschlimmert und sich bei körperlichen Übungen bessert. Dysmenorrhoe. Ablehnung oder Furcht vor der Sexualität.

LILIUM TIGRINUM: Die pelvine Kongestion bewirkt ein starkes Schweregefühl im kleinen Becken. Die Patientin ist sich ihres Uterus bewußt. Uterusprolaps mit Retroversio uteri. Deprimierte, melancholische oder agitierte, erregte Frau mit zwanghaften sexuellen Vorstellungen.

NATRIUM MURIATICUM: Uterine Deviation. Uterusprolaps, der sich morgens mit einer Lumbosakralgie verschlimmert. Dyspareunie und Vaginismus kombiniert mit einer vaginalen Trockenheit. Junge, abgemagerte, dehydrierte, übererregbare Frau, deren Symptomatik sich bei Trost verschlimmert.

Erkrankungen der Mamma

Anatomie der Brust

Die Brust wird gebildet von der Brustdrüse, die von einem Haut und Fettgewebsmantel umgeben ist.

Die Brustdrüse

Sie setzt sich aus 15–20 einzelnen Drüsenlappen zusammen. Jeder Drüsenlappen besitzt einen Milchgang, der an der Brustwarze mündet. Jeder Gang verzweigt sich zunächst interlobulär, später intralobulär und endet schließlich an den milchproduzierenden Drüsenzellen bzw. Acini.

▲ Milchgänge, Acini und Drüsenlappen sind von Bindegewebe umschlossen, welches die fibröse Kapsel der Drüse bildet.
▲ Ein Fettkörper umgibt den Drüsenkörper.
▲ Das Gewebe der Haut bildet die Brustwarze (Mamille), die vom sogenannten Warzenvorhof umgeben ist. Dieser ist je nach Östrogeneinfluß mehr oder weniger pigmentiert.

In der Peripherie des Warzenvorhofs befinden sich Talgdrüsen, die Tubercula Morgagni genannt werden.

Hormonwirkung auf die Brust

Die Brust steht unter hormonellem Einfluß.

Östrogene und hier besonders das 17-β-Östradiol bewirken:
▲ ein direktes Wachstum der Milchgänge
▲ indirekt einen Anstieg der Vaskularisation des Bindegewebes.

Das Progesteron führt zur Ausbildung der Acini, limitiert aber das Wachstum der Milchgänge. Es reduziert außerdem die zyklusabhängige Schwellung des Bindegewebsstromas und hat daher eine antiöstrogene Wirkung.

Prolaktin fördet die Milchsekretion.

Die Prolaktinbildung wird durch das Hormon prolactine inhibiting factor (P.I.F.) gehemmt, das vom Hypothalamus sezerniert wird. Während der Stillperiode entfällt die Sekretion des P.I.F.

Diagnostik einer Mammaerkrankung

Die Umstände ihrer Entdeckung sind variabel

Mit der gynäkologischen Untersuchung der Brüste können folgende Befunde erhoben werden:

a) *Eine isolierte Schwellung:* mit bevorzugtem Sitz im äußeren, oberen Quadranten, zyklusabhängig oder nicht zyklusabhängig.

b) *Eine Absonderung der Mamille:* mehr oder weniger stark. Diese Absonderung läßt sich oft durch Druck auf die Mamille auslösen. Sie ist serös, blutig oder milchig.

c) *Eine Einziehung oder Erosion der Mamille*

d) Im Großteil der Fälle sind es *Schmerzen* in der Brust, die die Patientin beunruhigen. Sie bestehen entweder einseitig oder doppelseitig mit gelegentlicher Ausstrahlung in die Axilla und den Arm.

Die klinische Untersuchung

Um eine möglichst präzise Diagnose zu stellen, sollte Reihe von zusätzlichen Untersuchungen vorgenommen werden:

Die *Mammographie* ist das gängigste Untersuchungsverfahren. Um unnötige Strahlenbelastung zu vermeiden sollte sie allerdings nicht leichtfertig verordnet werden. Die *Xerographie* ergänzt die Mammographie, besonders im Hinblick auf die Untersuchung im Bereich der Axilla. Die *Thermographie* wird vor allem dazu angewendet, die Effizienz einer Behandlung zu überwachen. Die *Sonographie* ist eine neue, schmerzlose Untersuchungstechnik, die laufend verbessert wird. Die *Galaktographie* wird bei verdächtigen Absonderungen aus der Mamille durchgeführt. Die *Punktion* einer mit Flüssigkeit gefüllten Zyste erlaubt einerseits die zytologische Untersuchung des Punktats, sie hat aber auch therapeutische Bedeutung.

Entzündliche Erkrankungen der Brust

Der *akute, postpartale Abszeß* ist eine eindeutige Ausschlußdiagnose (vgl. Kapitel über das Stillen).

Der *chronische Abszeß* entsteht entweder
▲ durch Komplikation und Persistenz eines postpartalen Abszesses oder
▲ iatrogen durch septische Punktion einer Zyste.

Allopathische Behandlung chron. Abszesse

Sie beruht auf einer antibiotischen Therapie.

❖ Homöopathische Behandlung

Sie sollte bei wiederholtem Versagen einer antibiotischen Therapie verordnet werden.

Es werden hierzu Medikamente gegen Infektionen verwendet.

SILICEA: geignet für kälteempfindliche, schlanke und leicht schwitzende Frauen. Bei Neigung zu leicht eiternden Wunden, zu langsamer Vernarbung mit Bildung von Narbenkeloid.

SULFUR und HEPAR SULFUR: Heilmittel bei Psora, beide vergleichbar. Sulfur: der Krankheitszustand verschlimmert sich durch Hitze. Hepar Sulfur: der Krankheitszustand verschlimmert sich durch Kälte.

PYROGENIUM: wird dem Hepar Sulfur vorgezogen, wenn das Risiko einer Verschlimmerung besteht oder wenn man eine Dissoziation von Puls und Temperatur feststellt. Man verwendet es gelegentlich auch prophylaktisch.

MERCURIUS SOLUBILIS: Heilmittel aus der luetischen Reihe. Bei postpartalen Abszessen mit Neigung zur Chronifizierung und nächtlicher Verschlimmerung der Symptome.

PHYTOLACCA: Mittel bei Mastodynie, Mastose, Mamillenabsonderung und Brustabszeß.

Die Zytosteatonekrose

Dieser Tumor tritt nach einem lokalen Trauma mit oder ohne Hämatom auf.

Nachdem die Diagnose durch eine Mammographie gesichert wurde, kann man folgendes verschreiben:

ARNICA sollte systematisch nach jedem Trauma verschrieben werden. Es beschleunigt die Resorption des Hämatoms und wirkt schmerzlindernd.

BELLIS PERENNIS: ergänzt die Wirkung von Arnica bei Traumen der Brust.

CONIUM: wichtiges Arzneimittel, das ebenfalls systematisch bei Traumen der Brust verschrieben werden sollte.

PHYTOLACCA: bei Schäden durch Quetschung der Mamma, auch in Fällen, die länger zurückliegen.

Benigne Mastopathien

Bei isoliert auftretendem Tumor

kann es sich handeln um:

1) Adenofibrom

Sehr häufig bei jungen Mädchen und Frauen vor dem 35.–40. Lebensjahr, meistens isoliert auftretend. Es handelt sich um einen beweglichen, gut abgrenzbaren Tumor von derber Konsistenz, im allgemeinen indolent, gelegentlich schmerzhaft vor den Regelblutungen. Tastbare Lymphknoten bestehen nicht. Die Mammographie bestätigt die klinische Diagnose und kann folgende zwei seltene Formen von Adenofibromen ausschließen:

Riesenadenofibrom: seltener Tumor, der bei jungen Mädchen auftritt und dessen schnelles Wachstum eine Exstirpation notwendig macht.

Phylloidtumor: sehr seltener Tumor, der vom Bindegewebe ausgeht. Großer Tumor mit Neigung zum Rezidiv. Auftreten in jedem Alter.

2) Zyste der Brust

Tritt am häufigsten um das 30. Lebensjahr herum und im Zeitraum vor der Menopause auf. Es handelt sich um einen abrupt auftretenden, gut abgrenzbaren, beweglichen Tumor.

Die Mammographie bestätigt die klinische Diagnose. Im Röntgenbild tritt eine runde Verschattung mit scharf abgegrenzten Konturen auf.

Die Punktion der Zyste stellt einen diagnostischen und therapeutischen Eingriff dar.

Ein Rezidiv ist häufig und rechtfertigt daher den lokalen Eingriff.

3) Mastopathie

Die Mastopathie wird durch ein prämenstruelles Ödem hervorgerufen, und ist im oberen äußeren Quadranten lokalisiert. Es handelt sich um eine sklerozystische Verhärtung, mikronodulär, gut abgrenzbar, die vor den Regelblutungen schmerzhaft und sensibel ist.

Diffuse Läsionen

Die Mastopathia fibrocystica oder sclerocystica (MSK), früher Morbus Reclus genannt, tritt bilateral auf. Zusätzlich zu einem zyklusabhängigen Ödem entwickeln sich eine Fibrose des Bindegewebsstromas, eine diffuse Hyperplasie des Epithels und der Drüsen, sowie Zysten der Milchgänge.

Alle diese Symptome nehmen prämenstruell in unterschiedlichem Ausmaß zu.

Zusätzliche Untersuchungen sind unerläßlich zur Diagnosesicherung.

Die Mastopathia sclerocystica verschwindet in der Regel mit der Menopause. Eine Beziehung zwischen einer Mastopathia sclerocystica und dem Auftreten eines Karzinoms ist zu berücksichtigen.

Jungjohann Verlag **Reihe Naturheilkunde**

Bioresonanz-Therapie

Die Bioresonanz-Therapie ist eine moderne, naturheilkundliche Heilmethode, die zunehmend mehr Anhänger findet. Mit diesem Lehrbuch für die Arzt- und Naturheilpraxis wird eine grundlegende Einführung in die Bioresonanz-Therapie und damit in die Quantenmedizin ermöglicht.

Die Bioresonanz-Therapie ist in der Lage, selbst bei fortgeschrittenen Krankheiten noch Heilungsprozesse in Gang zu setzen. Da immer der Gesamtorganismus behandelt wird, gibt es kaum eine Erkrankung, bei der diese Therapie nicht mit Nutzen für den Patienten eingesetzt werden kann.

3., neubearbeitete Aufl.,
320 S. mit 75 Abb.
ISBN 3-8243-1242-5
Hardcover DM 98,—

Yoga als Therapie

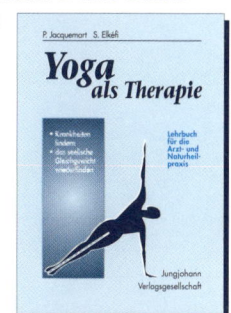

Die Beziehungen zwischen Yoga und Gesundheit, also die „therapeutischen Potentiale" des Yoga, sind seit Jahrhunderten bekannt, dennoch gibt es praktisch keine professionellen Ansprüchen genügenden Darstellungen über dieses Thema. Diese Lücke wird durch das Autorenteam aus einem erfahrenen Yoga-Lehrer und einem Naturheilarzt geschlossen.

Die wichtigsten Yoga-Stellungen *(Asana)* wurden auf ihre physiologische Wirkung und auf ihre therapeutische Anwendung untersucht. Dies gilt ebenfalls für die in gesundheitlicher Sicht bedeutsamen Atemübungen.

248 S., über 420 Abb.
ISBN 3-8243-1099-6
Hardcover, DM 58,—

Absender:

Name, Vornamen

Straße und Hausnummer

PLZ und Ort

Hiermit bestelle ich die angegebenen Titel der umseitigen Liste.

Datum und Unterschrift

bitte als Postkarte frankieren

Bestellkarte

An die Buchhandlung:

falls keine Anschrift angegeben, bitte senden an **Jungjohann Verlag**, Postfach 1252, W-7107 Neckarsulm [ab 07/93: 74172 Neckarsulm]

Jungjohann Verlag **Reihe Naturheilkunde**

Original Bach Blütentherapie

Die Original-Bach-Blütentherapie ist eine in den angelsächsischen Ländern bewährte, homöopathieähnliche Therapieform. Mit diesem Lehrbuch für die Arzt- und Naturheilpraxis wird eine umfassende Einführung in die Original Bach Blütentherapie gegeben.

Es vermittelt dem Behandler alle wesentlichen Fakten dieser Therapie in übersichtlicher Form, so daß es ein ideales „Einsteigerbuch" für die Heilberufe darstellt.

3., aktualisierte Auflage, 330 S., mit 60 Abb. ISBN 3-8243-1303-0
Hardcover, ca. DM 72.—

Boenninghausen Therapeutisches Taschenbuch

Das wegweisende „Therapeutische Taschenbuch" von Dr. C. M. F. von Bönninghausen, eines der grundlegenden Bücher der Homöopathie aus dem Jahre 1846, war lange Zeit vergriffen.

Die vorliegende Ausgabe ist eine vollkommene Neubearbeitung auf der Grundlage der Ausgabe von Fries 1897. Sie wurde um ausführliche Einführungen und Kommentare ergänzt, die den Gebrauchswert für die Arzt- und Naturheilpraxis erhöhen.

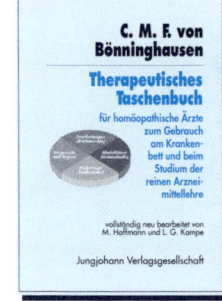

320 S., großes Tabellarium,
ISBN 3-8243-1186-0
Hardcover, DM 98.—

Abrufkarte — Hiermit bestelle ich aus der Jungjohann-Reihe Naturheilkunde:

__ Ex. Abele *(Ganzheitstherapie)* .... DM 48,—

__ Ex. Bönninghausen *(Therapeutisches Taschenbuch der Homöopathie)* .... DM 98,—

__ Ex. Greco *(Homöopathie in der Frauenheilkunde)* .... DM 68,—

__ Ex. Jacquemart *(Yoga als Therapie)* .... DM 58,—

__ Ex. Köhler *(Bioresonanztherapie)* .... DM 98,—

__ Ex. Krebs *(Eigenbluttherapie)* .... DM 68,—

__ Ex. Ohrendorf *(Krebs und Abwehrschwäche)* .... DM 29,80

__ Ex. Scheffer *(Lehrbuch Original Bach-Blütentherapie)* .... DM 72,—

__ Ex. Schmid *(Zelltherapie)* .... DM 29,80

__ Ex. Weeks *(38 Original Bach-Blütenkonzentrate)* .... DM 34,80

__ Ex. Zilch *(Immunologie in der Naturheilkunde)* .... DM 78,—

Behandlung der benignen Mastopathien

Es ist allgemein anerkannt, daß bestimmten Mammaerkrankungen ein hormonelles Ungleichgewicht zwischen Östrogen und Gestagenen zugrunde liegt.

Eine allopathische Behandlung zielt darauf ab, eine bestehende Lutealinsuffizienz zu beheben.

Allopathische Behandlung

Eine lokale Behandlungsmethode besteht in der Applikation von natürlichem Progesteron.

Eine systemische Behandlung erfolgt während der Lutealphase zwischen dem 10.(–15.) bis 25. Zyklustag. Gestagenderivate aus der Reihe der Norsteroide haben als einzige eine antiöstrogene Wirkung.

Die Behandlungsmethoden sind besonders bei gleichzeitiger Anwendung wirksam. Sie beeinflussen die prämenstruelle Mastodynie positiv und vermindern Ödem und glanduläre Hyperplasie. Sie haben allerdings keinen Einfluß auf schon bestehende Zysten.

Die Behandlung muß oft dauerhaft durchgeführt werden, um die häufig auftretenden Rezidive zu verhindern.

❖ Homöopathische Behandlung

Es ist interessant festzustellen, daß mehrere homöopathische Medikamente in ihrem Krankheitsbild verschiedene Mastopathie-Typen bewirken:

Zysten, prämenstruelle Mastodynie, Mastose, Adenofibrom und selbst Krebs. Die Vorstellung von einer Veranlagung (Terrain), die eine solche Pathologie begünstigt, wird hier bestätigt.

PHYTOLACCA: Mittel aus dem luetischen Formenkreis. Bei einer Patientin mit besonders schwerwiegender Mammaerkrankung. Dieses Medikament besitzt eine antiphlogistische Wirkung (Abszeß) und wird auch bei den meisten chronischen Mastopathien angewendet.

▲ Mastodynie mit prämenstrueller Hyperämie. Die Schmerzen sind einschießend, treten vor Beginn der Regelblutungen auf und können darüber hinaus noch fortbestehen.
▲ Adenom.
▲ Mastopathia fibrocystica mit schmerzhaften, verhärteten Knoten.
▲ Persistierende Galaktorrhoe nach dem Abstillen.
▲ Ausfluß aus der Mamille.
▲ Schmerzhafte Mamillen, Mamillenfissuren. Die Symptomatik tritt auf und verschlimmert sich bei Ärger, chronischem Stress, kaltem und feuchtem Wind, und in der Nacht. Die Patientin verspürt eine Besserung bei Wärme. Bevorzugung der rechten Seite.

CONIUM: Die Patientin klagt über wechselnde Brustbeschwerden. In der prämenstruellen Phase sind die Brüste geschwollen, verhärtet und schmerzhaft. Es besteht ein Schweregefühl.

Conium ist ebenfalls ein Heilmittel bei glandulärer Verhärtung. In den mehr oder weniger schlaffen Brüsten tastet man dichte Knoten von elastischer Konsistenz. Sexuelle Abstinenz fördert das Auftreten dieser Erkrankung. Man achte auch auf Schwindelgefühle, die vor allem im Liegen auftreten.

BRYONIA: Heilmittel bei Entzündungen mit progressiver Entwicklung. Bryonia bewirkt eine starke Mastodynie. In der prämenstruellen Phase sind die Brüste blaß, warm, hart „wie Stein" und schwer. Der intensive

Schmerz tritt akut auf, hat einen stechenden Charakter und ist häufig auf der rechten Seite verstärkt.

Bei der Palpation kann man eine Mastose mit kleinen Knötchen oder eine gut abgrenzbare Flüssigkeitszyste tasten.

Die Symptomatik von Bryonia verschlimmert sich durch Bewegung. Die Frau trägt einen eng sitzenden Büstenhalter oder eine Bandage, um sämtliche Erschütterungen und Berührungen zu vermeiden. Kälteanwendungen verschaffen der Kranken Erleichterung.

Ferner treten noch Schwindel bei Positionsänderung, ein intensives Durstgefühl aufgrund einer Trockenheit der Schleimhäute und eine hartnäckige Obstipation auf.

Zwei weitere Entzündungsmedikamente sind mit Bryonia vergleichbar:

BELLADONNA: Die Patientin hat gerötete, überwärmte und verhärtete Brüste, die bei Berührung schmerzen. Starkes Schwitzen.

APIS besitzt bei einer monatlichen Dosis von 9 CH eine bemerkenswerte präventive Wirkung vor Rezidiven von Zysten. Apis und Bryonia sind Abkömmlinge von Natrium Muriaticum.

LAC CANINUM: Die Patientin hat geschwollene Brüste, die vor den Regelblutungen schmerzen. Der Schmerz wird durch geringste Erschütterungen verschlimmert und strahlt in den Rücken aus. Die Patientin stützt ihre Brüste ohne sie zu drücken (im Gegensatz zu Bryonia). Wichtiges Charakteristikum: Wechsel der Symptome. Der Schmerz wechselt von einer zur anderen Brust. Ein Ovarialschmerz, abwechselnd rechts und links, eine Angina während der Menstruation und eine sexuelle Überempfindlichkeit sind weitere Indikationen von Lac Caninum. Träume von Schlangen lassen auf Lachesis und Argentum Nitricum schließen.

MUREX: Durch seine Kongestion im kleinen Becken dem Sepia nahestehend ist Murex eines der wenigen Medikamente bei Mastodynien, die die Regelblutungen begleiten. Brustschmerzen kombiniert mit einer kontralateral lokalisierten Ovaralgie. Die sexuelle Erregung ist trotz einer Uterussenkung intensiv.

Steht eine Verhärtung im Vordergrund, sind folgende Medikamente zu nennen:

BROMUM: Es ist ein Medikament bei Adenofibrom der linken Seite. Der indolente Tumor ist hart wie Stein. Dieses Heilmittel bei ganglionärer und glandulärer Verhärtung (Thyroidea) ist ebenfalls geeignet bei allergischem Asthma, das sich bei Aufenthalt am Meer bessert.

ASTERIAS RUBENS: Dieses Medikament hat eine elektive Wirkung auf die Brust.

Adenofibrom der linken Seite, das in der prämenstruellen Phase schmerzt. Der Schmerz strahlt in den Arm und den Rücken aus.

Mastose mit Schmerzen der Mamma und einem Retraktionsgefühl der Brust. In einem weiter fortgeschrittenen Stadium ist die Mamille retrahiert, die Brust fibrös und stark verhärtet. Da ein erhöhtes Krebsrisiko besteht, sind eine präzise Diagnose und eine enge Überwachung notwendig.

LAPIS ALBUS oder CALCAREA FLUOSILICICA: Medikament bei Tumoren und Lymphknotenvergrößerungen mit elastischer Konsistenz. Mastose mit elastischen Knoten und Adenomen gleicher Konsistenz. Brennende, einschießende, stechende Schmerzen.

CLEMATIS RECTA (oder ERECTA): Es wird bei genitalen Infektionen bei Männern und Frauen verwendet. Die Mastose ist schmerzhaft bei geringstem Druck und verschlimmert sich bei Wärme. Es ist ein Heilmittel bei Sykose, ein Drainagemittel von Thuya und Medorrhinum.

SCROFULARIA: Heilmittel bei Mastose mit verhärteten Knoten, die mit chronischer Lymphknotenschwellung einhergeht.

Die Verordnung dieser Medikamente mit dominierender Polarität der Mamma wird mit Konstitutionsmitteln kombiniert.

Man findet häufig die Indikationen für:

IODUM: Bei abgemagerten, hyperaktiven Frauen, die an einer Hyperthyreose leiden, mit intensivem Hunger- und Durstgefühl, Tachykardie, verstärkter Schweißneigung, Entzündung der Schleimhäute (des Verdauungs und Atmungstraktes) und Lymphknotenvergrößerungen. Die Brüste sind schlaff, atrophisch und knotig.

CALCAREA FLUORICA: Es ist ein Heilmittel des Fluor-Konstitutionstyps. Fibrose und Sklerose dominieren und es existieren im Bereich der Brüste Verhärtungen vom Mastose-Typ mit Dilatation des venösen Netzes.

CALCAREA CARBONICA oder OSTREICA: Es ist ein Heilmittel bei Kohlenstoff-Konstitutionstyp. Sein Krankheitsbild wird von Störungen des Kalziumstoffwechsels dominiert. Die Regel erscheint verspätet, und es besteht prämenstruelle Mastodynie. Die Mammahypertrophie ist mit einer alimentären Adipositas kombiniert. Belladonna ist das akute Medikament von Calcarea Carbonica.

THUYA: Es ist ein großartiges Heilmittel bei tumorösen Neubildungen, sollte aber bei Verdacht auf malignen Tumor mit äußerster Vorsicht verwendet werden. Die Genitalregion ist besonders von chronischen Infektionen, von Fibromen, Polypen und Wucherungen betroffen. Im Bereich der Brüste besteht eine vorwiegend linksseitige prämenstruelle Mastodynie. Alle Arten von Tumoren können sich entwickeln.

FOLLICULINUM: Es ist logisch, verdünnte Hormone zu verordnen, um das Östrogen-Progesteron-Ungleichgewicht zu reduzieren. FOLLICULINUM 7 CH oder 9 CH wird bei Frauen verschrieben, die an einer schmerzhaften Mastodynie in der zweiten Zyklushälfte leiden. Die Einnahme von Folliculinum erfolgt daher vor der Ovulation.

Wenn die Symptome weniger stark ausgeprägt sind oder wenn die Mastodynie erst einige Tage vor der Regel auftritt, kann man Folliculinum in sehr niedrigen Dilutionen (4-5 CH) oder in sehr hohen Dilutionen (30 CH) alle zwei Tage während der intermenstruellen Phase verordnen.

LUTEINUM: In niedrigen Dilutionen (4 CH) wird es nach der Ovulation zum Beispiel vom 16.–26. Zyklustag gegeben. Seine Wirkung kann die des Folliculinum ergänzen.

Ausfluss aus der Mamille

Die Galaktorrhoe

Hierbei handelt es sich um einen beidseitigen milchigen Ausfluß. Dieser Ausfluß aus mehreren Poren wird meist von einer bestimmten Ursache hervorgerufen.

Der Prolaktinspiegel ist von mehreren Faktoren abhängig, hauptsächlich aber vom Prolactin Inhibiting Factor (P.I.F.), der wiederum vom Hypothalamus gesteuert wird.

Man unterteilt schematisch:

a) Galaktorrhoe bei normalem Prolaktinspiegel:
▲ Die postpartal verlängert andauernden Galaktorrhoen (bei ovulatorischem Zyklus).
▲ Bestimmte Galaktorrhoen aufgrund eines Mangels an Progesteron.

b) Galaktorrhoen mit erhöhtem Prolaktinspiegel:
▲ Iatrogen induzierte Galaktorrhoe (Neuroleptika, hormonelles Kontrazeptivum).
▲ Galaktorrhoe aufgrund eines prolaktinproduzierenden Adenoms (Galaktorrhoe oder Amenorrhoe).
▲ Endokrine Galaktorrhoe.

Röntgen und Tomographie der Sella turcica dienen dazu, einen tumoralen Prozeß auszuschließen.

Die Prolaktinbestimmungen sind gelegentlich noch schwierig zu interpretieren.

Der nicht-milchige Ausfluß

Selten:
▲ Der Ausfluß ist serös, serös-blutig, gelegentlich verfärbt.
▲ Im allgemeinen einseitig. Man beobachtet bei leichtem Druck, ob der Ausfluß aus einer oder mehrerer Poren stammt.

Nach der Existenz eines Tumors muß sorgfältig gesucht werden. Folgende zusätzliche Untersuchungen sind dazu unverzichtbar:

▲ Die Mammographie kann eine Krebsgeschwulst aufdecken.
▲ Die Galaktographie ist eine schmerzhafte Untersuchung mit nur begrenzter Aussagekraft.
▲ Die Zytologie ist ist wichtig und aussagekräftig, wenn sie gut durchgeführt wurde.

Die Indikation für chirurgische Maßnahmen besteht, wenn es sich eindeutig um einen Tumor handelt oder bei einseitigem Ausfluß aus einer einzigen Pore der Mamille bei gleichzeitig suspekten Ergebnissen der Zusatzuntersuchungen.

Ein Ausfluß kann Ausdruck einer Galaktophoritis, eines dendritischen intraduktalen Adenoms, einer Zyste oder eines malignen Tumors sein.

❖ Homöopathische Behandlung des Mamillenausflusses

Nachdem ein tumoraler Prozeß, der chirurgisches Eingeifen erfordert hätte, ausgeschlossen wurde, kann man folgende Medikamente verschreiben:

PHELLANDRIUM: Galaktophoritis. Stechende Schmerzen in der Brust.

BORAX: Galaktorrhoe. Persistierende Laktation. Dysmenorrhoe. Bei Leukorrhoe „weiß wie frisches Eiweiß", Aphten und Candidiasis.

PHYTOLACCA: bei persistierender Galaktorrhoe nach dem Abstillen. Bei Ausfluß oder Blutung bei gleichzeitig bestehender Mastopathie.

CYCLAMEN: Galaktorrhoe bei jungen Mädchen in der Pubertät oder bei – charakterlich – peinlich genauen, dysmenorrhoeischen Frauen. Der Ausfluß ist gelegentlich mit einer Amenorrhoe assoziiert (Galaktorrhoe-Amenorrhoe-Syndrom).

THIOPROPERAZIN: dieses Neuroleptikum bewirkt eine Galaktorrhoe mit Amenorrhoe, sowie eine Hyperprolaktinämie.

PULSATILLA: bei Patientinnen mit milchigem Ausfluß vor und während der Regelblutung.

LYCOPODIUM, PHOSPHORUS: bei Kranken mit wäßrigem und manchmal blutigem Ausfluß.

▪ Die Anomalien der Mamille

Die Mamille kann Sitz von Schrunden, Fissuren und Pruritus sein.

CASTOR EQUI ist besonders wirksam bei Schrunden der Mamille. Man verschreibt es in niedriger Verdünnung und zur lokalen Behandlung als Salbe mit Ratanhia kombiniert bei Schrunden nach der Entbindung.

GRAPHITES: Bei adipösen, kälteempfindlichen Frauen, die zur Obstipation neigen und an Schrunden und Fissuren der Mamillen leiden.

PHYTOLACCA: Schmerzhafte Mamillen mit Fissuren. Schmerzausstrahlung in den gesamten Körper.

CROTON TIGLIUM: Die Patientin hat schmerzhafte, gereizte Mamillen. Zu suchen ist nach einem vesikulärem Ausschlag im Genitalbereich und nach einer explosiven Diarrhoe, beides charakteristisch für dieses Heilmittel.

NITRIACIDUM: blutende Ulzerationen der Mamille. Bedeutendes Heilmittel bei Kondylomen. Vaginitis, Zervizitis.

Bei Retraktion der Mamille kann man folgendes verordnen:

CARBO ANIMALIS: bei sehr schlechtem Allgemeinzustand, hohem Verdacht auf Brustkrebs mit Mamilleneinziehung, Ulzeration und Hypervaskularisierung. Vorliegen von tastbaren Lymphknotenabsiedlungen.

CONIUM: die Erkrankte leidet an Mamilleneinziehung mit oder ohne begleitenden Pruritus.

SARSAPARILLA: die Erkrankte hat faltige Mamillen mit Fissuren. Die Brüste sind verhärtet und atrophisch. Es besteht eine Trockenheit der Haut bei allgemeiner Dehydrierung. Sarsaparilla ist ebenfalls ein vorzügliches Heilmittel bei renaler Lithiasis.

SILICEA: bedeutendes Heilmittel bei Demineralisierung, bei Eiterung. Die Patientin ist äußerst kälteempfindlich und hat genitale Infektionen mit Neigung zur Chronifizierung. Die Regelblutungen sind übermäßig verstärkt. Die Mamille ist gelegentlich eingezogen.

Die Anomalien bei der Entwicklung der Mamma

Anomalien der Mamma sind häufig Anlaß zum Aufsuchen eines Arztes und führen in schwerwiegenden Fällen oft zu schönheitschirurgischen Maßnahmen

❖ Hypotrophie der Brust

Die homöopathische Behandlung muß dauerhaft durchgeführt werden, um eine merkliche Besserung zu erzielen.

Folgende zwei Medikamente bei Magerkeit sollten ins Auge gefaßt werden:

NATRIUM MURIATICUM: die Patientin zeigt eine Abmagerung des Oberkörpers trotz normalen Appetits.

IODUM: die Patientin besitzt die gleichen Charakteristika. Die Brüste sind klein und faltig mit verhärteten Knoten.

❖ Hypertrophie der Brust

Folgende Präparate können gerechtfertigt sein:

CALCAREA CARBONICA: die vorliegende Hypertrophie beruht auf einer Adipositas, die durch eine Überernährung noch verschlimmert wird.

PHYTOLACCA: die Patientin besitzt ebenfalls sehr stark entwickelte Brüste. Es ist ein Heilmittel bei schmerzhafter Zellulitis.

Erkrankungen des Ovars

Das Vorliegen einer Raumforderung lateral des Uterus bedarf einer gewissenhaften Abklärung.

Dabei sind die Umstände, die zur Entdeckung der Raumforderung geführt haben ganz unterschiedlich: Schmerzen im Unterbauch, Anomalien der Monatsblutungen, Zunahme des abdominellen Umfangs, Zeichen einer Kompression von Blase oder Rektum. Auch bei einer routinemäßig durchgeführten gynäkologischen Untersuchung entdeckt man gelegentlich einen asymptomatischen Tumor.

Der Ultraschall stellt bei der klinischen Abklärung die wesentliche Untersuchung dar. Er sollte am Ende der Regelbutung durchgeführt werden, um eine funktionelle Zyste auszuschließen.

Gleichzeitig muß das Vorliegen einer Schwangerschaft (besonders extrauterin) und eines Fibroms ausgeschlossen werden.

▓ Nicht-tumorale Erkrankungen

Die funktionelle Zyste

Man sollte sich von ihrer Existenz nach der Regelblutung überzeugen. Sie kann sich spontan zurückbilden oder es bedarf einer medikamentösen Behandlung. Chirurgische Maßnahmen sind im allgemeinen wenig gerechtfertigt, da es häufig zu einem Rezidiv kommt. Der Schmerz ist das klinische Hauptsymptom.

Die Dystrophie der Ovarien

a) Das klinische Bild ist sehr unterschiedlich

- ▲ *Störungen der Regelblutung*: Oligomenorrhoe mit Verlängerung der Zyklen, Unregelmäßigkeiten oder Metrorrhagien.
- ▲ *Schmerz*: Schweregefühl im kleinen Becken, Ovarialschmerz oder Dyspareunie. Diese Beschwerden treten während der zweiten Zyklushälfte auf.
- ▲ *Sterilität*: in einer Vielzahl von Fällen wird die ovarielle Dystrophie im Rahmen der Abklärung einer primären oder sekundären Sterilität diagnostiziert.
- ▲ Hirsutismus, Adipositas, Seborrhoe, Akne sind ebenfalls klinisch richtungsweisende Zeichen.

Alle diese verschiedenen Symptome werden zu Syndromen zusammengefaßt:
- ▲ Stein-Leventhal-Syndrom
- ▲ Ovaritis sclerocystica oder (makro-)polyzystische Dystrophie der Ovarien.

b) Die Laborparameter

Sie sind ebenfalls sehr unterschiedlich.
▲ Die Temperaturkurve objektiviert eine Anovulation und zeigt ein kurzes Plateau unterschiedlicher Dauer von einem zum anderen Zyklus.
▲ Die Hormonbestimmungen zeigen einen fehlenden oder erniedrigten Spiegel an Pregnandiol, einen erniedrigten oder normalen Spiegel an Östrogenen, sowie einen Anstieg der 17-Ketosteroide (A + E) und des Testosterons.

Man kann weitere komplettierende Hemm- und Stimulationstests mit Dexamethason und humanem Choriongonadotrophin (HCG) in der Lutealphase durchführen.

c) Die histologische Untersuchung

Die Ergebnisse sind von Zyklus zu Zyklus unterschiedlich. Klassischerweise beschreibt man beim Stein-Leventhal-Syndrom hypertrophierte, glatte, weißlich-perlmuttfarbene Ovarien ohne Vernarbung des Gelbkörpers. Bei der Ovaritis sclerocystica besteht eine asymmetrische Hypertrophie mit voluminösen Zysten.

d) Die Ätiologie

dieser Dystrophien ist unbekannt. Es besteht eine gewisse Prädisposition. Die betroffenen Frauen reagieren besonders sensibel auf Stress.

Die Endometriose

Sie kann ebenfalls zum Auftreten von Ovarialzysten führen.

Tumorale Erkrankungen

Organische Zysten

Ihre Größe variiert nicht in Abhängigkeit vom Menstruationszyklus. Man unterscheidet histologisch:

▲ *Muzinöse Zyste:* am häufigsten. Polylobuliert und voluminös mit gelatinösem, braun-grünlichen Inhalt. Eine Exstirpation ist unverzichtbar, da sonst Komplikationen auftreten können.
▲ *Seröse Zyste:* seltener, meist von kleiner Größe. Sie kann degenerieren oder zu einer Torsion führen.
▲ *Dermoidzyste:* selten, sie entwickelt aus embryonalem Restgewebe. Komplikationen mechanischer Art sind möglich.

Nicht-zystische Ovarialtumoren

Bei ihnen ist ein chirurgischer Eingriff mit Exstirpation und histologischer Untersuchung notwendig.

Ovarialfibrome, häufig kombiniert mit einem Aszites und einem Hydrothorax (Meigs-Syndrom).

Maligne Tumoren

▲ *Tumoren ovariellen Ursprungs*:
  – Sero-papilläre Kystadenokarzinome.
  – Muzinöse Kystadenokarzinome.
  – Undifferenzierte Epitheliome und anaplastische Karzinome.

▲ *Keimzelltumoren* (Kinder und junge Frauen):
  – Seminom oder Dysgerminom.
  – Teratom oder Dysembryom.

▲ *Mesenchymale Tumoren*:
  – Feminisierende oder maskulinisierende Tumoren und sekundäre Tumoren.

Allopathische Behandlung

Die Behandlung von funktionellen Ovarialzysten mit einem Östrogen-Gestagen-Präparat wird unter gleichzeitiger Ultraschallkontrolle empfohlen.

Bei den Ovarialdystrophien sollte die Hormonbehandlung an den vorliegenden Hormonmangel angepaßt werden: entweder nur Gestagen-Präparat oder ein Kombinationspräparat aus Östrogen und Gestagen.

Bei malignen Tumoren ist die Chirurgie die einzig mögliche Behandlung.

Homöopathische Behandlung

Sie ist indiziert bei benignen Ovarialtumoren.

❖ **Rechtsseitige Betonung**

APIS: Heilmittel bei akuten und chronischen Ödemen. Die meist rechtsseitige Ovaralgie beruht auf der raschen Bildung einer gelegentlich großen Zyste. Der Schmerz ist sehr gut lokalisierbar, stechend, sogar brennend und bessert sich durch starken Druck und das Auftragen von Eis. Natrium Muriaticum ergänzt Apis gut bei chronischem Zustand. *BELLADONNA* kann mit ihm in Fällen von akuter Entzündung mit klopfenden Schmerzen und kongestivem Zustand verglichen werden.

BRYONIA: Anderes Heilmittel bei Entzündungen aber mit eher progressivem Auftreten. Ovaralgie rechts, in Form von Stechen, sehr gut lokalisierbar. Vorliegen einer mit Flüssigkeit gefüllten Zyste. Man kann es auch bei Fällen von Ovaritis sclerocystica verordnen. Die Erkrankte findet Erleichterung, wenn sie sich zusammenkauert, starken Druck ausübt oder bei absoluter Immobilisation. Sehr häufig kombiniert mit Erkrankungen der Mamma (Mastitis, Mastose, Flüssigkeitszyste).

PALLADIUM: Rechtsseitige Ovaralgie mit Größenzunahme und Verhärtung des Ovars. Starker Schmerz während und nach der Regel, der sich verschlimmert, wenn die Patientin aufrecht steht. Besserung bei Beugung der rechten unteren Extremität, durch starken Druck und durch Reiben. Schweregefühl im kleinen Becken, Uterusprolaps, schmerzhafte Empfindlichkeit im Bereich des rechten Hypochondriums und der rechten Fossa iliaca. Rechtsseitige Ischialgie ovariellen Ursprungs. Leukorrhoe vor und nach der Regel. Alle diese Beschwerden treten bei hochmütigen, empfindlichen Frauen auf (Platina).

PODOPHYLLUM: Ovaralgie rechts mit Ausstrahlung in den rechten Oberschenkel. Verschlimmerung durch diarrhoische Stühle mit Schmerzen in der rechten Fossa iliaca, Besserung beim Liegen auf dem Bauch und durch Reiben. Heilmittel bei Uterusprolaps nach der Entbindung.

LYCOPODIUM: Ovaralgie rechts bei einer leberkranken Frau. Insuffiziente Regel, die immer mit Verspätung auftritt und eine unterschiedliche Intensität besitzt, gelegentlich Amenorrhoe. Prämenstruelles Syndrom mit Verdauungsstörungen: Nausea, subumbilikaler Meteorismus. Verschlimmerung der Symptome von 16–20 Uhr. Anspruchsvolle, autoritäre und zornige Frauen.

ARGENTUM NITRICUM: Heilmittel bei Entzündung und chronischen gynäkologischen Infektionen (Ulzerationen der Zervix uteri, eitrige, sogar blutige Leukorrhoe). Ovarialschmerz rechts wie „ein Splitter". Hast, Phobien, Angst im voraus charakterisieren dieses Medikament aus der luetischen Reihe.

IODUM: Schmerzen des rechten Ovars, „als ob ein Keil in das Ovar geschlagen wird", bei einer an Hyperthyreose leidenden, agitierten Frau, der immer warm ist und die trotz eines exzessiven Appetits mager ist. Verhärtung von Drüsen und Lymphknoten. Heilmittel bei Ovaritis sclerocystica.

❖ Linksseitige Betonung

ACTEA RACEMOSA: Linksseitige Ovaralgie mit unregelmäßigen, häufig erschöpfende verstärkte und sogar hämorrhagische Regelblutungen mit Blutgerinnseln. Die Dysmenorrhoe ist proportional zur Intensität der Regel. Ovaralgie und Schmerz unter der linken Brust. Schmerzhafte Ovulation mit Blutung und funktionellen Zysten. Heilmittel bei Endometriose.

LACHESIS: Durch seine mentalen Symptome dem Actea Racemosa sehr nahestehend. Linksseitige Ovaralgie, die der regelmäßigen, aber zu kurzen, abgeschwächten Regelblutung mit schwarzem Blut in Form von Gerinnseln vorausgeht. Sämtliche Symptome bessern sich mit dem Erscheinen der Regel.

PLATINA: Hochmütige, verachtende Frau. Schmerzen des linken Ovars (gelegentlich rechts) mit Größenzunahme. Die Ovaralgie wird durch starken Druck verschlimmert. Vaginismus, schmerzhafter Geschlechtsverkehr, Hyperästhesie der Geschlechtsorgane. Zu frühe, hämorrhagische Regel mit schwarzen Blutgerinnseln. Heilmittel bei Dysmenorrhoe.

LILIUM TIGRINUM: Starke Schmerzen in beiden Ovarien, aber mit Betonung der linken Seite, Ausstrahlung in die Oberschenkel, eine Druck ausübende Ovaralgie, die sich beim Gehen verschlimmert. Myom, Uterusprolaps, Retroversio uteri. Die Erkrankte empfindet Erleichterung, wenn sie ihre Vulva komprimiert. Die Ovaralgie wird von einem Schmerz in der linken Brust begleitet. Zu frühe, schwache Regel. Gelbe, sehr flüssige, brennende Leukorrhoe. Zystalgie, Polyurie. Verdrängte sexuelle Erregung.

ARGENTUM METALLICUM: Ovaralgie links mit Größenzunahme des Ovars. Gefühl eines in das Ovar eingeschlagenen Keils. Ausstrahlung der Schmerzen in den Rücken und in den linken Oberschenkel. Uterusprolaps. Gelbliche Leukorrhoe. Man suche nach einer Laryngitis oder Pharyngitis mit grauer Schleimbildung.

USTILAGO: Schmerzen des linken Ovars kombiniert mit Schmerzen in der linken Brust (Actea Racemosa). Schweregefühl im Unterbauch und Metrorrhagien mit schwarzen Blutgerinnseln und Fäden, die durch die geringste Berührung verstärkt oder ausgelöst werden (Geschlechtsverkehr oder manuelle Untersuchung).

ZINCUM: Ovaralgie links, die während der Regel verschwindet und sofort danach wieder auftritt. Physisch und psychisch erschöpfte Kranke, deren Symptomatik sich bei Genuß von Wein verschlimmert.

Unruhe der unteren Extremitäten. Besserung der Symptome bei Erscheinen der Regelblutung (Lachesis).

XANTHOXYLUM (oder ZANTHOXYLUM): Ovaralgie links – Dysmenorrhoe mit starker Regelblutung (Sabina) – krurale Neuralgie und Parästhesie mit ovariellem oder nichtovariellem Ausgangspunkt.

GRAPHITES: Ovaralgie links mit Vergrößerung und Verhärtung der Drüse. Fette, zur Adipositas neigende, kälteempfindliche und obstipierte Erkrankte. Die Regelblutungen sind verspätet, abgeschwächt und verkürzt. Eine weiße, visköse, fadenziehende und zu Exkoriationen führende Leukorrhoe kann statt der Regelblutungen auftreten. Fissurierte und schrundige Mamillen. Heilmittel bei Ekzem.

THUYA: Heftige, stechende Schmerzen des linken Ovars, die durch die Regelblutung, beim Gehen oder durch Erschütterungen verschlimmert werden. Die Erkrankte muß stehenbleiben oder sich hinlegen. Schmerzausstrahlung in die Inguinalregion. Überempfindliche Scheide, Vaginismus, Polypen, Kondylome. Starke, zähe, ätzende, grünliche Leukorrhoe. Zu frühe, verkürzte Regel. Linksseitige, prämenstruelle Mastose. Rezidivierende Mykosen.

Ein Virilismus, dickes und krauses Haar können auf ein **Stein-Leventhal-Syndrom** hinweisen.

❖ Keine Seitenbetonung

LAC CANINUM: Wie alle übrigen Symptome wandert bei diesem Heilmittel auch der Schmerz im Bereich der Ovarien oder der Brüste abwechselnd von rechts nach links (Angst, Rheuma, Kopfschmerzen ...). Schmerzüberempfindliche und eingebildete Kranke. Sexuelle Erregung.

CONIUM: Ovarialzyste bei einer sexuell abstinenten Frau. Die Regelblutung ist insuffizient, verspätet und abgeschwächt. Prämenstruelles Syndrom mit geschwollenen, verhärteten und schmerzhaften Brüsten. Plötzliche Amenorrhoe, nachdem die Patientin die Hände in kaltes Wasser getaucht hat. Starke, saure, milchige Leukorrhoe.

COLOCYNTHIS: Wertvolles Medikament bei Dysmenorrhoe. Die Erkrankte empfindet Erleichterung durch Druck und wenn sie sich zusammenkauert. Ovaralgie meist links.

MERCURIUS SOLUBILIS: Akute Schmerzen beider Ovarien. Medikament bei Infektion. Chronische, brennende, die Schleimhaut reizende, juckende und eitrige Leukorrhoe. Verstärkte Regelblutung mit schwarzem Blut und großen Blutgerinnseln.

BOVISTA: Heilmittel bei Ödemen und Hämorrhagien. Gefühl von Schwellung und Hypertrophie. Rasches Auftreten funktioneller Zysten mit großem Volumen. Prämenstruelles Syndrom mit Gewichtszunahme. Perimenstruelle Diarrhoe und Leukorrhoe. Intermenstruelles Syndrom: Ovulation mit Blutung oder Hämorrhagie (dem Thuya nahestehendes Medikament).

GOSSYPIUM: Medikament bei verspäteter und abgeschwächter Regel, bei prämenstruellem Syndrom mit Schweregefühl im Unterbauch und Verdauungsstörungen. Ovaralgien, die nach unten hin ausstrahlen.

BARYTA CARBONICA: Heilmittel bei Sklerose, bei endokrinen Mangelzuständen (Hypothyreose, Ovarialinsuffizienz) und Hypertonie.

Virilismus, krauses Haar und eine maskuline Stimme deuten auf ein **Stein-Leventhal-Syndrom** hin. Die Ovarien sind groß und verhärtet. Die Regelblutung ist verspätet und abgeschwächt.

Die Schwangerschaft

▪ Die weibliche Sterilität

Bei vorliegender Unfruchtbarkeit eines Paares ist eine genaue Abklärung der Ursache und klinische Untersuchung beider Partner notwendig.

Die weiblichen Ursachen für eine Sterilität sind sehr zahlreich.

1) Vulvovaginale Faktoren

Mißbildungen müssen bei der klinischen Untersuchung ausgeschlossen werden: Agenesie, transversale Membranen, longitudinale Scheidewände.

Ursachen funktionellen Ursprungs: Vaginismus, Dyspareunie, spermizides Milieu der Scheide durch Hyperazidität.

2) Faktoren im Bereich der Zervix

Kongenitale Zervixstenosen oder erworbene Stenosen der Zervix nach einer Elektrokoagulation oder nach einem chirurgischen Eingriff. Funktionelle Anomalien des Zervixschleims entweder durch Östrogeninsuffizienz oder durch Infektion oder durch Inkompatibilität mit dem Sperma.

3) Uterine Faktoren

Sie führen häufig zu Spontanaborten. Die Hysterographie ist notwendig zur Diagnose:

▲ einer Lageanomalie: Retroversio, Hyperanteflexio.
▲ einer Entwicklungsanomalie: angeborene Mißbildungen, Hypoplasie,
▲ einer tuberkulösen oder nicht tuberkulösen Endometritis,
▲ von Myomen,
▲ von Uterussynechien traumatischen Ursprungs,
▲ von Polypen,
▲ einer Endometriumshyperplasie.

4) Faktoren im Bereich der Tuben

▲ Infektionen: Genitaltuberkulose, Gonokokkeninfektion, banale Keime, Mykoplasmen und Chlamydien können zu Salpingitiden führen.
▲ Anomalien, die von diesen Infektionen herrühren, können mit Hilfe der Salpingographie und der Laparoskopie diagnostiziert werden. Dabei zeigen sich:
 – Stenosen im Bereich des Uterusfundus oder des interstitiellen Anteils der Tuben,
 – Stenosen im Bereich des Isthmus,
 – Stenosen im Bereich der Ampulle oder des Infundibulums (Hydrosalpinx).
▲ Die Endometriose der Tube ist wie ein pelviperitonealer Befall eine mögliche Ursache für eine Sterilität.
▲ Kongenitale Mißbildungen (Aplasie, Divertikel, Membranen) sind weitaus seltener.
▲ Bei Fehlen einer organischen Ursache muß an die Möglichkeit funktioneller Anomalien gedacht werden.

5) Endokrine Faktoren

Man sollte an sie beim Vorliegen einer Menstrualzyklusanomalie mit Anovulation oder Dysovulation denken.

Auf ovarieller Ebene
Es sollten chromosomale Anomalien, Ovarialtumoren, eine vorzeitige Menopause und ovarielle Dysfunktionen aufgrund einer Gelbkörperinsuffizienz oder einer Dystrophia sclerocystica ausgeschlossen werden.

Auf der Ebene von Hypothalamus und Hypophyse
Mit der Bestimmung von Prolaktin, besonders bei Vorliegen eines Amenorrhoe-Galaktorrhoe-Syndroms, kann ein Prolaktinproduzierendes Adenom ausgeschlossen werden (bei Nicht-Einnahme von Neuroleptika).

Hypophysäre oder hypothalamische Tumoren verändern die hormonelle Funktion.

Psychische Faktoren: nach einer Amenorrhoe durch Anorexie oder durch ein affektives Trauma muß gleichermaßen gefahndet werden.

Auf endokriner Ebene
Ursachen für Sterilität können auch eine Hypothyreose, eine NNR-Insuffizienz oder eine Nebennierenhyperplasie sein.

Behandlung der Sterilität

Die Vielfältigkeit der auslösenden Faktoren erklärt die Vielzahl der Behandlungsverfahren. Um von einer eventuellen Sterilität zu sprechen, sollte eine Frist von wenigstens einem Jahr ohne Kontrazeption verstrichen sein.

Erst dann sollte eine komplette, d.h. sehr aufwendige Abklärung erfolgen. Man schätzt, daß ungefähr 5–10 % der Fälle von Sterilität unerklärbar bleiben.

Nach der klinischen Untersuchung beider Partner sollte man die Messung der monatlichen Temperaturkurve und ein Spermiogramm veranlassen.

Beim zweiten Arztbesuch untersucht man in der präovulatorischen Phase den Zervixschleim und kann ebenfalls einen Postkoitaltest nach Huhner durchführen. Dabei untersucht man nach dem Geschlechtsverkehr, der nicht länger als 12 Stunden zurückliegen sollte, mit Hilfe des Mikroskopes eine entnommene Schleimprobe.

Der Untersuchungsgang wird, wenn nötig, durch eine Hysterosalpingographie, Hormonbestimmungen (Progesteron, Östradiol, FSH-LH, Prolaktin, Androgene, 17-Ketosteroide ...), eine Ultraschalluntersuchung und zuletzt durch eine Laparoskopie ergänzt.

Allopathische Behandlung

Medikamentös: Antibiotika oder Hormone im Falle eines signifikanten Ungleichgewichts zwischen Östrogen und Progesteron. Ovulationsauslöser werden häufig eingesetzt und zeigen exzellente Resultate (Risiko für eine Mehrlingsschwangerschaft).

Chirurgisch: Lösung von Adhäsionen, Reimplantation einer Tube, Behandlung von Mißbildungen, Myomen, Polypen ...

Die künstliche Befruchtung und als letzte Möglichkeit die Befruchtung in vitro haben die Behandlungsmöglichkeiten einer Sterilität revolutioniert.

Die Schwangerschaft

❖ Homöopathische Behandlung

Sie sollte nach einer kompletten Untersuchung und – falls möglich – nach der Korrektur von verantwortlichen Faktoren für die Sterilität erwogen werden. Die Zahl unerklärbarer Sterilitäten, sowie der eventuelle Mißerfolg klassischer Therapieverfahren rechtfertigen in vollem Maße eine homöopathische Verschreibung, die sich erstaunlicherweise in zahlreichen Fällen als wirksam erwiesen hat. Die gestellte Diagnose ermöglicht eine Orientierung hin zu bestimmten Medikamenten, doch ist die genaue Untersuchung der psychischen Symptome gerade bei dieser Erkrankung besonders wichtig.

SEPIA: eines der großartigen Heilmittel bei Sterilität, dessen Wirksamkeit nicht bezweifelt werden kann.

Deprimierte, niedergeschlagene, traurige Kranke, die die Einsamkeit wünscht. Reizbarkeit gegenüber dem Ehemann und zugegebene Frigidität. Das Fehlen von Orgasmus und sexuellem Verlangen stört die Kranke nicht.

Sie sucht den Arzt auf, um ihrem Ehemann einen Gefallen zu tun. Eine Schwangerschaft wird nicht immer wirklich gewünscht. Vaginismus, der durch die Trockenheit der Vagina verschlimmert wird.

Die Symptome sind zahlreich:
▲ Schweregefühl im kleinen Becken. Uterussenkung oder sogar Prolaps. Retroversio uteri.
▲ Abgeschwächte, zu späte Regel mit dunklem, schwarzem Blut.
▲ Prämenstruelle Leukorrhoe. Menstruelle Lumbosakralgie.
▲ Rezidivierende oder chronische gynäkologische Infektionen.
▲ Vaginitis, Salpingitis (durch Genitaltuberkulose oder andere Infektionen).

PULSATILLA: Schüchterne, reservierte, leicht errötende junge Frau, die sehr stark abhängig von ihrer Mutter oder einem schützenden Ehemann ist. Trost verschafft ihr eine deutliche Besserung. Die affektive Unreife erklärt die bewußte oder unbewußte Ablehnung der Sexualität oder einer eventuellen Schwangerschaft.

Gynäkologische Symptome:
▲ Variabilität der Regel in bezug auf ihr Auftreten, ihre Dauer und ihre Intensität.
▲ Lange Zyklen, Amenorrhoe von mehreren Monaten möglich. Die Regelblutung fließt nur am Tag ab, sistiert für einen Tag, um dann anschließend wieder zu beginnen.
▲ Zähe, gelbliche Leukorrhoe, die gelegentlich die Regelblutung ersetzt. Eine Superinfektion ist möglich.

GRAPHITES: Es handelt sich um ein verschlimmertes Bild von Pulsatilla. Die allgemeine, sowohl physische als auch psychische Verlangsamung läßt an eine Schilddrüseninsuffizienz denken. Der ovarielle Hormonmangel ist bezeichnend. Die Regelblutung ist spärlich, tritt in weiten Abständen auf und wird gelegentlich durch eine ätzende Leukorrhoe ersetzt.

Das Fehlen von sexuellem Verlangen und Orgasmus bewirken eine Verminderung der sexuellen Aktivität.

Man sollte nach Entschlußlosigkeit, ein Charakteristikum für dieses Heilmittel, sowie nach Adipositas, Obstipation und dermatologischen Zeichen (trockene Haut, trockenes oder nässendes Ekzem, Keloid) suchen.

NATRIUM MURIATICUM: Verschwiegene junge Frau, die die Einsamkeit sucht und nicht wünscht, daß jemand an ihren Sorgen Anteil nimmt. Verschlimmerung durch Trost. Heilmittel bei Frigidität und Vaginismus durch permanente Trockenheit der Scheide selbst während des Geschlechtsverkehrs. Häufig Amenorrhoe in der Pubertät, Oligomenorrhoe, anovulatorische Zyklen, prämenstruelles Syndrom mit Schweregefühl im kleinen Becken und wäßriger, ätzender Leukorrhoe.

KALIUM CARBONICUM: Dieses Medikament richtet sich an asthenische Frauen, die um Details besorgt und reizbar sind. Furcht vor dem Tod, vor Krankheit und Einsamkeit. Die Angst wird im Epigastrium empfunden.

Die gynäkologischen Symptome variieren gemäß dem Alter der Patientin:
▲ Amenorrhoe bei jungen Mädchen mit juckendem, weißlichem Ausfluß. Verspätete Pubertät.
▲ Dysmenorrhoe bei Frauen mit verstärkter Regel. Uterusspasmen
▲ vor der Regel, Kälteempfindlichkeit, Kopfschmerzen, Lumbago
▲ während der Regel, genitaler Pruritus. Nach der Regelblutung Asthenie und Anämie.
▲ Heilmittel bei wiederholten Aborten bei anämischen Frauen. Uterusblutungen von hellem Blut.

Alle diese großen Heilmittel bei Tuberkulinie können mit Heilmitteln zur Drainage kombiniert werden.
BRYONIA: Dieses Medikament ist nützlich bei Amenorrhoen, die aus minimalsten Gründen, nach einer körperlichen Anstrengung auftreten. Stellvertretende Epistaxis. Die Regelblutungen sind verstärkt, es besteht ein starkes prämenstruelles Syndrom: Mastose, rechtsseitige Ovaralgie. Wertvolles Heilmittel bei Ovarial- und Mammazysten. Sämtliche Schmerzen werden deutlich durch starken Druck gemildert.

NATRIUM CARBONICUM: Asthenische Kranke, die wegen einer Hyperlaxität der Bänder häufig an Verstauchungen leidet. Verschlimmerung der Symptomatik durch sommerliche Hitze. Verspätete Pubertät, schwache Regelblutungen. Schweregefühl im kleinen Becken, Uterussenkung. Chronische, gelbe, zähe und übelriechende Leukorrhoe. Uteruspulsationen während und nach dem Geschlechtsverkehr. Leukorrhoe nach dem Koitus (die Scheide behält das Sperma nicht). Dieses Heilmittel kann bei bestimmten Sterilitäten aufgrund von Spermaunverträglichkeit eingesetzt werden.

FERRUM PHOSPHORICUM: Die Polarität dieses Heilmittels für kleine Gänge (Tuba auditiva ...) und seine antiinflammatorische Wirkung erklären seinen Einsatz bei bestimmten Sterilitäten, die auf Tubeninfektionen beruhen (schleichender Verlauf, subfebriler Zustand).

BORAX: Dieses Heilmittel bei Aphtose und Schwindel, der sich verschlimmert, wenn sich die Kranke nach vorne beugt, ergänzt sehr gut Natrium Muriaticum. Die weiße, starke und warme Leukorrhoe läßt auf eine Candida-Infektion schließen (Helonias, Aletris farinosa). Frigidität und Indifferenz gegenüber der Sexualität. Sterilität oder paradoxerweise vermehrte Fruchtbarkeit.

AVENA SATIVA: Medikament bei Asthenie, bei intellektueller Überarbeitung und bei Sterilität aufgrund anovulatorischer Zyklen. Man verordnet es von T.M. bis zur 3. D.H. oft kombiniert mit Alfalfa.

HELONIAS: Die Erkrankte ist depressiv und durch eine chronische Leukorrhoe oder durch verstärkte und in zu kurzen Abständen auftretende Regelblutungen geschwächt. Helonias ist ein exzellentes Drainagemittel von Sepia.

Die beiden großen Medikamente bei Sykose, Thuya und Medorrhinum, passen zu Sterilitäten infektiösen Ursprungs:

THUYA: Die Genitalinfektionen sind rezidivierend: chronische Mykosen nach einer wiederholten oder längeren Behandlung mit Antibiotika oder Hormonen. Infektiöse Herde mit schleichendem Verlauf. Vorliegen einer gelblichen, grünlichen, eitrigen und zähen Leukorrhoe. Die Regel ist eher zu früh und verstärkt auftretend. Schmerzen im linken Ovar, Ovarialzyste links. Prämenstruelle Mastose links. Fibrom, Polyp, Kondylome. Zu verordnen bei Frauen, die an Zwangsvorstellungen leiden (Einbildung einer Schwangerschaft, Kanzerophobie).

MEDORRHINUM: Dieses Biotherapeutikum, das aus gonorrhoischen Absonderungen (Eiter) gewonnen wird, paßt zu chronischen, selbst inapparenten Genitalinfektionen. Zähe, gelbe, grünliche Leukorrhoe mit Fischgeruch. Vaginitis mit Erythem und Pruritus. Zervizitis mit Eiterung und Ulzeration. Ovarialzyste, Polypen. Regel mit schwarzem Blut und Blutgerinnseln. Immer agitierte, geschäftige Frau, deren Symptomatik sich nachts und bei Aufenthalt am Meer bessert.

Andere große Heilmittel bei Sterilität:

LYCOPODIUM: Die hepatodigestive Insuffizienz bei dieser intelligenten, anspruchsvollen und reizbaren Frau verstärkt sich in der prämenstruellen Phase (Nausea, tiefer abdomineller Meteorismus).

Die Pubertät ist verspätet aufgetreten, die Brüste sind wenig entwickelt. Abgeschwächte Regel oder Amenorrhoe (besonders nach Einnahme von Östrogen-Gestagen-Präparaten). Vaginismus aufgrund einer Trockenheit der Scheide. Abgang von Gasen aus der Scheide.

AURUM METALLICUM: Frau mit Hypertonie und Kongestion, anfällig für konstitutionelle oder reaktive depressive Zustände. Hohes Selbstmordrisiko. Medikament bei Kongestion im kleinen Becken, bei Uterussenkung und bei Fibromen. Eine Amenorrhoe oder eine Sterilität mit depressivem Zustand können nach einem affektiven Trauma auftreten.

IGNATIA: Dieses Medikament wird bei Variabilität der Symptome und bei paradoxer emotionaler Instabilität verordnet. Das Vorliegen eines affektiven Schocks (Trauer, Trennung, wiederholter Ärger) läßt an dieses Mittel denken. Der Wunsch nach Schwangerschaft wird in Form von ambivalenten und widersprüchlichen Worten geäußert.

GELSEMIUM: Anderes Heilmittel bei Hemmung, bei lähmender Angst, bei Lampenfieber und Zittern. Die Symptome treten nach einem affektiven Schock auf. Die Regel ist verspätet und abgeschwächt. Heiserkeit während der Regel.

STAPHYSAGRIA: Heilmittel bei Erkrankungen infolge von Ärger, von nicht geäußerten, unterdrückten Konflikten und „in sich hinein gefressener" Wut. Exzellentes Medikament bei Zystalgie mit hellem Urin, die nach dem ersten Geschlechtsverkehr auftritt. Die Hyperästhesie der Genitalorgane ist der von Platina sehr ähnlich. Zwanghafte sexuelle Vorstellungen. Chirurgischer Eingriff ohne Erfolg (Arnica, Bellis Perennis, Iris Tenax).

PLATINA: Überempfindlichkeit der Genitalorgane schon bei geringster Berührung (Kleidung, Geschlechtsverkehr, medizinische Untersuchung ...). Vaginismus, schmerzhafter Geschlechtsverkehr. Ablehnung der Sexualität trotz Zwangsvorstellungen. Die Regel ist hämorrhagisch und mit schwarzen Blutgerinnseln durchsetzt. Dysmenorrhoe mit Ovaralgie links. Ovarialzyste.

Erkrankungen in der Schwangerschaft

Amenorrhoe und Volumenzunahme des Uterus sind zwei charakteristische Symptome für eine Schwangerschaft.

Das Ausbleiben der Regelblutung bei einer Frau mit normalerweise regelmäßigem Zyklus ist ein wesentliches Zeichen. Eine Schwangerschaft kann aber auch während einer Amenorrhoe oder nach dem Absetzen einer oralen Kontrazeption (oder bei vergessener Einnahme einer Tablette) auftreten.

Das Auftreten von Blutungen, die der Regelblutung ähneln, ist zu Beginn einer Schwangerschaft möglich. Bei geringstem Zweifel bestätigen Schwangerschaftstests und wenn nötig eine Ultraschalluntersuchung die Diagnose.

In Frankreich sind gesetzlich vier Schwangerschaftsuntersuchungen, und zwar im 3., 6., 8. und 9. Monat vorgeschrieben. Arztbesuche in monatlichen Abständen werden trotzdem empfohlen.

Der erste Arztbesuch

Das *Gespräch* mit der Frau ermöglicht es, folgende Gesichtspunkte näher zu erfragen:
▲ Die Familienanamnese sowohl väterlicher- als auch mütterlicherseits.
▲ Die Eigenanamnese der Mutter: Herzerkrankungen und arterielle Hypertonie, renale und endokrine Erkrankungen, Infektionskrankheiten, wie Röteln, Toxoplasmose, Tuberkulose ...
▲ Die gynäkologische Anamnese: Zahl bisheriger Schwangerschaften und deren Verlauf, chirurgische Eingriffe, medikamentöse Behandlungen gegen Infektionen, Kontrazeption, Hormonbehandlungen ...
▲ Es ist sehr wichtig, die allgemeine Lebensführung kennenzulernen: Nikotinabusus, Ernährung (Alkohol), Arbeit, Gefühls- und Familienleben ...
▲ Der aktuelle Zustand der Patientin: man schätzt den zu erwartenden Geburtstermin unter Berücksichtigung der bekannten Informationen (Datum der letzten Regel, Datum der Befruchtung etc.).

Bei einem Zyklus von 28 Tagen liegt der Geburtstermin bei 9 Monaten und 14 Tagen nach dem ersten Tag der letzten Regelblutungen oder 41 Wochen nach dem ersten Tag der letzten Regelblutung.

Man sucht nach den „sympathischen" Schwangerschaftszeichen, die von Frau zu Frau unterschiedlich ausgeprägt sind: Magen-Darm-Beschwerden (Wunsch nach bestimmten Speisen, Nausea, Erbrechen, Obstipation, Sialorrhoe), Schlafstörungen (Schlaflosigkeit, Schläfrigkeit), Unterbauchschmerzen, venöse und renale Beschwerden, Krämpfe, psychische Veränderungen.

Die *klinische Untersuchung*: nach einer Allgemeinuntersuchung (Gewicht, Größe, Blutdruck, Auskultation) führt man eine gynäkologisch-geburtshilfliche Untersuchung zum Ausschluß von Anomalien durch: Metrorrhagien, Leukorrhoe, Anomalien der Uterusgröße.

Zusätzliche Untersuchungen: Falls dies nicht schon früher erfolgt ist, veranlaßt man bei Frauen mit erhöhtem Risiko serologische Untersuchungen auf Röteln, Toxoplasmose und Aids.

Obligatorische Untersuchungen sind:
▲ Suche nach Glukose- und Albuminausscheidung im Urin,
▲ Suche nach irregulären Agglutininen (Fehlgeburten, Bluttransfusionen in der Anamnese),
▲ Syphilis-Serologie,
▲ Rhesus-Faktor-Bestimmung der Mutter. Falls dieser negativ ist, auch den des Vaters bestimmen.

Bei Feststellung von pathologischen Werten werden weitere Untersuchungen (Blutbild, BSG, Urin-Status, Ultraschall, Bestimmung von H.C.G. und eventuell eine Amniozentese ab der 17. Woche der Amenorrhoe) durchgeführt.

Der zweite obligatorische Arztbesuch im 6. Monat

Er erfolgt zur Kontrolle des Schwangerschaftsverlaufes. Die Gewichtszunahme sollte ungefähr ein Kilogramm pro Monat betragen und der Blutdruck sollte Werte von 135/85 mmHg nicht überschreiten. Bei der gynäkologischen Untersuchung überprüft man das Vorhandensein von Kindsbewegungen und die Uterusgröße (vierfache Größe bei der Geburt oder 24 cm im 6. Monat).

Zusätzliche Untersuchungen werden in Abhängigkeit vom klinischen Bild durchgeführt. Die Suche nach irregulären Agglutininen bei Fällen von negativen Rhesusfaktor ist obligatorisch, genauso wie die Suche nach Albumin und Zucker. Man kontrolliert zusätzlich die Röteln- und Toxoplasmoseserologie, wenn bei der ersten Untersuchung ein negativer Titer vorlag.

Beim **dritten und vierten Arztbesuch** steht die geburtshilfliche Untersuchung mit der Suche nach Anomalien im Vordergrund. Die Durchführung einer Ultraschalluntersuchung im 8. Monat ist heute üblich.

Homöopathische Behandlung gutartiger Beschwerden in der Schwangerschaft

Magen-Darm-Beschwerden in der Schwangerschaft

❖ Nausea, Erbrechen und Sialorrhoe

SEPIA: Sämtliche Beschwerden des Magen-Darm-Trakts und der Leber bei diesem großartigen Medikament verschlimmern sich während der Schwangerschaft. Morgendliches Nüchternerbrechen, Erbrechen beim Anblick, beim Geruch oder selbst beim Gedanken an Lebensmittel. Nachlassende Nausea nach den Mahlzeiten. Übelkeit, gefolgt von Erbrechen. Leeregefühl im Magen mit konstantem Verlangen, etwas zu knabbern. Unverträglichkeit von Milch, die Lebensmittel werden als zu gesalzen empfunden. Obstipation, Hämorrhoiden.

NUX VOMICA: Dieses Medikament ergänzt gut das Sepia. Die Übelkeit wird durch häufiges saures Erbrechen gemildert. Sehr stark druckempfindliches Epigastrium. Saurer, bitterer Geschmack im Mund mit Aufstoßen. Besserung nach einem kurzen Schlaf.

NUX MOSCHATA: Unüberwindbare, permanente Schläfrigkeit schon bei der geringsten körperlichen oder geistigen Anstrengung. Trockenheit der Schleimhäute und der Haut. Am Gaumen klebende Zunge ohne Durstgefühl. Aerophagie, Flatulenz. Odontalgie. Nausea während der Schwangerschaft.

IGNATIA: Paradoxe Beschwerden, die durch Kummer, Ärger oder Verärgerung ... ausgelöst werden sind für dieses Heilmittel charakteristisch. Nausea, die sich beim Essen bessert. Salivation, Pharynxspasmen, Ösophagusspasmen, Aerophagie, Gastralgie.

HELONIAS: Deprimierte Frau, deren Symptomatik sich bei Bewegung und bei Beschäftigung bessert. Eine auf die gynäkologischen Symptome ausgerichtete Besorgnis. Sialorrhoe während der Schwangerschaft.

IPECA: Konstante Nausea, die sich verstärkt, wenn sich die Erkrankte niederbeugt, fehlende Erleichterung durch Erbrechen. Die Zunge ist feucht und nicht belegt. Leeregefühl im Magen, Gefühl der Magensenkung. Verstärkte Salivation, süßlicher Geschmack nach Blut. Uterusblutung mit Nausea und kaltem Schweiß.

JABORANDI: (Pilocarpin) Verstärkte Salivation. Nausea beim Betrachten bewegter Objekte. Gastrisches Unwohlsein, das sich beim Essen bessert. Starke Schweißneigung.

MERCURIUS SOLUBILIS: Hypersalivation. Übelriechender Atem, dicke, verbreitete Zunge mit Zahnabdrücken. Gingivitis: Geschwollenes, livides Zahnfleisch. Odontalgie, bis zur Wurzel freiliegende Zähne. Metallischer Geschmack oder Geschmack nach Zucker, Lust auf Butterbrot. Morgendliche Nausea mit starker Salivation. Schwächegefühl bei Druck auf das Epigastrium.

Die nächtliche Verschlimmerung läßt an *Luesinum* denken.

CHAMOMILLA: Odontalgie während der Schwangerschaft, die durch lokale äußere oder innere Wärme verschlimmert und durch kaltes Wasser gebessert wird. Nächtliche Salivation. Metallischer, bitterer Geschmack. Übelriechender Atem.

Aufstoßen mit Geschmack nach faulen Eiern. Gastralgie mit Schweregefühl und dem Gefühl, einen Stein im Magen zu haben. Schmerzausstrahlung bis unter die Rippen mit Atembehinderung und präkordialem Druckgefühl. Nausea, Erbrechen.

PETROLEUM: Konstante Nausea mit Hypersalivation und Schwindel. Die Nausea bessert sich beim Essen. Nächtliches Hungergefühl. Schwangerschaftserbrechen und Diarrhoe. Gastralgie, die sich beim Essen bessert. Unverträglichkeit von Kraut. Heilmittel bei winterlichen Dermatosen.

COCCULUS: Nausea beim Anblick, beim Geruch oder selbst schon beim Gedanken an Lebensmittel. Salivation mit Durstgefühl und Erbrechen, Schaudergefühl, das die Zähne überzieht. Gefühl, als ob die Übelkeit vom Kopf her kommt. Metallischer Geschmack. Gastralgie, Koliken mit Flatulenzen und Salivation. Seröse, blutige Leukorrhoe mit Obstipation während der Schwangerschaft.

TABACUM: Nausea mit Vertigo, kalter Haut, viskösem Schweiß. Nausea mit anhaltendem Auswurf. Erbrechen, das durch den Verzehr eines sauren Apfels oder von Essig gestillt wird. Ohnmachtsgefühl im Magen, Gefühl des verdorbenen Magens. Diarrhoe mit Nausea, Erbrechen, kaltem Schweiß. Odontalgie. Pruritus während der Schwangerschaft.

ALETRIS FARINOSA: Nausea beim Anblick und Geruch fetter Lebensmittel. Morgendliche Übelkeit, die sich beim Essen oder nach dem Genuß von Kaffee bessert. Salivation und schaumiges Spucken. Erschöpfte, deprimierte Frau, besonders in Fällen mit Leukorrhoe.

GOSSYPIUM: Nausea in der Schwangerschaft, morgens, mit dem Aufstehen, vor dem Frühstück mit Salivation.

THERIDION: Nausea und Erbrechen, die sich beim Schließen der Augen und bei jeglicher Bewegung verschlimmern (Reisekrankheit). Eine unerträgliche Überempfindlichkeit auf den geringsten Lärm (Papierknistern) beherrscht das Krankheitsbild dieses Heilmittels. Odontalgie bei kaltem Wasser. Dysmenorrhoe und nervöse (Schein-)Schwangerschaft (Gefühl, als ob ein Kind im Bauch hüpft).

SABADILLA: Medikament bei Pollinose, bei paroxysmalem Niesen und bei Wurmerkrankungen. Salivation, Pyrosis, Erbrechen, Dyspepsie in der Schwangerschaft. Störungen der inneren Wahrnehmung und des inneren Erlebens mit Mißbildungsvorstellungen (nervöse [Schein-] Schwangerschaft).

KREOSOTUM: Es wird bei reizenden, übelriechenden und zu Exkoriationen führenden Leukorrhoen verwendet und gleichermaßen bei Zahnkaries (schwarze, zerbröckelte Zähne, Zahnhalskaries). Odontalgie, Gingivitis, übelriechender Atem. Reflexartiges Erbrechen, zur Chronifizierung neigende Gastralgie.

❖ Schweres Erbrechen

Da es rasch zur einer Veränderung des Allgemeinzustands kommen kann, ist gelegentlich eine Krankenhauseinweisung notwendig. Man kann verordnen:

ARSENICUM ALBUM: Erschöpfte, anämische, sehr ängstliche Kranke mit Todesfurcht. Pyrosis, Ösophagitis, Gastralgie, Erbrechen der Nahrungsmittel und gelegentlich Hämatemesis (Ulkusrisiko). Erbrechen und Diarrhoe nach dem Verzehr von jeglichen Lebensmitteln oder Getränken. Nausea beim Anblick und Geruch von Lebensmitteln.

PHOSPHORUS: Odontalgie, Gingivitis. Akute Ösophagitis, Ösophagusspasmen, Sodbrennen und Regurgitation von Lebensmitteln, Nausea, Erbrechen beim Anblick von Wasser. Durst auf kaltes Wasser in kleinen Mengen, das die Patientin wieder erbricht, sobald es im Magen erwärmt worden ist.

SULFURICUM ACIDUM: Heilmittel bei Hämorrhagie. Mangelhafter Allgemeinzustand. Sialorrhoe, schlechter Atem, Aphten, saures Erbrechen, das die Zähne angreift.

SYMPHORICARPUS: Unstillbares Schwangerschaftserbrechen.

VERATUM ALBUM: Heftiges Erbrechen mit kalten Schweißausbrüchen. Erschöpfte Kranke, synkopaler Zustand.

CHINA: Die Verordnung von China (Erschöpfung, Anämie im Anschluß an starke Flüssigkeitsverluste) erlaubt eine rasche Erholung.

❖ **Hyperazidität und Magenbrennen**

IRIS VERSICOLOR: Brennen im gesamten Magen-Darm-Trakt. Gastroösophagealer Reflux. Saure Regurgitation. Hypersalivation, Sodbrennen, schleimiges, brennendes, visköses Erbrechen. Heilmittel bei Pankreatitis und ophthalmischer Migräne.

ROBINIA: Gastrale Hypersekretion mit Reflux einer sauren Flüssigkeit, die ein Brennen im Bereich des Ösophagus auslöst. Erbrechen. Dieses Heilmittel mit begrenzter Wirkung auf den Magen ergänzt sehr gut Lycopodium.

KALIUM BICHROMICUM: Aphten, Stomatitis, Hypersalivation, Gastritis. Die Schmerzen nehmen nach den Mahlzeiten zu: Brennen und Gefühl einer offenen Wunde, genau lokalisierbar „als Punkt". Nausea und saures, bitteres Erbrechen. Möglichkeit des Auftretens eines Ulkus. (Argentum Nitricum, Arsenicum Album, Bismuthum).

❖ **Flatulenzen**

CHINA: Meteorismus im gesamten Abdomen, der sich durch den Abgang von Darmgasen oder durch Aufstoßen nicht bessert – Diarrhoe. Die Symptomatik der Erkrankten verschlimmert sich durch Genuß von Früchten und Tee. Anämie, Hämorrhagie. Melancholie, depressiver Zustand bei schwangeren Frauen.

KALIUM CARBONICUM: Dem China nahestehendes Mittel durch seine Anämie und Flatulenzen. Hoher Meteorismus, der während den Mahlzeiten auftritt. Hiatushernie. Die Symptomatik der Patientin verschlimmert sich bei Aufnahme wäßriger Lebensmittel. Kälteempfindliche, manische und ängstliche Frau. Angst vor Krankheit und Tod.

LYCOPODIUM: Tiefer Meteorismus, der am Ende des Tages zunimmt (von 17– 20 Uhr). Drang, sich die Kleidungsstücke aufzuknöpfen. Vermehrter, aber erschwerter Abgang von Darmgasen. Obstipation. Postprandiale Schläfrigkeit. Schnell gestillter Appetit, Bedürfnis nach Süßigkeiten. Nächtliches Hungergefühl.

CARBO VEGETABILIS: Starke, supraumbilikale Überdehnung, die nach den Mahlzeiten und in liegender Position verstärkt ist. Hiatushernie. Flatulenzen aufgrund einer Fehlernährung (Abusus fetter Kost) oder einer Intoxikation. Rötung und Kongestion des Gesichtes beim Trinken von Wein.

ASA FOETIDA: Hoher, gastraler Meteorismus. Starke Überdehnung mit Aerophagie und Aufstoßen. „Kloßgefühl", das vom Abdomen bis in die Kehle aufsteigt. Antiperistaltik.

❖ Obstipation

ALUMINIUM: Obstipation durch paretische Atonie des Rektums. Das Absetzen selbst von weichen Stühlen ist schmerzhaft und anstrengend. Dicker, harter Stuhl mit Schleim. Dehydratation von Haut und Schleimhäuten. Verschlimmerung durch stärkehaltige Lebensmittel, durch Kartoffeln.

❖ Schläfrigkeit

Sie tritt schon frühzeitig auf und kann die Frau in beträchtlicher Weise stören.

NUX MOSCHATA: Unüberwindbare Somnolenz, die sich nach und auch schon während den Mahlzeiten verschlimmert und durch die geringste körperliche und geistige Anstrengung ausgelöst wird. Ohnmacht, Benommenheit. Flatulenz, gastrointestinale Überdehnung. Trockenheit der Schleimhäute.

NUX VOMICA: Postprandiale Schläfrigkeit. Ein kurzer Schlaf von einer Viertelstunde verschafft der Patientin Erleichterung. Gastrale Flatulenz, langsame Verdauung, Bedürfnis, sich die Kleidungsstücke aufzuknöpfen. Erbrechen erleichtert die Symptomatik. Obstipation, Scheinstuhldrang mit insuffizientem Stuhlabgang.

CHELIDONIUM: Postprandiale Somnolenz bei einer Lebererkrankten (Lycopodium, Sepia). Leber-Galle-Schmerz, der ins rechte Schulterblatt ausstrahlt. Hepatomegalie. Nausea und Gastralgien, die sich beim Essen bessern. Lust auf warme Milch.

OPIUM: Schläfrigkeit mit hartnäckiger Obstipation (als Folge von Angst und Schrecken).

MERCURIUS SOLUBILIS: Tagsüber Schläfrigkeit bei einer gewöhnlich lebhaften Patientin. Hypersalivation mit Metallgeschmack. Heilmittel bei Entzündung und eitrigen Absonderungen (HNO, Magen-Darm-Trakt, Harntrakt).

Venöse Beschwerden

❖ Varizen

Sie treten im Laufe der Schwangerschaft auf oder nehmen in dieser Zeit zu.

PULSATILLA: Die allgemeine venöse Kongestion dieses Heilmittels verschlimmert sich während der Schwangerschaft. Zyanotisches Venengeflecht an den Extremitäten. Dilatierte Venen, Gefühl schwerer Beine, Verschlimmerung beim Herunterhängenlassen der Beine. Ödeme der Extremitäten, die im Sommer und bei Aufenthalt in einem warmen Raum zunehmen, Besserung beim Gehen und bei frischem Wetter. Erfrierungen im Winter. Besenreiservarizen, Entzündungen der Kapillargefäße, Ekchymosen. Varizen, Risiko für Thrombosen und Varizenulzera. Blutdruckunregelmäßigkeiten.

CALCAREA FLUORICA: Dieses Heilmittel des luetischen Gebietes entspricht Frauen, die sich viel Sorgen um ihre finanzielle Lage machen. Hyperlaxität der Bänder. Die Varizen sind voluminös und bestanden bereits vor der Schwangerschaft – Entzündung der Kapillargefäße – innere, blutende Hämorrhoiden – Angiome.

FLUORIC ACIDUM: Geschlängelte, stark „in Paketen" vorspringende Varizen. Besenreiservarizen, Kapillaritis, Angiome, Hämorrhoiden. Es entspricht einer Verschlimmerung von Calcarea Fluor (Ulzera, Nekrosen, Fisteln und Charakterinstabilität).

HAMAMELIS: Starke venöse Beschwerden: Schmerzhafte, dilatierte, bei Berührung sehr empfindliche Varizen in Form von „Paketen". Schwere Gliedmaßen. Oberflächliche Phlebitiden. Variköse Ulzera. Schmerzhafte, vorspringende, blutende Hämorrhoiden. Das Blut ist schwarz und gerinnt schlecht. Hohe Verletzbarkeit der Kapillaren, spontane Ekchymosen, Purpura.

VIPERA: Heilmittel bei Varizen und besonders bei oberflächlicher Phlebitis mit perivenösem Ödem. Besserung bei Hochlagerung der betroffenen Gliedmaße. Ekchymose, Kapillarose, Purpura. Variköse Dermatitis.

ARNICA: Schmerzhafte Varizen, die bei geringstem Stoß stark empfindlich sind. Hohe Verletzbarkeit der Kapillargefäße, Hämatom, spontane Ekchymosen. Purpura. Großartiges Heilmittel nach physischen und psychischen Traumen. (Erschöpfung, adynamischer Zustand, allgemeine Zerschlagenheit).

LACHESIS: Varizen, Schweregefühl der Gliedmaßen, durch Wärme verschlimmert. Unverträglichkeit von Beengungen (Strumpfhosen, Gürtel). Spontane Ekchymosen, violette Hämorrhoiden.

CARDUUS MARIANUS: Mittel zur Leber-Galle-Drainage. Varizen des linken Beines. Nausea nach Palpation der Leberregion, galliges Erbrechen.

❖ Vulvavarizen

COLLINSONIA: Vulvavarizen bei schwangeren Frauen. Schwangerschaftshämorrhoiden: brennende, stechende Schmerzen, Pruritus und Blutung.

ARNICA: Vulvavarizen. Hohe Verletzbarkeit der Kapillargefäße, Ekchymosen, Hämatome, die spontan oder nach einem Stoß auftreten. Die Frau ist asthenisch, deprimiert nach einer physischen oder psychischen Überlastung. Schmerzhafte fetale Bewegungen.

ZINCUM: Vulvavarizen. Vulvapruritus bei einer erschöpften und asthenischen Frau. Unaufhörliche Agitation der unteren Extremitäten.

LYCOPODIUM: Vulvavarizen während der Schwangerschaft. Varizen des rechten Beines. Hämorrhoidenvorfall, schmerzhaft bei Berührung, Milderung durch warme Bäder.

❖ Hämorrhoiden

AESCULUS: Medikament bei venöser Kongestion (ausgedehnte Varizen, variköse Ulzera). Nicht oder wenig blutende Hämorrhoiden. Stechende Schmerzen wie durch Nadeln oder durch einen Holzsplitter. Gefühl der analen Trockenheit.

ALOE: Äußere, blaue Hämorrhoiden in Form von Knäueln mit starkem Pruritus und Brennen. Rektale Pulsationen. Verschlimmerung der Hämorrhoiden durch Auftragen von kaltem Wasser. Unwillkürlicher Stuhlabgang. Venöse Stase, Schweregefühl im kleinen Becken und lumbosakral. Schmerzen in den Beinen und an den Fußsohlen.

PAEONIA: Vorspringende, entzündete, ulzerierte, voluminöse und nässende Hämorrhoiden. Analfissur. Gefühl eines Splitters.

COLLINSONIA: Schwangerschaftshämorrhoiden, die durch eine Obstipation mit harten, voluminösen Stühlen verschlimmert werden.

NUX VOMICA: Schmerzhafte Hämorrhoiden, die durch kalte Bäder gemildert werden, kombiniert mit einer chronischen Obstipation. Beschwerden aufgrund einer Bewegungsarmut, von Stress oder von falscher Ernährung.

Krämpfe

Neben vielen anderen werden folgende drei Heilmittel häufig verschrieben:

CUPRUM: Plötzliche, schmerzhafte Krämpfe in den Waden und Zehen, die unvermittelt auftreten und auch wieder verschwinden. Heilmittel bei Tetanie und heftigen Spasmen, die während der Schwangerschaft und der Entbindung auftreten können.

NUX VOMICA: Übererregbarkeit und Unverträglichkeit von stimulierenden Substanzen, Spasmen, Tetanie und schmerzhafte Krämpfe der Waden. Klassisches Ergänzungsmittel zu Sepia.

MAGNESIUM PHOSPHORICUM: Spasmophile Kranke. Die heftigen Krämpfe sind äußerst schmerzhaft. Sie werden durch Reiben und lokale Wärmeapplikation gebessert. Plötzlicher Beginn und plötzliches Ende von Kontraktionen, die an irgendeiner Stelle des Körpers auftreten.

Hautbeschwerden in der Schwangerschaft

Das **Chloasma** entspricht:

SEPIA: Die Hautfarbe ist erdfarben mit gelblichen Flecken um den Mund herum, auf dem Nasenrücken und in Form eines pigmentierten Kreises um die Augen herum. Heilmittel bei Herpes labialis. Pigmentierte Medianlinie subumbilikal. Diese Hautsymptome liegen selbst außerhalb der Schwangerschaft vor.

Die **Schwangerschaftsstreifen** treten eher bei Frauen vom Fluortyp auf. Man kann gemäß dem Simileprinzip Calcarea Fluorica, Fluoric Acidum oder Silicea verordnen.

Kardio-renale Beschwerden

Die Schwangerschaftshypertonie mit Werten von oder oberhalb von 135 / 85 mmHg ist eine ernste Komplikation aufgrund der damit verbundenen Risiken (Eklampsie, fetale Hypotrophie, intrauteriner Fruchttod oder erhöhte neonatale Sterblichkeit).

Die Überwachung des arteriellen Blutdruckes bei einer schwangeren Frau ist daher wesentlich. Eine Krankenhauseinweisung ist unvermeidbar bei Werten von oder oberhalb von 160 / 100 mmHg.

In den übrigen Fällen ist eine strikte ambulante Überwachung notwendig: Messung des arteriellen Blutdruckes alle 14 Tage oder alle 7 Tage. Gewichtskontrolle und Kontrolle des fetalen Wachstums, regelmäßige Bestimmung von Glukose im Harn und im Blut, Bestimmung des Harnstoffs (normal: unter 60 mg/l); Bestimmung des Eiweiß im Urin (normal: 0 oder weniger als 1 g/24 h).

Salzfreie Kost und die Einnahme von Diuretika sind in diesem Fall kontraindiziert, da sie eine bestehende Hypovolämie und eine plazentare Ischämie verschlimmern können.

Eine komplette Ruhigstellung ist unverzichtbar. Bei mäßiger Hypertonie wird eine Entbindung ab der 38. Woche angestrebt. Die klassische antihypertensive Therapie wird in den Fällen verschrieben, in denen die Ruhigstellung nicht ausreicht, den Blutdruck zu normalisieren.

Homöopathische Behandlung

❖ Kardiale Beschwerden

Jede Schwangerschaft von Frauen des Typs Sulfur, Aurum Metallicum, Baryta Carbonica, Phosphorus, Lachesis ... erfordert eine enge Überwachung des arteriellen Blutdrucks, der übrigen Parameter und die präventive Einnahme dieser Heilmittel.

SULFUR: Medikament bei Hypertonie mit lokalisiertem, kongestiven Zustand. Die Öffnungen der Haut sind gerötet. Kongestiver Kopfschmerz mit Klopfen, Brennen und Hitzegefühl. Präkordialer Schmerz im Sinne einer Angina pectoris. Gefühl, als ob das Herz zu groß sei, akutes Stechen, Palpitationen beim Hochsteigen einer Treppe oder einer Steigung.

Sulfur wird verschrieben beim Vorliegen von zahlreichen, sowohl physischen (Allergie, Infektion, Verdauungsstörungen mit Verlangen nach Zucker, Schlaflosigkeit, Hautbeschwerden: Ekzem, Pruritus, Wasserunverträglichkeit) als auch psychischen Symptomen (Zyklothymie, Wechsel von Euphorie und depressiven Phasen).

AURUM METALLICUM: Auch ein großartiges Heilmittel bei Hypertonie aufgrund eines kongestiven Zustandes. Arrhythmie mit dem Gefühl des Herzstillstandes gefolgt von einem heftigen Schock.

Präkordiale Schmerzen mit dem Eindruck, als ob ein Gewicht das Sternum zerquetschen würde. Zunehmende Symptomatik beim Gehen, beim Hochsteigen. Heftige Palpitationen mit kongestiven Wallungen des Kopfes und Klopfen der Karotiden. Herzinsuffizienz mit Ödemen. Nächtliche Verschlimmerung der Symptome.

PHOSPHORUS: Hypertensive Krisen mit dem Gefühl einer beängstigenden zerebralen Kongestion. Palpitationen, arterielles Klopfen, das im ganzen Körper empfunden wird, Arrhythmie, Tachykardie. Angina pectoris-Anfall mit Thoraxschmerz, Einengungsgefühl und Dyspnoe. Rechtsherzinsuffizienz mit Ödemen. Hämaturie, Albuminurie, Phosphaturie. Renales Ödem, Gesichtsödem. Anämie, Hämorrhagien, Gerinnungsstörungen, hohe Verletzbarkeit der Kapillaren.

LACHESIS: Hypertonie, kongestive Wallungen, Klopfgefühl im Kopf. Gesichtszyanose, Beklemmungsgefühl, Verlangsamung des Herzrhythmus. Angina pectoris-Anfall. Kongestive, okzipitale Kopfschmerzen. Deutliche Verschlechterung nach dem Schlaf, Besserung durch jeglichen Ausfluß. Unverträglichkeit von geschlossenen und warmen Räumen.

BARYTA CARBONICA: Chronische Hypertonie mit unterschiedlichem Druckgefühl gegensätzlich zu Aurum (Dr. Guermonprez). Medikament bei endokrinem Mangel (Thyroidea, Ovar) und Sklerose.

Alle diese nach dem Ähnlichkeitsprinzip verschriebenen Medikamente werden in ihrer Wirkung – in Fällen einer Verschlechterung – durch zahlreiche Medikamente mit mehr *lokaler Wirkung* unterstützt.

SANGUINARIA: Kopfschmerzen bei einer an Hypertonie leidenden Kranken. Umschriebene Rötung beider Wangen, Hitzewallungen. Brennende Extremitäten.

MELILOTUS: Klopfende Kopfschmerzen aufgrund eines Hypertonus. Arterielles Klopfen in den Karotiden. Die Erkrankte findet Erleichterung beim Auftreten einer Epistaxis.

GELSEMIUM: Die Symptome treten nach einem emotionalen Schock oder einer Hitzeexposition auf: kongestive, okzipitale Kopfschmerzen. Gefühl, als ob das Herz aufhört zu schlagen, wenn sich die Kranke nicht bewegt. Tachykardie, Arrhythmie und Benommenheit.

ACONIT: Nach einer trockenen Kälteexposition oder nach einem großen Angstgefühl tritt eine hypertensive Krise mit heißem Gesicht auf, das abblaßt, wenn sich die Kranke setzt. Palpitationen, Tachykardie, sehr beängstigende Angina pectoris-Anfälle. Die agitierte Patientin hat den Eindruck zu sterben.

BELLADONNA: Kongestive Hypertonie, sichtbares arterielles Schlagen, Palpitationen. Die Anfälle treten nach Aufregung, einer Erkältung und einem Sonnenstich auf. Das Gesicht ist gerötet, schweißig und wird blaß, sobald sich die Patientin aufstellt. Heilmittel bei Hämorrhagien.

ARNICA: Hypertensive Krisen mit heißem Kopf und kühlem Körper nach einem psychischem oder physischem Trauma. Hohe kapilläre Verletzbarkeit, Gefühl von Quetschung und Muskelkater.

OPIUM: Schwere Hypertonie mit hohem Risiko für einen zerebralen Insult. Tief dunkelrotes Gesicht, warmer Körper, der von Schweiß bedeckt ist, Miosis.

GLONOIN: Medikament bei schwerer Hypertonie und zerebraler Kongestion mit plötzlichem Auftreten. Tachykardie, Arrhythmie, heftiges arterielles Klopfen.

VERATRUM VIRIDE: Weiteres Medikament bei schwerer hypertensiver Krise, die nach einem Sonnenstich oder morgens beim Aufwachen auftritt. Heftiges arterielles Klopfen mit warmem Schweiß. Langsamer, schwacher Puls und Arrhythmie. Zyanose des Gesichtes, das blaß wird, wenn sich die Patientin setzt.

❖ Renale Beschwerden

Albuminurie

SERUM ANGUILLAE (Ichtyotoxinum): Akute Albuminurie mit plötzlichem Auftreten ohne Manifestation von Ödemen. Oligurie, Anurie, Hämaturie. Anstieg des arteriellen Blutdrucks. Heilmittel bei Hepatitis.

BERBERIS VULGARIS: Albuminurie mit lumbalen, renalen und urethralen Schmerzen links, die in alle Richtungen ausstrahlen. Brennen beim Wasserlassen. Hyperurikämie. Bläuliche Flecken auf der Unterlippe.

APIS: Plötzliche Proteinurie. Oligurie, Anurie mit schnell auftretenden Ödemen. Niereninsuffizienz.

FORMICA RUFA: Albuminurie und besonders Bakteriurie mit E. coli (Zystitis, Pyelonephritis), Hyperurikämie, reichlich trüber Urin mit unangenehmem Geruch.

Arsenicum Album, Phosphorus, Mercurius Corrosivus und Solubilis, Cuprum Arsenicosum passen zu schwerwiegenden renalen Erkrankungen, die eine enge Überwachung, evtl. sogar einen Krankenhausaufenthalt erfordern.

Glukosurie

SYZYGIUM JAMBOLANUM: Klassischerweise verordnet als Heilmittel bei Polyurie, Glukosurie und juckenden Hautausschlägen. Seine Wirkung ist aber noch unsicher.

Harninfektionen

Sie können eine Antibiotikatherapie notwendig machen, die sich nach den jeweiligen Keimen richtet. Die akute oder chronische Bakteriurie mit E. coli ist eine geläufige Infektion, die homöopathisch behandelt wird.

Die Basisbehandlung mit Kalium Carbonicum, Sepia, Thuya, Natrium Sulfuricum, Natrium Muriaticum, Tuberculinum ..., wird, gemäß den Allgemeinsymptomen, durch folgende Medikamente ergänzt:

COLIBACILLINUM: Akute und chronische Zystitis, trüber Urin mit starkem Geruch. Ureterschmerzen, beidseitige Nierenschmerzen. Ödem am inneren Winkel des Oberlids. Gleichzeitig Verdauungsstörungen: Obstipation, Meteorismus. Gedächtnisschwund mit Unentschlossenheit. Starke Asthenie.

FORMICA RUFA: Bakteriurie mit E. coli, reichlich Urin, selbst nachts, mit Trübung und schlechtem Geruch. Albuminurie, Hämaturie. Verdauungsstörungen: Nausea, Erbrechen, schmerzlose, übel riechende, morgendliche Diarrhoe. Heilmittel bei Hyperurikämie und wandernden Schmerzen.

BERBERIS VULGARIS: Hepatorenales Drainagemittel, das bei allen Infektionen und bei Lithiasis eingesetzt wird, wenn die Diurese insuffizient ist. Nierenschmerzen mit Bevorzugung der linken Seite. Hyperurikämie.

CANTHARIS: Bakteriurie mit E. coli oder eine andere Infektion, die für eine heftige Zystitis mit brennenden und schneidenden Schmerzen im Bereich der Blase vor, während und nach der Miktion verantwortlich ist. Wenig, tropfenweiser Urin mit unerträglichen Schmerzen. Hämaturie, Pyelonephritis, Nephropathie. Heilmittel bei bullöser Dermatose.

MERCURIUS SOLUBILIS: Zystitis durch E. coli oder andere Keime. Der Urin ist mukopurulent. Hämaturie, Brennen der Blase. Intensiver und häufiger Harndrang, aber Oligurie. Leukozyturie, Albuminurie. Risiko für Nephropathie.

MERCURIUS CORROSIVUS: Es paßt zu einer Verschlechterung der Symptome von Mercurius. Akute, heftige, eitrige Zystitis mit brennender, tropfenweiser Miktion. Albuminurie, Pyelonephritis und Nephropathie. Sehr beeinträchtigter Allgemeinzustand.

TEREBINTHINA: Akute Zystitis, akute oder chronische Nephropathie mit Hämaturie. Häufige, schmerzhafte, brennende Miktion. Wenig Urin, der einen Veilchengeruch hat. Proteinurie. Terebinthina ist ein Zusatzmedikament zu Phosphorus.

Einer Zystalgie mit hellem Urin entspricht:

STAPHYSAGRIA: Brennender urethrovesikaler Schmerz, der beim Wasserlassen aufhört. Gefühl, als ob dauernd ein Urintropfen abfließt. Zystalgie nach dem Geschlechtsverkehr oder nach Ärger oder bei einer verdrängten Wut.

IGNATIA: Zystopathie mit hellem Urin. Wäßrige Pollakisurie, die am Ende einer Migräne (Gelsemium) auftritt.

Bedrohte Schwangerschaften

Spontanaborte

Sie treten in 10 bis 15 % der Schwangerschaften auf. Hierbei kann es sich um ein einmaliges Ereignis handeln, aber in mehr als einem Viertel der Fälle besteht für die Frau das Risiko für einen erneuten Abort.

Die Ursache für einen Abort ist unterschiedlich und läßt sich gelegentlich schwer bestimmen:

▲ Chromosomale Aberrationen sind wahrscheinlich für zahlreiche, frühe Aborte verantwortlich, da mehr als 60 % der abgegangenen Eier Träger von Anomalien sind, die bei der Befruchtung auftreten. Im Rezidivfall ist es ratsam, den Karyotyp beider Elternteile bestimmen zu lassen. Beim Vorliegen einer Chromosomenaberration sollte man bei jeder Schwangerschaft zu einer Amniozentese raten, um eine chromosomale Untersuchung durchzuführen.
▲ Rezidivierende, genitale Infektionen werden ebenfalls als Ursache für einen Abort angesehen. Sie sind um so schlimmer, da sie gelegentlich inapparent verlaufen. Sämtliche Keime können für einen Abort verantwortlich sein, darunter besonders Mykoplasmen, Clamydien, Lysteria monocytogenes ...
▲ Die Lutealinsuffizienz nimmt nicht mehr die vorherrschende Stellung ein, die man ihr früher zuwies. Eine Hormontherapie zur Aufrechterhaltung einer Schwangerschaft wird heute nicht mehr durchgeführt. Man spricht heute eher vom Begriff der Dysovulation aufgrund endokriner Dysfunktionen (Störungen im Bereich der Achse Hypothalamus-Hypophyse-Ovar oder Hypothyreose, Hyperandrogenämie ...).
▲ Uterusanomalien (Mißbildung, Hypoplasie, Synechien, Myome ...) und ein Klaffen im Bereich von Zervix und Isthmus, meist traumatischen Ursprungs, sind für eine Großzahl der Spätaborte verantwortlich. Bei der Zervixinsuffizienz ermöglicht eine Zerclage der Zervix – unter der Berücksichtigung einer genauen Indikationsstellung – häufig die Fortführung der bedrohten Schwangerschaft bis zum normalen Geburtstermin.
▲ Immunologische Faktoren, die für die bislang als idiopathisch bezeichneten Aborte veranwortlich sind, werden zur Zeit untersucht (Fehler in der Produktion mütterlicher Antikörper gegen väterliche Antigene, besonders vom Typ HLA).
▲ Jede Allgemeininfektion (Röteln, Toxoplasmose ...) sowie bestimmte Erkrankungen (Diabetes, Hypertonus ...) können einen Früh- oder Spätabort auslösen.

Die **klinische Diagnose** eines Spontanabortes beruht auf der Feststellung mehrerer Symptome:
▲ Metrorrhagien sind stark richtungsweisend. Gelegentlich schwach und mit wechselnder Stärke, persistieren sie meistens mit rotem und schwarzem Blut.
▲ Schmerzen im Unterbauch sind inkonstant und diskret. Im zweiten Trimester verstärken sich die Kontraktionen.

Differentialdiagnostisch sollten eine extrauterine Schwangerschaft, eine hydatiforme Mole und bei einer nicht schwangeren Frau eine Salpingitis oder Ovarialzyste ausgeschlossen werden.

Drohende Frühgeburt

Die Ursachen für Frühgeburten sind denen für Aborte sehr verwandt. Man findet ebenfalls Uterusanomalien, vaginale Infektionen, Harninfektionen oder Allgemeininfektionen. Eine Zwillings- oder Mehrlingsschwangerschaft, eine Placenta praevia und ein Hydramnion sind ebenfalls häufige Ursachen für Frühgeburtlichkeit. Das retroplazentare Hämatom sowie die vorzeitige Sprengung der Fruchtblase sind ebenfalls geburtshilfliche Notfälle.

Bestimmte Risikofaktoren sollten bekannt sein, um die Frühgeburtlichkeit zu begrenzen:
▲ Gynäkologische Faktoren: eine Vielzahl an spontanen Fehlgeburten oder Abtreibungen, eine erhöhte Zahl an Schwangerschaften, sowie zahlreiche gynäkologische Eingriffe begünstigen Frühgeburten.
▲ Soziale Faktoren: eine von der Frau schlecht akzeptierte Schwangerschaft, ein gestörtes Gefühlsleben, schlechte Arbeitsbedingungen, ein ermüdendes Familienleben, Tabakabusus, Alkoholismus... sind ebenfalls verschlimmernde Faktoren.

Die **klinische Diagnose** einer drohenden Frühgeburt beruht auf dem Vorhandensein von Metrorrhagien und von schmerzhaften, häufigen und unregelmäßigen Uteruskontraktionen. Ein Abfließen von Amnionflüssigkeit besteht bei vorzeitigem Blasensprung.

Bei der **gynäkologischen Untersuchung** lassen sich Veränderungen der Zervix uteri feststellen: eine Verkürzung, eine Erweichung der Zervix oder ein Klaffen im Bereich der Zervix und des Isthmus.

Ergänzende Untersuchungen

Die Ultraschalluntersuchung ist ein unentbehrliches Verfahren zur Aufdeckung und Überwachung einer bedrohten Schwangerschaft.

Ab der neunten Woche einer Amenorrhoe ist es möglich, das Vorhandensein oder das Fehlen einer fetalen Herzaktion festzustellen. Lebt der Fötus nicht mehr, so ist in der Mehrzahl der Fälle eine Kürettage notwendig. Entwickelt sich die Schwangerschaft weiter und bestehen Alarmzeichen (Metrorrhagien, Kontraktionen ...) bedarf es einer engen klinischen Überwachung in Verbindung mit regelmäßigen Ultraschallkontrollen.

Die Registrierung der Herzfrequenz ermöglicht es, einen eventuellen fetalen Mangelzustand zu überwachen, der für eine Hypotrophie oder für einen intrauterinen Fruchttod verantwortlich sein kann. Hormonbestimmungen können dieses Untersuchungsprogramm noch ergänzen (HCG, Progesteron und 17-β-Östradiol im Plasma bei Fehlgeburten). Östriol im Harn oder Plasma, HCS (Human Chorionic Somato-Mammotropine) bei drohender Frühgeburt.

Allopathische Behandlung

Man verordnet strikte Bettruhe zuhause oder in schweren Fällen im Krankenhaus in Verbindung mit einer medikamentösen Behandlung. Man verwendet Betamimetika unter Beachtung der Kontraindikationen (Kardiopathie, Diabetes, Hyperthyreose, Blutdruckanomalien ...).

Andere nichtbetamimetische, tokolytische Substanzen werden ebenfalls eingesetzt: Indometazin, dessen Einnahme eine Woche vor der Geburt wegen des Risikos eines Ductus arteriosus-Verschlusses eingestellt werden sollte und Progesteron, dessen Wirksamkeit noch diskutiert wird.

Homöopathische Behandlung

Sie wird selbstverständlich nur nach einer kompletten Untersuchung und unter Beibehaltung einer engen Überwachung verordnet. In Verbindung mit der Behandlung muß die absolute Ruhigstellung sichergestellt sein.

❖ Schmerzen im kleinen Becken

ARNICA: Gefühl von Zerschlagenheit und Quetschung des Körpers. Nachts scheint das Bett zu hart zu sein, die Patientin wechselt ständig den Platz (Rhux Tox). Kontusionsgefühl der Uterusregion, das die Erkrankte daran hindert, sich aufrecht zu halten. Abdominelle Schmerzen, die durch Bewegungen des Föten verschlimmert werden. Lumbalgie. Die erschöpfte Frau sucht die Einsamkeit. Hohe Verletzbarkeit der Kapillaren, Hämatom, spontane Ekchymosen, Vulvavarizen. Risiko für hypertensive Krisen.

BELLIS PERENNIS: Gefühl allgemeiner Zerschlagenheit und Quetschung. Schmerzen im Bereich der Abdominalmuskulatur, des Uterus und im kleinen Becken mit Ausstrahlung in die unteren Extremitäten. Venöse Kongestion. Ekchymosen nach einem Trauma. Häufig verwendetes Medikament nach Traumen der Mamma.

HELONIAS: Unangenehmes Gefühl, „einen Uterus zu haben". Schmerzen wie bei einer Quetschung und Schweregefühl im kleinen Becken. Lumbosakralgien mit Ausstrahlung in die Oberschenkel. Albuminurie, Zystitis, Nephritis. Vulvapruritus während der Schwangerschaft, Vaginalmykose. Sialorrhoe. Drohender Abort. Heilmittel, das dem Sepia sehr nahesteht.

MUREX PURPUREA: Gefühl der Lockerung und schmerzhaften gesteigerten Erschlaffung der Beckengelenke zu Beginn der Schwangerschaft. Schneidende Schmerzen im Uterus, die in liegender Position verschlimmert werden und akute Schmerzen im kleinen Becken mit Lokalisation auf der rechten Seite und Ausstrahlung in die linke Brust.

❖ Kontraktionen

CAULOPHYLLUM: Dieses Heilmittel, das hauptsächlich bei der Entbindung eingesetzt wird, unterdrückt heftige, unregelmäßige und spastische Kontraktionen mit Ausstrahlung in die Oberschenkel und verhindert damit eine vorzeitige Entbindung. Verlängerte Hämorrhagien mit schwarzem Blut.

VIBURNUM OPULUS: Es ist von Nutzem bei drohendem Abort zu Beginn der Schwangerschaft. Spastische Uterusschmerzen mit Ausstrahlung auf die Vorderfläche der Oberschenkel. Schweregefühl unterhalb des Uterus. Unterleibsschmerzen, die in der Lumbalregion beginnen und in Form von Krämpfen im Uterus enden.

VIBURNUM PRUNIFOLIUM: besitzt eine ähnliche Wirkung zur Verhinderung eines Abortes. Heilmittel bei morgendlicher Übelkeit im Laufe der Schwangerschaft.

SABINA: Schmerzen bei Scheinwehen. Die Schmerzen gehen direkt vom Sakrum bis ins Schambein.

Lumbosakrale Schmerzen mit Ausstrahlung in die Oberschenkel. Heftig stechende Schmerzen, die von der Scheide bis zur Gebärmutter oder zum Nabel hin aufsteigen. Diese Schmerzen treten im allgemeinen in Verbindung mit einer Blutung auf. Abort im dritten Monat.

JUNIPERUS: Durch seine Zusammensetzung dem Sepia nahestehend ist es ein Medikament bei Dysmenorrhoe, Zystitis, Nephropathie und drohendem Abort.

ALETRIS FARINOSA: Ungenaue Wehenschmerzen während der Schwangerschaft. Schweregefühl des Uterus. Durch ihre Erschöpfung und Depression ist die Patientin dem Bild von Helonias sehr nahestehend. Leukorrhoe, Albuminurie. Hämorrhagie.

CHAMOMILLA: Drohender Abort mit Schmerzen bei unregelmäßigen Scheinwehen. Ziehende Schmerzen mit Ausstrahlung in die Oberschenkel und entlang der Beinvenen. Diese Schmerzen werden als unerträglich empfunden. Die Erkrankte ist agitiert und jähzornig. Mögliche Hämorrhagie.

Zwei bedeutende Heilmittel in der Schwangerschaft:

ACTEA RACEMOSA: Dieses Medikament ist nützlich beim Auftreten anormaler Kontraktionen um den dritten Monat herum. Akute Uterusschmerzen, die das Abdomen von einer zur anderen Seite durchwandern. Lumbale Schmerzen mit Ausstrahlung in die Hüften und die Oberschenkel. Schweregefühl des Uterus. Heftige Schmerzen: die Patientin krümmt sich. Agitation, Unruhe, Angst vor der Entbindung.

SEPIA: Drohender Abort um den dritten Schwangerschaftsmonat herum. Lumbosakrales Schweregefühl. Gefühl, als ob der Uterus entweichen will. Heilmittel bei Obstipation, Nausea, Chloasma und depressivem Zustand.

❖ **Metrorrhagien**

BELLADONNA: Blutungen mit warmem Blut und Blutgerinnseln. Starker Ausfluß, Senkungsgefühl und spastische Schmerzen. Hämorrhagie in Verbindung mit einem entzündlichen und infektiösen Zustand. Hypertonie.

ERIGERON: Uterusblutung von hellrotem Blut. Die geringste Bewegung bewirkt einen schwallartigen Ausfluß. Die Metrorrhagie tritt in Verbindung mit Reizung von Blase und Rektum auf.

IPECA: Uterusblutung von rotem, flüssigen, glänzenden Blut oder mit Blutgerinnseln. Schmerzen wie bei Quetschung oder Knochenbruch. Uterusspasmen. Übelkeit, die Zunge ist nicht belegt.

MILLEFOLIUM: Gefühl von Quetschung und Muskelkater während der roten, flüssigen Blutung. Die Erkrankte ist nicht beängstigt. Schwangerschaftsvarizen.

TRILLIUM PENDULUM: Starke Blutung von rotem Blut mit Dislokationsschmerzen der sakroiliakalen Gelenke. Besserung durch das Tragen einer Bandage, die um die Hüften festgezogen wird. Bei geringster Bewegung spritzende Metrorrhagie. Schwächegefühl, Palpitationen, Sehstörungen.

CHINA: Blutung mit trübem Blut. Kaltes Gesicht, Ohrensausen und Wunsch, dem Wind ausgesetzt zu sein. Anämische, dehydrierte, erschöpfte Frau, die auf die geringste Berührung überempfindlich ist, deren Symptomatik sich aber durch starken Druck bessert.

SECALE: Starke Hämorrhagie von schwarzem Blut, die durch die geringste Bewegung verstärkt wird. Veränderter Allgemeinzustand: Magerkeit, blasses Gesicht mit Ringen unter den Augen, kalter Körper.

Uteruskontraktionen während der Blutung, Ameisenlaufen im Bereich der Extremitäten, Unverträglichkeit von Hitze mit Verlangen nach frischer Luft.

SABINA: Uterusblutung von rotem, glänzenden Blut mit Blutgerinnseln. Die Metrorrhagie wird durch Bewegung verschlimmert. Abort im dritten Monat. Schmerzen, die vom Sakrum ausgehen und ins Schambein und die Vorderseite der Oberschenkel ausstrahlen. Heilmittel bei benignen Neubildungen.

CROCUS SATIVUS: Metrorrhagien während der Schwangerschaft mit schwarzem, zu Fäden geronnenen Blut. Diese werden durch Bewegung verschlimmert (Coccus Cacti).

USTILAGO: Metrorrhagien mit schwarzem Blut und kleinen Blutgerinnseln oder Fäden, die langsam abfließen und einen schlechten Geruch haben. Verlängerte Blutungen und gelegentlich leichte Sickerblutung. Die Zervix blutet bei Berührung.

❖ Habitueller oder wiederholter Abort

Im Sinne einer präventiven Zielsetzung sucht man nach Symptomen von:

LUESINUM: Heilmittel bei Dystrophien und Malformationen. Man findet in der Familienanamnese einen erheblichen Alkoholabusus oder eine Syphilis und in der gynäkologischen und geburtshilflichen Anamnese Mißbildungen, eine Multiparität und wiederholt aufgetretene Aborte.

KALIUM CARBONICUM: Asthenische, anämische Frau aufgrund einer lange bestehenden Hypermenorrhoe. Gelegentlich idiopathische Amenorrhoe. Erschöpfung und Sehstörungen nach dem Geschlechtsverkehr. Diese Patientin ist von unterschiedlichen Beschwerden betroffen, die an der Grenze zum Pathologischen stehen, und sich zunehmend verschlechtern (Asthma, Nieren- und Herzinsuffizienz, Dysthyreose, Unterfunktion der Nebennierenrinde, Arthrose, Verdauungsstörungen ...). Spontanaborte sind häufig.

Diese beiden Medikamente sind nur als Beispiel angegeben: Sämtliche Heilmittel, die einen gestörten Menstrualzyklus regulieren – unter Berücksichtigung des Ähnlichkeitsprinzips –, können präventiv verschrieben werden, um ein hormonelles Gleichgewicht zu verbessern. Wie es für die Befruchtung und die harmonische Entwicklung einer Schwangerschaft notwendig ist.

APIS MELLIFICA: Dieses Medikament für Entzündungen, akute Ödeme und Nephropathie kann einen Abort auslösen, wenn es zu Beginn der Schwangerschaft eingenommen wird. Seine Anwendung sollte besonders im ersten Trimester vermieden werden.

Die Vorbereitung auf die Entbindung

Eine während des letzten Monats der Schwangerschaft oder mit Beginn der Kontraktionen verschriebene homöopathische Behandlung kann die Entbindung erleichtern, indem sie die Dilatation der Zervix verbessert und Scheinwehen abschwächt oder unterdrückt.

ACTEA RACEMOSA wird gelegentlich systematisch verschrieben, weil ihre klinischen Zeichen den meisten Symptomen entsprechen, die man während einer Entbindung beobachtet. Die Frau ist agitiert, ängstlich, nervös, reizbar und empfindlich. Sie kann traurig und melancholisch sein und hat hauptsächlich eine übertriebene Angst vor der Entbindung und davor, ein nicht normales Kind zur Welt zu bringen. Sie drückt ihre Ängste damit aus, daß sie dem Geburtshelfer zahlreiche Fragen stellt. Sie hat Schwierigkeiten liegen zu bleiben, da sie sich bei Bewegungen besser fühlt. Die manuelle Untersuchung des Beckens ist schwierig und schmerzhaft; die Patientin schreit, sobald man versucht sie zu untersuchen. Die Dilatation erfolgt langsam. Die Schmerzen sind von unterschiedlicher Intensität, erst erträglich, dann sehr heftig. Sie wechseln ständig den Ort, gehen vom Uterus aus und strahlen in die Hüften, Oberschenkel und die lumbosakrale Region aus. Zu Beginn der Zervixdilatation zittert die Frau und verlangt nach Wärme.

CAULOPHYLLUM: Alleine oder in Kombination mit Actea Racemosa wirkt dieses Heilmittel rasch wie ein oxytocinartiges Mittel. Es unterbindet Scheinwehen und wirkt bei drohender vorzeitiger Entbindung. Während der Entbindung reguliert es die Schmerzen von uneffizienten Wehen (kurze, unregelmäßige, spastische Schmerzen). Die Zervix ist starr, eine Erweiterung unmöglich. Die Frau ist erschöpft und empfindet allgemeine Schwäche und ein inneres Zittern. Sie kann nur mit Mühe sprechen oder schreien.

GELSEMIUM: Die Frau empfindet eine allgemeinen Mattigkeit, Erschöpfung und intensive Müdigkeit. Ein Zittern ist charakteristisch für dieses Heilmittel. Die Kranke wirkt gelegentlich schwerfällig, stumpfsinnig und ist kurz davor einzuschlafen. Uterine Trägheit, totales Fehlen von Schmerzen.

KALIUM CARBONICUM: Es handelt sich um eine erschöpfte Frau, die bei jeder Kontraktion über einen heftigen Schmerz in der Lumbalregion klagt. Entbindung „durch die Nieren".

PULSATILLA: Es wird während der Entbindung bei Sistieren der Kontraktionen in der Austreibungsphase eingesetzt. Die Schmerzen sind unregelmäßig, uneffizient und wandernd. Sie treten zunehmend auf und verschwinden dann abnehmend wieder. Die Frau zittert und bevorzugt eine frische Umgebung.

CHAMOMILLA: Es wird verwendet in Fällen von unerträglichen Schmerzen bei jähzornigen, fordernden Frauen. Die Zervix ist mehr oder weniger starr, die Wehen sind insuffizient.

ARNICA: Während der Schwangerschaft sind die Bewegungen des Föten schmerzhaft. Gefühl von Steifigkeit und Quetschung. Die Frau ist erschöpft und hat Angst davor berührt zu werden. Die Vulva ist geschwollen und schmerzhaft. Heißer Kopf bei gleichzeitig kalter Nase und kaltem Körper.

Postpartale Erkrankungen

❖ Postpartale Hämorrhagien

1 — Arnica und Caulophyllum haben eine präventive Wirkung auf Blutungen bei der Entbindung. Blutungen von mehr als 500 ml mit Herkunft aus der Plazenta bedürfen einer genauen Diagnostik, einer Notfallbehandlung, einer Reanimation oder einer Revision des Uterus. Man verhindert sie mit einer engen Überwachung jeder Wöchnerin, um das Risiko einer Plazentaretention zu verringern.

2 — Blutungen, die zu einem späteren Zeitpunkt nach der Geburt auftreten beruhen entweder auf einer Endometritis, auf der Persistenz eines infizierten Plazentarestes oder auf einer Behandlung mit Antikoagulantien oder Östrogenen. Der Wochenfluß ist verstärkt und verlängert, tritt mit oder ohne Blutgerinnsel und in Verbindung mit infektiösen Symptomen auf.

CHINA wird angewendet, wenn die Frau durch ihre Entbindung erschöpft ist. Hämorrhagie mit dunklem Blut und schwarzen Blutgerinnseln. Anämie mit bläulichen Ringen unter den Augen und Blässe des Gesichts.

SECALE CORNUTUM: Ausstoß von großen Blutkoageln, die zunächst mit rotem und später mit schwarzem Blut vermischt sind, das nicht gerinnt. Kontraktionen steigern die Blutung.

CROCUS SATIVUS: Blutung mit dunklem, schwarzen Blut mit Blutgerinnseln und Fäden. Gefühl, etwas Lebendiges im Bauch zu haben.

BELLADONNA: Spritzende Hämorrhagie mit warmem Blut und Blutgerinnseln. Spastische Schmerzen. Infektiöser Zustand.

HAMAMELIS: Schwarzes Blut, das schlecht gerinnt. Die Uteruskontraktionen haben keine Wirkung auf die Blutung.

❖ Plazentaretention

Caulophyllum und Secale sind die Hauptmedikamente bei Plazentaretention.

Gossypium wird von manchen Autoren ebenfalls als Medikament bei Wehenschwäche und Plazentaretention aufgeführt, ebenso wie Pulsatilla und Nux Vomica.

❖ Uterine Involution

FRAXINUS AMERICANA: Als Medikament bei Myomen erlaubt Fraxinus dem Uterus, sein normales Volumen wieder einzunehmen. Man kann es mit Secale Cornutum kombinieren.

PODOPHYLLUM: Schweregefühl im kleinen Becken. Uterusprolaps nach einer Entbindung (Sepia).

❖ Puerperale Infektion

Die Antibiotikatherapie ist besonders wirksam bei dieser Erkrankung, die Dank der hygienischen Maßnahmen selten geworden ist.

Folgende Medikamente kann man entweder mit der Antibiotikabehandlung kombinieren oder bei Frauen mit erhöhtem Risiko (Infektionen in der Anamnese) präventiv verordnen:

PYROGENIUM: Schneller Puls, mäßige Temperatur oder umgekehrt erhöhte Temperatur mit langsamem Puls. Zähflüssiger, stinkender Schweiß, Übelkeit, Erbrechen, Obstipation. Die Erkrankte ist ängstlich, erschöpft, wie gerädert, agitiert.

ECHINACEA: Heilmittel bei Eiterung, Phlegmone, Abszeß und Lymphangitis. Die Erkrankte ist erschöpft, gerädert, somnolent. Das Fieber ist unregelmäßig und geht mit Schüttelfrost, kaltem Schweiß, Nausea und beschleunigtem Puls einher.

RHUS TOXICODENDRON: Entkräftete, wie gerädert Kranke, wie „zerquetscht", sehr agitiert (möchte aus dem Bett aufstehen). Schüttelfrost beim Zudecken. Puerperale Sepsis.

KREOSOTUM: Heilmittel bei akuter oder chronischer gynäkologischer Infektion. Persistierende, braune Lochien mit übel riechendem Geruch. Vulvovaginales Brennen.

ARSENICUM ALBUM: Physische und mentale Agitation, Verzweiflung, Gefühl des bevorstehenden Todes. Kadavergeruch der Lochien.

N.B.: Diese Liste ist unvollständig: es existieren noch zahlreiche Heilmittel, die geeignet sind, eine Infektion zu bekämpfen.

❖ **Phlebothrombose**

Bei Vorhandensein von prädisponierenden Faktoren wie Thrombosen in der Anamnese, Varizen, Adipositas, Multipara ist die präventive Verschreibung einiger Heilmittel gerechtfertigt.

Die manifeste Thrombose bedarf einer sehr engen Überwachung wegen des Risikos einer Lungenembolie.

PULSATILLA: Venöse Insuffizienz mit zyanotischen, venösen Geflechten im Bereich der Extremitäten mit venöser Dilatation (Varizen, Thromboserisiko).
In der Anamnese Erfrierungen im Winter und Ödeme der Extremitäten im Sommer. Schweregefühl in den Beinen, das sich beim Gehen langsam bessert.

LACHESIS: Schwere Beine. Die Symptomatik der Patientin verschlimmert sich durch Wärme und bei Beengung (Unverträglichkeit von Strümpfen). Varizen, spontane Ekchymosen aufgrund einer Zartheit der Kapillaren. Besserung bei Ausfluß.

HAMAMELIS: Krampfadern, schmerzhafte Varikosis, bei Berührung erhöhte Schmerzempfindlichkeit. Variköse Venenpakete, variköse Ulzerationen. Thrombophlebitiden. Kapilläre Zartheit, Ekchymosen bei geringstem Stoß. Purpura.

FLUORICUM ACIDUM: Dilatierte Venen, die in geschlängelten Paketen angeordnet sind. Juckende Varizen.
Dieses Heilmittel entspricht einer Verschlimmerung von Calcarea Fluorica, das dieselbe Art von voluminösen Varizen zeigt.

VIPERA: Medikament, das bei eher oberflächlichen Phlebitiden eingesetzt wird (hervorspringende, schmerzhafte Vene mit perivenösem Ödem).
Der Schmerz wird deutlich durch Hochlagerung des Beines gebessert. Ein anderes Gift, Bothrops, hat eine antikoagulative Wirkung.

Geringfügige physische postpartale Beschwerden

❖ Obstipation

Unter zahlreichen Medikamenten sind folgende drei am häufigsten indiziert:

OPIUM: Obstipation ohne Stuhldrang. Harte, schwarze, kleine Stühle. Trägheit des Rektums. Postoperativer Subileus oder Ileus, nach Kaiserschnitt.

BRYONIA: Postoperative Obstipation. Schwarzer, dicker, trockener Stuhl, „wie verbrannt". Die Erkrankte hat das Bedürfnis nach absoluter Bewegungslosigkeit und Ruhe. Durst auf große Mengen kalten Wassers, das in großen Intervallen zu sich genommen wird.

NUX VOMICA: Obstipation nach Medikamentenaufnahme. Gefühl von falschem Stuhldrang, wenig Stuhl, Meteorismus, Hämorrhoiden.

❖ Harnstörungen

Ein *Harnverhalt* kann zu Opium, Nux Vomica und Causticum passen.

Eine *Harninkontinenz* paßt zu Arnica, Arsenicum Album und Causticum.

❖ Vernarbung

Einige Frauen klagen über einen persistierenden Schmerz und ein störendes Gefühl beim Geschlechtsverkehr im Bereich der Episiotomienarbe.

STAPHYSAGRIA: ist ein hervorragendes Medikament in der postoperativen Phase. Es beschleunigt die Vernarbung von Wunden, die durch ein scharfes Instrument verursacht wurden.

Es ist ebenfalls ein Heilmittel bei Hyperästhesie der Genitalorgane und bei Zystalgie nach dem Geschlechtsverkehr. Man kann es mit Silicea (langsame Vernarbung, Risiko zur Eiterung und zur Bildung von Keloid) oder mit Causticum (retraktile, schmerzhafte Narben) kombinieren.

❖ Haarausfall

Man wählt Basistherapeutika wie Sepia, Sulfur, Lachesis (Haarausfall während der Schwangerschaft), Natrium Mur, Silicea, Gelsemium ... aus.

PHOSPHORICUM ACIDUM: Deprimierte, asthenische, indifferente und wunschlose Frau. Ausfall von Kopf- und Körperhaaren. Chronische, schmerzlose Diarrhoe.

LYCOPODIUM: Haarausfall nach der Entbindung bei Frauen mit einer hepatodigestiven Insuffizienz.

SELENIUM: Ausfall von Kopf- und Körperhaaren und Augenbrauen. Seborrhoe, Akne. Erschöpfte, deprimierte Kranke.

THALLIUM: Schneller Haarausfall, diffus oder fleckförmig auftretend.

ZINCUM: Im Bereich des Vertex beginnende Alopezie bei asthenischen Frauen, die an Schlaflosigkeit leiden. Nicht zu unterdrückende Agitation der unteren Extremitäten.

❖ Gewichtszunahme

Einigen Frauen gelingt es nicht, nach ihrer Schwangerschaft wieder ihr ursprüngliches Gewicht zu erlangen.

In der Mehrzahl der Fälle handelt es sich um eine Entwicklung hin zur Sykose und man findet die Symptome von Thuya und von Natrium Sulfuricum.

THUYA: Zellulitische Infiltration im Bereich des Beckens und der Oberschenkel. Chronische Genitalinfektionen. Blasses, öliges Gesicht, Besenreiser im Bereich der Nasenfurchen. Ausfall der äußeren Augenbrauenpartie, lilafarbene Lippen. Schweiß im Bereich der Oberlippe, der Nase und der Achseln. Auftreten von Neubildungen (Warzen, Polypen ...). Phobien, Zwangsvorstellungen.

NATRIUM SULFURICUM: Gewichtszunahme aufgrund einer Wasserretention. Zellulitis, Hydrolipopexie. Prämenstruelles Syndrom – Zeichen „des Ringes" (Der Ehering hinterläßt einen Abdruck) – deutliche Verschlimmerung durch Feuchtigkeit – benigne Neubildungen.

SEPIA: Adipositas nach einer Schwangerschaft – gesenktes Abdomen, Uterusprolaps.

GRAPHITES: Bei Patientinnen, die sich mit Hilfe dieses Medikamentes erholen, besteht das Risiko, daß ihre Adipositas nach der Schwangerschaft zunimmt.
Allgemeine Verlangsamung, Unentschlossenheit, Apathie. Kälteempfindlichkeit, Obstipation. Schilddrüseninsuffizienz, Ovarialinsuffizienz – Amenorrhoe, Anovulation.

❖ Postpartale psychische Störungen

Die hormonalen Umstellungen, das Vorliegen einer Anämie, die körperliche Ermüdung aufgrund der Mehrarbeit, des Stillens und eines gestörten Schlafs sind Faktoren, die das Auftreten eines depressiven Syndroms begünstigen, welches nicht bagatellisiert werden sollte (mögliche Entwicklung hin zur einer psychotischen Dekompensation).

Man findet häufig die Symptome von:

SEPIA: Depressiver Zustand mit dem Wunsch, sich zu isolieren. Trost verschlimmert die Symptomatik. Plötzliches Weinen während der Unterhaltung mit der Kranken. Düstere Gedanken, Pessimismus und Desinteresse. Indifferente Patientin, die gegenüber ihrer Familie (Ehemann und Kind) reizbar ist. Verweigerung jeglicher Ablenkung. Morgendliche Asthenie und Ängstlichkeit bei Dämmerung.

CHINA: Flüssigkeitsverluste (Blutungen, Stillen, starker Schweiß oder Diarrhoe) schwächen die Erkrankte. Depressiver Zustand, Melancholie während der Schwangerschaft und postpartal mit suizidalen Gedanken. Abwechslung von zerebraler Übererregung mit lebhafter Phantasie und zahlreichen Vorhaben mit Apathie, Indifferenz und Reizbarkeit.

PLATINA: Hochmütige, stolze, arrogante Frau. Desinteresse für ihr eigenes Kind, das sie bedeutungslos findet. Stimmungslabilität oder Melancholie, Depression mit totaler Indifferenz, Wunsch, sich zu isolieren. Verschlechterung abends bei Dämmerung. Halluzination, Desorientierung, Gefühl, nicht zur eigenen Familie zu gehören. Drang zur Tötung des Kindes.

ACTEA RACEMOSA: Wechsel von psychischen mit physischen Störungen. Gynäkologische Schmerzen mit Agitation. Geschwätzigkeit, Zusammenhangslosigkeit der Gesprächsthemen, Eifersucht, Gefühl, verrückt zu werden. Verwirrung und Halluzination.

PHOSPHORICUM ACIDUM: Depressiver Zustand im Laufe des Stillens. Große, allgemeine Indifferenz, Ablehnung zu sprechen und zu antworten, Isolierung. Minderung des Gedächtnisses. Verzweiflung darüber, je wieder gesund zu werden. Morgendliche Asthenie, Somnolenz tagsüber. Haarausfall, Weißhaarigkeit. Blasser Teint, Ringe unter den Augen.

Die Schwangerschaft

LILIUM TIGRINUM: Depression nach der Entbindung. Ständiges Wiederholen von Erinnerungen und von traurigen Gedanken. Unkontrollierbares Weinen, Angst vor Krankheit, Tod, Einsamkeit. Drang zum Schreien. Febrile Agitation und Überstürzung. Exzessive Reizbarkeit und Gewissenhaftigkeit. Verschlimmerung durch Trost. Zwangsvorstellungen mit sexuellen oder religiösen Themen. Wechsel von psychischen und gynäkologischen Beschwerden (Schweregefühl im kleinen Becken, Ovaralgie links, Leukorrhoe ...).

PULSATILLA: Die Schwangerschaft und der postpartale Abschnitt können bei Pulsatilla das Auftreten eines depressiven Zustandes bewirken. Übererregbarkeit, Schüchternheit, leichtes Weinen. Verlangen, getröstet zu werden, sich sympathisch zu zeigen. Morgendliche Depression beim Gedanken an die zu erledigende Arbeit. Angst vor Tod, vor Unglück, am Abend, bei Einsamkeit. Variabilität der Symptome. Risiko einer Verschlechterung hin zu einem melancholischen Zustand mit suizidalem Drang. Exzessive mütterliche Abhängigkeit.

▪ Erkrankungen der Stillperiode

Zwei Tage nach der Entbindung führen die Sekretion von Prolaktin und der Abfall der Hormone (Östrogen, Progesteron) zur Milchsekretion, die durch das Saugen an der Brust aufrecht erhalten wird.

Die Hypogalaktie ist ziemlich häufig und ihre Ursachen sind sehr unterschiedlich:

▲ Anomalien der Mamille, Schrunden, Milchstau der Mamma, Hypotrophie.
▲ Schlechter Allgemeinzustand, psychische Störungen.
▲ Kaiserschnitt, Frühgeburtlichkeit.
▲ Transitorische Hypogalaktie um den 10. Tag herum.

Infektiöse Komplikationen, Lymphangitis, Abszeß beruhen auf einem Milchstau der Mamma, auf Schrunden, auf einer schlechten Hygiene oder auf einem mangelhaftem Allgemeinzustand.

Homöopathische Behandlung

❖ Hypogalaktie

ALFALFA: Man verwendet es in niedrigen Dilutionen (TM-3DH) in Fällen von physischer und psychischer Asthenie und Hypogalaktie. Häufig Kombination mit Avena Sativa.

ASA FOETIDA: Sehr rasches Versiegen der Milchsekretion nach der Entbindung. Digestive Spasmophilie (Ösophagusspasmus, Aerophagie, Meteorismus, Hiatushernie).

URTICA URENS: Minderung der Milchsekretion. Heilmittel bei Urtikaria und Pruritus. Hyperurikämie.

AGNUS CACTUS: Agalaktie mit depressivem Zustand, Frigidität, Anorgasmie. Uterusprolaps. Neigung zu Verrenkungen. Zusatzmedikament von Sepia.

SABAL SERRULATA: Es steigert die Milchsekretion. Pelvine Kongestion.

RICINUS: Verschrieben in niedrigen Verdünnungen steigert es die Milchsekretion. Es ist aber ebenfalls ein Heilmittel bei Hypergalaktie und bei Milchstau mit Schwellung der Brüste, Schmerzen der axillären Lymphknoten mit Ausstrahlung in die Arme.

❖ Milchstau

Außer Ricinus,

PHYTOLACCA: Schmerzhafte Laktation: schwere, gefüllte Brüste, Fissuren der Mamille, zu wenig und zu dicke Milch. Drohender Abszeß. Persistierende Mammaabsonderungen nach dem Abstillen.

PULSATILLA: Rückenschmerzen während des Stillens. Nach dem Abstillen bleiben die Brüste gespannt und schmerzhaft. Persistierende Sekretion.

BORAX: Zu viel, zu dicke Milch. Schmerzen der kontralateralen Brust beim Saugakt. Persistenz der Milchsekretion.

CALCAREA CARBONICA: Mammahypertrophie. Reichlich Milch, die vom Kind aber nicht vertragen wird (Calcarea Phosphorica bewirkt eine Milch mit salzigem Geschmack, die der Säugling ablehnt).

❖ Akute Mastitis

In allen Stadien

PHYTOLACCA: ist sowohl ein Heilmittel bei Milchstau als auch bei Mastitis und bei Brustabszeß.

Im entzündlichem Stadium

PHELLANDRIUM: Galaktophoritis, Milchstau der Brust. Schmerzen der Mamille bei jedem Saugakt.

BRYONIA: Milchstau in den verschleimten, sehr schweren Brüsten, die steinhart sind. Die Schmerzen werden durch Immobilität und starken Druck abgeschwächt.

BELLADONNA: Heilmittel bei Entzündung (Schmerz, Überwärmung, Rötung). Akute Mastitis.

Im Stadium der Eiterung (siehe Kapitel: Erkrankungen der Mamma). Man suche nach Zeichen für Pyrogenium, Sulfur, Hepar Sulfur, Mercurius Sol, Echinacea, Silicea ...

Bei einer Ansammlung von Eiter kann gelegentlich ein chirurgisches Eingreifen notwendig werden.

❖ Schrunden und Fissuren der Mamille

CROTON TIGLIUM: Mamillenfissuren, die während des Saugens sehr schmerzhaft sind.

PHYTOLACCA et PHELLANDRIUM: Patientinnen, die sich mit Hilfe dieser Medikamente erholen, leiden ebenfalls an Mamillenfissuren.

RATANHIA: Mamillenfissuren bei stillenden Müttern. Heilmittel bei Hämorrhoiden.

GRAPHITES: Mamillenfissuren auch ohne Stillen.

CASTOR EQUI wird in niedrigen Verdünnungen und/oder auch zur lokalen Anwendung verschrieben.

    Castor equi 1. DH 2 g
    Vasolanolin 20 g

zur lokalen Anwendung morgens und abends.

Die Harninkontinenz

Einleitende Bemerkung

Man schätzt, daß ungefähr 10% der weiblichen Bevölkerung von dieser Erkrankung mit unterschiedlicher Ausprägung betroffen ist. Die klinische Symptomatik der Harninkontinenz ist unterschiedlich und reicht vom Abgang einiger Tropfen beim Lachen, Husten oder Gehen bis hin zur permanenten Inkontinenz, die somit eine echte Behinderung darstellt.

Die Inkontinenz tritt in der Mehrheit der Fälle nach einer Entbindung auf. In zwei Drittel der Fälle bildet sie sich spontan wieder zurück, kann aber bei jeder weiteren Entbindung wieder auftreten und sich verschlimmern. Die Perimenopause ist ebenfalls häufig eine Periode, in der es zum Auftreten einer Harninkontinenz kommt, da der Mangel an Östrogenen die Sensibilität und den Tonus der vesikalen Strukturen verändert.

Die Inkontinenz bei Frauen im höheren Alter kann auf einer Instabilität der Blase beruhen, die häufig durch einen Prolaps verschlimmert wird. (Aber umgekehrt findet man auch Inkontinenzen im Anschluß an eine operative Therapie eines Prolapses).

Nach einer gründlichen klinischen Abklärung zum Ausschluß einer Ursache für eine Dysurie (Zystitis, Blasenstein, Polyp ...) wird in schwerwiegenden Fällen eine chirurgische Behandlung erwogen. Die medizinische Behandlung und besonders die gezielte perineale Krankengymnastik werden in der Therapie der postpartalen Inkontinenz eingesetzt. Es kommen auch Techniken der Elektrostimulation zur Anwendung.

❖ Homöopathische Behandlung

ARNICA: Postpartale Harninkontinenz aufgrund eines geburtshilflichen Traumas. Gelegentlich Harnverhalt. Uterusprolaps nach einer Entbindung.

KALIUM CARBONICUM: Harninkontinenz bei Belastung, beim Husten nach einer schmerzhaften Entbindung.

CAUSTICUM: Harninkontinenz bei Belastung, beim Husten, beim Putzen der Nase und beim Gehen. Verlust von einigen Tropfen nach der Miktion. Urinabgang mit rektalen Spasmen. Komplette Unempfindlichkeit im Bereich der Urethra. In der Anamnese nächtliche, infantile, im ersten Schlaf auftretende Inkontinenz.

PULSATILLA: Belastungsinkontinenz beim Husten, beim Gehen und beim sich Hinsetzen. Harndrang sobald die Patientin auf dem Rücken liegt. Schweregefühl der Blase.

DULCAMARA: Harninkontinenz, die bei regnerischem, feuchtem Wetter auftritt.

ALUMINIA: Harninkontinenz beim Husten. Blasenlähmung: der Urin fließt langsam ab, es bedarf einer großen Anstrengung, um Wasser lassen zu können. Heilmittel bei atonischer Obstipation, allgemeiner Trockenheit (Haut, Schleimhäute).

EQUISETUM: Tägliche und nächtliche Inkontinenz bei Frauen im höheren Alter. Schmerzhaftes Völlegefühl der Blase, das durch die Miktion nicht erleichtert wird. Starke Schmerzen am Ende der Miktion.

KALIUM PHOSPHORICUM: Inkontinenz bei Frauen im höheren Alter. Safrangelber Urin. Postpartal können Sepia, Phosphoricum Acidum und Kreosotum Heilmittel einer häufig nächtlich auftretenden Harninkontinenz sein.

Die Störungen der weiblichen Sexualität

Obwohl man sich der großen Bedeutung der Sexualität auf medizinischer und soziologischer Ebene schon immer bewußt war, erschienen die ersten ernsthaften Studien erst im 19. Jahrhundert. Erinnern wir uns an einige bedeutende Jahreszahlen (Auszug aus dem Simon-Report):

1798	Malthus verfaßt sein Essay über das Prinzip der Populationen. Die Abstinenz ist modern.
1839	Parent-Duchatelet schreibt „Über die Prostitution der Stadt Paris". Ein sexuelles Problem wird erstmals auch als soziales Problem dargestellt.
1871	Darwin verfaßt „Die Abstammung des Menschen".
1879	Neisser entdeckt die Gonokokken.
1905	Entdeckung der Treponemen durch Schaudinn, Freud schreibt „Drei Essays über die Theorie der Sexualität".
1920	In der UdSSR, erstes Dekret über freies Zusammenleben, Schwangerschaftsabbruch und Homosexualität.
1948	Erscheinen des berühmten Kinsey-Reports.
1940–1950	Erscheinen von Pornographie, die vom Künstlerischen ausgehend durch die Einführung von Techniken zur photographischen Reproduktion in Farbe einen industriellen Charakter bekommt.
1953	„Schmerzlose" Entbindung.
1955	Pincus führt die erste Pille ein.
1966	Studie von Masters und Johnson über „Die sexuellen Reaktionen".
Seit 1968	Feministische Welle, Freigabe der sittlichen Normen und Überschwemmung der Werbung mit der Sexualität...

Diese Chronologie stellt eine Verbindung her zwischen der Entwicklung der Sexualität und den gleichzeitigen sozialen Veränderungen. Das Zerbrechen des traditionellen Begriffs von Familie, die Einführung der Kontrazeptionspille, die künstliche Befruchtung, die Ausweitung sexuell übertragbarer Krankheiten, besonders von AIDS, haben ohne jeden Zweifel das sexuelle Verhalten modifiziert. Neue Normen erscheinen, die vor einigen Jahren noch unfaßbar waren, alte Tabus entlocken nur noch ein Lächeln. Trotzdem ist die totale Freizügigkeit weit davon entfernt, etabliert zu sein.

Die Erforschung der weiblichen Sexualität, die einen feinfühligeren Umgang erfordert als die der männlichen Sexualität, ist Thema zahlreicher Auseinandersetzungen und Theorien.

Frauen suchen im allgemeinen aus folgenden zwei Beweggründen den Arzt auf:
Wegen *Indifferenz gegenüber der Sexualität*, die man auch als totale Frigidität bezeichnen kann, mit fehlendem sexuellen Verlangen und Vergnügen, sowie wegen *Schmerzen beim Geschlechtsverkehr* (Dyspareunie).

Die *sexuelle Übererregung* ist dagegen unter den Erkrankungen selten.

Die *totale Frigidität* ist die Unfähigkeit einer Frau, sexuelles Verlangen, Vergnügen und einen Orgasmus zu erleben. Es sind aber daneben alle denkbaren Abstufungen möglich, vom Vaginismus mit der Unmöglichkeit zum Geschlechtsverkehr bis hin zur totalen Passivität ohne jegliches Empfinden. Ungefähr 1/4 der Frauen zwischen 20 und 30 Jahren fühlen sich sexuell unbefriedigt. Mit zunehmendem Alter ist der Anteil noch höher. Die Rate sexuell befriedigter Frauen steigt mit dem Bildungsniveau, und ist in Städten höher als auf dem Land.

Für *Masters und Johnson* beruht die Frigidität darauf, daß die Frau über Jahre hinweg einen großen Teil ihrer sexuellen Funktion verdrängt, um den Anforderungen der Gesellschaft zu genügen, die von ihr erwartet, ein „braves" Mädchen zu sein. Diese zwingende Moral läuft auf ein eheliches Muß und auf die sexuelle Unbefriedigung hinaus. Die empfohlene Therapie ist die Entdeckung des eigenen Körpers durch manuelle Techniken.

Für die Feministinnen liegt der Grund für die Frigidität in der von Freud verkündeten weiblichen Minderwertigkeit. Stark vereinfacht ist die Frau deshalb frigide, weil sie nach dem Mann verlangt und die Stimulation der Klitoris bevorzugt. Der Sieg des weiblichen Vergnügens erfolgt über den politischen Kampf, da die tiefen Ursprünge des jetzigen Zustandes auf der Unterdrückung der Jugendlichen, der sexuellen und kulturellen Repression junger Mädchen und der sozioökonomischen Abhängigkeit der Frau beruhen. Die Frigidität ist ein Ausdruck der Ablehnung des Mannes. Glücklicherweise gibt Françoise Dolto in ihrem Werk „Die weibliche Sexualität" den Gefühlen wieder Priorität und sagt, daß „es den meisten Frauen gelingen kann, mit ihrem Liebhaber die körperliche Liebe beim Geschlechtsverkehr so zu erleben, daß sie gleichzeitig darin Befriedigung erlangen und den Orgasmus erleben. Voraussetzung ist, daß sie ihren Liebhaber aus reiner Liebe lieben, das bedeutet mit ganzem Herzen, und daß beide über ihre Gefühle und Körper sprechen".

Die homöopathische Behandlung, die zum einen den psychischen Reaktionen als auch zum anderen den physischen Symptomen Rechnung trägt, erlaubt, diese Erkrankungen in Angriff zu nehmen und die störenden Hindernisse der Libido aus dem Weg zu räumen.

Die totale Frigidität

SEPIA: Totale Frigidität, fehlendes sexuelles Verlangen und Vergnügen, ohne jegliche Empfindung während des Geschlechtsverkehrs. Reizbarkeit gegenüber dem Ehemann. Fehlender Geschlechtsverkehr wird von der Patientin sehr gut ertragen. Die wiederholten Aufforderungen des Ehemanns führen schließlich dazu, daß die Frau den Arzt aufsucht. Schmerzhafter Geschlechtsverkehr in Verbindung mit dem Vorliegen eines Prolapses, einer Infektion der Harn- und Geschlechtsorgane, einer Trockenheit im Bereich der Scheide, die auch beim Gehen empfunden wird.

Mögliche Blutung nach dem Koitus. Unregelmäßige, schmerzhafte Regelblutungen mit dem Gefühl einer Gebärmuttersenkung und lumbosakralen Schmerzen. Die Erkrankte ist deprimiert, pessimistisch, einsam, indifferent; Symptome, die durch Trost verschlimmert werden.

IGNATIA: Fehlen angenehmer Empfindungen während des Geschlechtsverkehrs, das nach einem emotionalen Schock auftritt oder durch die Angst vor sexuellen Beziehungen ausgelöst wird. Die Frigidität ist nicht konstant, sondern kann mit Erregungsphasen abwechseln. Die Unterschiedlichkeit der Symptome charakterisiert dieses Heilmittel bei Übererregbarkeit. Zu frühe, starke Regel mit schwarzem Blut. Linksseitige Ovaralgie.

NATRIUM MURIATICUM: Frigidität bei jungen, depressiven und traurigen Mädchen, deren Symptomatik sich durch Trost verschlimmert und die sich in die Vergangenheit und Einsamkeit zurückziehen. Unangemessenes Weinen und Lachen. Leidenschaften, heimliche Lieben. Aversion gegen den Koitus. Trockenheit im Bereich der Scheide, die zur Dyspareunie führt.

GRAPHITES: Frigidität bei adipösen Frauen mit totaler Aversion gegen den Koitus. Überhaupt keine Empfindung während des Geschlechtsverkehrs. Schüchterne, ängstliche, unentschlossene Kranke. Depression und Weinen beim Hören von Musik. Amenorrhoe mit wäßriger, reizender Leukorrhoe oder verspätete Regel.

CAUSTICUM: Nicht vorhandene Libido. Aversion gegen den Koitus. Dyspareunie mit dem Gefühl einer schmerzhaften Wunde in der Scheide. Die Regel fließt nur am Tag, nachts Leukorrhoe. Neigung zu Paresen (Lidptosis, Harninkontinenz, Heiserkeit).

Depressiver Zustand mit übertriebenem Mitgefühl für das Unglück anderer. Kritischer Geist.

PSORINUM: Antipsorisches Heilmittel, das in chronischen, rezidivierenden und therapieresistenten Fällen verschrieben wird. Die extrem kälteempfindliche Kranke hält sich für unheilbar. Totale Frigidität. Chronische genitale Infektionen, Dermatosen, respiratorische Allergien.

BARYTA CARBONICUM: Frigidität aufgrund eines endokrinen Mangels. Die Erkrankte ist verlangsamt, schüchtern, peinlich genau, von virilem Aussehen. Schwache Regel, atrophische Brüste.

Diesen Basistherapeutika kann man noch einige symptomatische Medikamente zur Seite stellen:

AGNUS CASTUS: Heilmittel, das dem Sepia nahesteht. Anorgasmie. Depressiver Zustand, Desinteresse und vorzeitiges Altern. Abfolge von sexuellen Exzessen. Agalaktie. Andere Symptome: Geruchshalluzinationen mit Gerüchen von Meer und Moschus. Prädisposition für Verstauchungen. Mydriasis.

ONOSMODIUM: Erschöpfte Patientin oder depressiver Zustand mit Verlust des sexuellen Verlangens und Anorgasmie. Ovaralgie, Uterusprolaps. Presbyopie mit dem Gefühl der Starre beider Augäpfel. Angst, die Treppe hinunter zu gehen. Es handelt sich um ein zusätzliches Medikament zu Natrium Mur.

FERRUM METALLICUM: Junge, anämische Frau mit kongestiven Wallungen, Lipothymie, Kopfschmerzen, Blutungen ... Empfindungslosigkeit während des Geschlechtsverkehrs. Gefühl einer wunden Scheide nach dem Koitus.

HELONIAS: Minderung des sexuellen Verlangens bei einer deprimierten Frau. Zwanghafte genitale Gedanken. Unangenehmes Bewußtwerden, einen Uterus zu haben. Heilmittel bei Prolaps und besonders bei vaginaler Mykose. Zusatzmedikament zu Sepia und Thuja.

BERBERIS VULGARIS: Frigidität, Aversion gegen den Koitus, fehlender Orgasmus und Depression nach dem Geschlechtsverkehr, bei einer an Rheuma erkrankten Patientin mit gleichzeitiger Hyperurikämie bei insuffizienter Diurese. Dyspareunie mit Gefühl von Brennen in der Scheide. Vulvovaginales Brennen, das sich bei Berührung verschlimmert.

AMMONIUM CARBONICUM: Aversion gegen den Koitus bei einer adipösen, kälteempfindlichen und asthenischen Frau. Epistaxis, Hämorrhoiden, Rhinitis mit nasaler Obstruktion. Sehr starke, schwärzliche Regelblutung.

AVENA SATIVA: Passagere Anorgasmie aufgrund eines Ermüdungszustandes, einer Asthenie durch intellektuelle Überlastung.

PHOSPHORICUM ACIDUM: Sexuelle Asthenie mit allgemeiner Indifferenz bei einer jungen, überlasteten Frau oder nach einem Liebeskummer oder Mißerfolg. Depressiver Zustand mit Rückzug in sich selbst und Wunsch nach Einsamkeit.

BORAX: Indifferenz und Frigidität bei einer ängstlichen Frau, die über Schwindel klagt (Fallneigung). Heilmittel bei Leukorrhoe, Kandidiasis, Herpes genitalis.

NEPENTHES: Frigidität. Heilmittel, das durch seine Verdauungsstörungen dem Sepia sehr nahesteht. Trockenheit von Haut und Mund.

Der Vaginismus

Unwillkürliche und unbewußte Kontraktur der perinealen Muskulatur, die das Eindringen des männlichen Gliedes verhindert. (Bevor man von Vaginismus spricht müssen angeborene Mißbildungen und ein nicht perforiertes Hymen ausgeschlossen werden ...).

PLATINA: Konstanter Vaginismus. Große Überempfindlichkeit der genitalen Zonen bei Kontakt mit der Kleidung, bei Berührung und bei der medizinischen Untersuchung (Bewußtseinsverlust). Exzessives sexuelles Verlangen, aber sehr oft Anorgasmie. Als sinnlich empfundener Vulvapruritus.

CACTUS: Heilmittel bei Spasmen, Konstriktionen (Angina pectoris). Verengung der Scheide manchmal während des Koitus.

IGNATIA: Von der Patientin nicht gewohnter Vaginismus, der nach einem emotionalen Schock, nach Ärger oder beim ersten Geschlechtsverkehrs auftritt.

MAGNESIUM PHOSPHORICUM: Heilmittel bei Krämpfen und Spasmen, die durch Hyperflexion und starken Druck gebessert werden. Dysmenorrhoe – Vaginismus.

STAPHYSAGRIA: Zwanghafte sexuelle Vorstellungen ohne Möglichkeit der Realisation dieser Vorstellungen. Vaginismus, Tendenz

Die Störungen der weiblichen Sexualität

zur Masturbation. Überempfindlichkeit bei Kontakt der Genitalregionen. Beklemmungsgefühl während und nach dem Koitus. Pollakisurie und Reizung von Blase und Klitoris nach dem ersten Geschlechtsverkehr. Morgendliche Lumbago nach sexuellen Exzessen.

PLUMBUM: Vaginismus schon bei geringstem Kontakt mit dem Gefühl der Verengung. Abgemagerte, obstipierte Patientin. Heilmittel bei Sklerose, Parese, Paralyse und Hypertonie.

Die Dyspareunie

Die Diagnosestellung einer funktionellen Dyspareunie setzt eine gynäkologische Untersuchung voraus, um organische Ursachen auszuschließen: Infektionen, Retroversio uteri, Prolaps ... . Die genannten Medikamente bei totaler Frigidität können auch bei Dyspareunie eingesetzt werden. Die im folgenden aufgeführte Liste von Medikamenten ist daher nicht vollständig.

LYCOPODIUM: Ein gewisses Maß an sexueller Erregung kann vorhanden sein. Der Geschlechtsverkehr ist schmerzhaft. Die Trokkenheit im Bereich der Scheide führt zur Empfindung eines Brennen. Schmerzhafte Vulvavarizen. Physometrie.

SULFUR: Empfindung von vaginalem Brennen, das durch den Koitus provoziert wird oder auch unabhängig davon auftritt. Heftiger Vulvapruritus mit oder ohne Ausschlag, Exkoriationen oder Eiterungen. Ätzende Leukorrhoe, die die Dyspareunie noch verschlimmert.

THUYA: Permanente Dyspareunie aufgrund einer Überempfindlichkeit der Scheide mit dem Gefühl von Kochen und Brennen im Moment des Geschlechtsverkehrs. Vorhandensein von Polypen, Fibromen oder Kondylomen, welche die funktionellen Beschwerden steigern.

Dyspareunie und Infektionen

❖ Im Stadium der Eiterung

KREOSOTUM: Die übelriechende, aggressive Leukorrhoe führt zur Dyspareunie. Brennen und Pruritus der Scheide, die durch den Geschlechtsverkehr verschlimmert werden. Blutung der Zervix nach dem Koitus oder nach Berührung der Scheide. Vaginismus.

NITRICUM ACIDUM: Ätzende Leukorrhoe, das Vorhandensein von Ulzerationen, Herpes, Kondylomen ... führen zu Schmerzen, die beim Koitus zunehmen.

ARGENTUM NITRICUM: Heilmittel bei Ulzerationen der Genitalregionen. Dyspareunie und Vaginismus mit Schmerzen wie durch einen Splitter erscheinen und verschwinden in abgestufter Weise.

KALIUM BICHROMICUM: Heilmittel bei Ulzerationen. Juckende, gelbe, fadenziehende Leukorrhoe. Intensive Empfindlichkeit der Scheide, die sich wund anfühlt.

❖ Im entzündlichen Stadium

BELLADONNA: Medikament bei akuter Entzündung, aber auch bei Spasmen und Krämpfen. Dyspareunie, Vaginismus. Gefühl einer trockenen, heißen Scheide.

APIS: Vulvaödem. Akute, stechende, brennende Schmerzen, die durch Kühlung mit kaltem Wasser gebessert werden.

Dyspareunie und Trockenheit der Scheide

Bei diesem Symptom erfolgt die Verschreibung von Sepia, Natrium Muriaticum, Lycopodium, Aluminium ...

Sexuelle Übererregbarkeit

PLATINA: Das klinische Bild entspricht der Hysterie. Die sexuellen Beschwerden beginnen mit der Pubertät. Exzessives sexuelles Verlangen mit als sinnlich empfundenen Jucken, das zu einem Vaginismus führen kann. Ohnmachtsanfälle während des Geschlechtsverkehrs (und gelegentlich auch bei der medizinischen Untersuchung). Die Regelblutungen verschlimmern die Symptome. Psychische Störungen (Hochmut, Arroganz, Geringschätzung gegenüber anderen...) wechseln mit den physischen Störungen ab.

MUREX: Heftige sexuelle Erregung, die durch den geringsten Kontakt der erogenen Zonen ausgelöst wird. Der Geschlechtsverkehr dämpft nur zeitweise die Erregung. Die Regelblutungen steigern die Symptome. Blutung nach dem Geschlechtsverkehr. Heilmittel bei uteriner Kongestion, bei Prolaps (Gefühl, einen Uterus zu haben).

ORIGANUM: dem Platina verwandt durch seine intensive, konstante sexuelle Erregung, aber Fehlen von Vaginismus und somit sexuelle Überaktivität (zahlreicher Geschlechtsverkehr, Masturbation) und Phantasievorstellungen mit erotischen Träumen. Charakteristisches Zeichen: Drang zu laufen.

STAPHYSAGRIA: Überempfindlichkeit im Bereich der Vulva schon bei geringstem Kontakt. Zwanghafte, sexuelle Vorstellungen. Die Überempfindlichkeit und Hypersensibilität auf Ärger, die Verdrängung und Hinderung in der Verarbeitung von Unannehmlichkeiten bewirken bei der Kranken eine Orientierung hin zu Masturbationspraktiken.

CANTHARIS: bekannt für seine aphrodisierenden Eigenschaften, führt das Puder der spanischen Fliege zu einer heftigen, nicht aus dem Sinn gehenden sexuellen Erregung. Brennen im Bereich der kongestiv durchfluteten Vulvaregion. Tendenz zur Obszönität. Gleichzeitig Dysurie. Bedeutendes Medikament bei Zystitis und bullösen Ausschlägen.

CONIUM: Sexuelle Erregung bei Frauen mit längerer Enthaltsamkeit (Ledige, Nonnen ...). Apathie, präsenile Verlangsamung, Schwindel, Verhärtungen (der Mamma, Fibrome).

LACHESIS: Sexuelle Erregung, erotische Gedanken in der Phase der Menopause oder nach einer Kastration. Überempfindliche, geschwätzige, lebhafte Frau mit pathologischer Eifersucht und Verfolgungswahn. Abfolge von Trauer oder gefühlsmäßiger Enttäuschung.

CASTOREUM: Sexuelle Übererregbarkeit bei einer nervösen, reizbaren Frau, die zum Gähnen neigt. Heilmittel bei Dysmenorrhoe, Spasmen und Dyspnoe.

CALADIUM: Sexuelle Erregung mit sinnlich empfundenem Genitalpruritus. Anorgasmie nach sexuellen Exzessen. Erotische Zwangsvorstellungen. Heilmittel bei Tabakunverträglichkeit.

COFFEA: Vulvovaginale Hyperästhesie bei geringster Berührung. Als sinnlich empfundenes Jucken bei einer hypersensiblen, euphorischen Frau, die an Schlaflosigkeit durch zerebrale Überaktivität leidet.

FLUORIC ACIDUM: Heilmittel bei Instabilität. Die Bindungen sind zahlreich, illegitim oder sogar skandalös, aber es besteht Indifferenz und später Aversion gegenüber nahestehenden Personen. Exzessives Verlangen und Freude.

PHOSPHORUS: Heilmittel bei Leidenschaft mit heftiger Erregung, aber Aversion gegen den Koitus. Fehlen von sinnlicher Empfindung und Orgasmus.

MOSCHUS: junge, „hysterische", nervöse, spasmophile Frau. Kloßgefühl im Hals mit Erstickungsgefühl. Übererregbarkeit, wechselnde Stimmungslage, inadäquate, übertriebene Reaktionen. Ohnmachten während des Orgasmus oder in der Öffentlichkeit.

LILIUM TIGRINUM: Erregte, agitierte oder deprimierte, traurige, melancholische Frau. Fruchtlose Überaktivität, um zwanghaften sexuellen (oder religiösen) Gedanken zu entfliehen. Enthaltsamkeit verschlimmert die psychischen Beschwerden der Erkrankten. Heilmittel bei Schweregefühl im kleinen Becken, Prolaps und eher linksseitiger Ovaralgie.

HYOSCYAMUS: Verlangen nach dem Koitus, erotische Träume, Laszivität, Eifersucht. Hyoscyamus treibt das erotische Delir zum Exhibitionismus (Verlangen, sich nackt zu zeigen) und zur Obszönität mit unmotiviertem Lachen.

TARENTUL: Heilmittel bei Agitation, Tics; die Patientin wird durch Musik beruhigt. Die sexuelle Erregung wird durch Geschlechtsverkehr und Onanie gesteigert. Extreme Hyperästhesie im Bereich der Vulva mit unerträglichem Pruritus. Wechselnde Laune.

AMBRA GRISEA: Sexuelle Erregung, die durch einen intensiven Pruritus der Genitalregionen gesteigert oder ausgelöst wird. Überlastete, erschöpfte, übererregte Frau, dem Ignatia sehr verwandte Symptomatik. Blutungen während des Geschlechtsverkehrs.

ZINCUM: Überempfindichkeit der Genitalzonen mit lästigem Pruritus im Bereich der Vulva, mit bevorzugtem Auftreten nachts. Die sexuelle Erregung kann einer sexuellen Asthenie in Fällen von unterdrückten, eruptiven Erkrankungen, von Stimulantien-Abusus oder von starken Therapeutika weichen. Deutliche Besserung während der Regelblutungen.

CALCAREA PHOSPHORICA: Sexuelle Erregung, die sich vor der Regel verschlimmert. Gefühl eines Klopfens im Bereich der Vulva. Erregung während des Stillens. Hoch aufgeschossene, junge Frau.

PICRICUM ACIDUM: Starkes sexuelles Verlangen und zahlreiche sexuelle Exzesse, denen ein zerebraler Erschöpfungszustand folgt. Dieses Heilmittel eignet sich besser für ältere Personen.

BUFO RANA: Heilmittel bei Onanie bei einem debilen, jungen Mädchen mit kindischem Verhalten. Epileptischer Anfall während des Geschlechtsverkehrs.

Asthenie nach dem Geschlechtsverkehr

KALIUM CARBONICUM: Dyspareunie mit stechenden Schmerzen. Allgemeine Erschöpfung nach dem Koitus mit Sehschwäche. Lumbosakrale Schmerzen.

KALIUM PHOSPHORICUM: Völlige Entkräftung und Sehschwäche nach dem Koitus. Sexuelle Erregung nach der Regel. Heilmittel bei nervöser Erschöpfung.

SILICEA: Weiteres Mittel bei Asthenie, bei Mutlosigkeit. Erschöpfung nach dem Koitus mit Quetschungsgefühl.

NATRIUM CARBONICUM: Vaginale Atonie. Das Sperma verbleibt nach dem Geschlechtsverkehr nicht in der Scheide. Wäßrige Leukorrhoe nach dem Geschlechtsverkehr. Heilmittel bei Sterilität.

Homosexualität

Die Vorliebe für das eigene Geschlecht birgt ein Mysterium, das für die Anziehung zweier Wesen zueinander verantwortlich ist.

PULSATILLA: Die Tendenz zur Homosexualität erklärt sich durch die Furcht vor dem anderen Geschlecht aufgrund einer exzessiven Schüchternheit trotz eines starken sexuellen Verlangens oder aufgrund einer pathologischen Bindung an eine immer gegenwärtige Mutter.

HYPOTHALAMUS: Dasselbe Furchtgefühl vor dem anderen Geschlecht in Verbindung mit einem intensiven sexuellen Verlangen.

PLATINA: Die Verachtung für das männliche Geschlecht bei einer hochmütigen und stolzen Frau, in Verbindung mit einem gesteigerten sexuellen Verlangen schon bei der geringsten Berührung, kann diese hinführen zu einer Freundin für „Herz und Körper".

LUESINUM: Widersprüchliche Triebe, die Suche nach dem verbotenen Vergnügen und ein abgestumpftes moralisches Empfinden erklären die vielen, unterschiedlichen sexuellen Erfahrungen (Fluoric Acidum).

Homöopathie und Krebs

Wie jeder praktische Arzt kann auch der homöopathische Arzt zum einen die Prävention von Krebserkrankungen anstreben, zum anderen aber auch während der Erkrankung und nach einer klassischen Behandlung mit einer Therapie ansetzen.

Im Stadium der Prävention

Obwohl unglücklicherweise die exakte Ursache für diese Erkrankung immer noch unbekannt ist, so stimmen doch sämtliche medizinische und statistische Studien darin überein, daß multiple Risikofaktoren existieren, darunter: Alkohol, Tabak, bestimmte toxische Substanzen, eine unausgewogene Ernährung, andauernder Stress oder ein affektiver Schock, klimatische und geographische Umstände ... Man kann daher auf dieser Ebene der Aggression gegen den Körper versuchen, durch eine individualisierte und adaptierte Therapie die krankhaften Prozesse zu modifizieren.

Die Homöopathen haben versucht, für den Krebs ein spezifisches Terrain zu beschreiben. Die Sykose, beschrieben von Samuel Hahnemann als Erkrankung der „Warzen" oder mukokutane Wucherungen, wird von bestimmten Autoren als die Diathese angesehen, die dem kanzerösen Zustand am nächsten steht. Man muß aber allerdings anerkennen, daß man in der Praxis eher die Überlappung von unterschiedlichen Diathesen feststellt. Noch immer mit der gleichen Denkweise der Klassifizierung, hat Doktor Léon Vannier den Begriff des „Kanzerinismus" eingeführt, indem er die klinischen Zeichen und die entsprechende Therapie der präkanzerösen Zustände beschrieb. Alle diese Begriffe sind sehr umstritten und sollten in Abhängigkeit der Entwicklung des Wissenstandes neu diskutiert werden. Sie haben allerdings den Vorteil, eine ziemlich zusammenhängende Erklärung zu liefern unter der Bedingung, daß man sich nicht darauf festlegt.

Im Bereich der Prävention schlägt die Homöopathie eine Therapie vor, die an die unterschiedlichen Risikofaktoren adaptiert ist. Daher raten wir Frauen vom Sepia-Typ, selbst schon leberkrank und empfindlich für Infektionen des Harn und Genitaltraktes, sowie Frauen vom Thuya-Typ, Trägerinnen von Kondylomen, Polypen und Fibromen, von der Einnahme von Östrogen-/Progesteron-Präparaten ab, da die Pille ihre Symptome verschlimmert. Bei anderen Frauen, bei denen sekundäre Effekte auftreten, die aber nicht das Absetzen der erwünschten Kontrazeption rechtfertigen, können wir auf die hepatischen Beschwerden mit Medikamenten für die Drainage (Chelidonium, Taraxacum, Berberis, Hydrastis, Carduus Marianus ...) einwirken. Venöse Beschwerden werden mit Hamamelis, Pulsatilla, Aesculus etc. behandelt, Mastodynien mit Phytolacca, Bryonia, Conium... Gewichtszunahme mit Thuya, Natrium Sulfuricum, Graphites, Calcarea Carbonica. In der Menopause, in der von der Einnahme von Östrogenen abgeraten wird, kann man, um Hitzewallungen zu unterdrücken und gegen die Osteoporose anzukämpfen, verschiedene Medikamente (Lachesis, Sanguinaria, Sepia, Glonoin ...)

verschreiben. Die wachsende Häufigkeit sexuell übertragbarer Krankheiten benötigt eine unverzügliche Behandlung. Die Allopathie ist darin hervorragend; aber man sieht nicht selten Frauen, die zu rezidivierenden, entmutigend-chronischen Infektionen neigen. Mit einer geeigneten Behandlung des Terrains bringen wir diese Erkrankten wieder in ein Gleichgewicht und verhindern somit möglichst einen Übergang von funktionellen in somatische Beschwerden. Zur Tabakentgiftung verstärkt die Verschreibung von Tabacum, Caladium, Plantago ... die Wirkung der Akupunktur und des eigenen Willens. Das Bedürfnis nach Stimulantien verringert sich durch die Einnahme von Nux Vomica, Quercus Glandium Spiritus, Lachesis, Sulfur...

Im Stadium der manifesten Erkrankung

Angesichts der Schwere dieser Erkrankung muß man alles daran setzen, sämtliche aktuell zur Verfügung stehenden therapeutischen Möglichkeiten einzusetzen und der Erkrankten zu einer Radiotherapie, zur Chirurgie und zur Chemotherapie raten. Aber auch der homöopathische Arzt kann den Erkrankten helfen (am idealsten in voller Übereinstimmung mit den Onkologen), indem er ihnen hilft, die besonders aggressiven Therapien mit oft unangenehmen physischen aber auch psychischen Nebenwirkungen zu ertragen. Es ist wichtig zu erwähnen, daß eine Therapie möglich ist im Kampf gegen Übelkeit: Nux Vomica, Sepia, Arsenicum Album, Ipeca, Cocculus..., gegen Haarausfall: Thallium, Cadmium Sulfuricum, Selenium..., gegen Asthenie, Anämie, Leukopenie: Radium Bromatum, X-Rays, Cadmium, DNA, RNA ... Im postoperativen Stadium: Opium, Nux Vomica ... haben eine Wirkung auf die intestinalen Funktionen; Staphysagria, Arnica ... beschleunigen die Narbenbildung oder die Resorption von Hämatomen; Silicea, Pyrogenium, Penicillinum ... trocknen Eiterungen aus.

Im postoperativen Stadium

Nach einer Krebsbehandlung suchen die Patienten oft sehr verunsichert den Arzt auf, da sie wissen, daß außer einer rechtzeitigen Früherkennung von Metastasen keine andere allopathische Behandlung zur Verhütung von Rezidiven zur Verfügung steht. Gerade in diesem Stadium der Krankheit findet eine Basistherapie ihr großes Interesse. Es handelt sich dabei darum, einen geschwächten Organismus wieder ins Gleichgewicht zu bringen. Je schwerwiegender die Erkrankung ist, desto verfeinerter und präziser sollte die Behandlung sein. Man soll aber nicht von Beginn an ein Basistherapeutikum verschreiben, besonders nicht in hohen Dilutionen, weil dieses zu einer Verschlimmerung führen könnte, die dann schwierig zu kontrollieren ist. Im Gegensatz zur weit verbreiteten Meinung ist die Homöopathie keine sanfte Medizin und ihre Verschreibung erfordert ein großes Urteilsvermögen. Man sollte daher in einer ersten Phase Heilmittel zur „Drainage" geben und danach zunehmend, in Abständen Dosen von Basistherapeutika einsetzen. Das Ziel der homöopathischen Behandlung bei dieser besonderen Erkrankung ist also, ein instabil gewordenes Gleichgewicht unter der Berücksichtigung auch der minimalsten Dysfunktionen wieder herzustellen. Die Möglichkeiten der Homöopathie, obgleich begrenzt, dürfen nicht vernachlässigt werden und bedürfen einer noch viel engeren Zusammenarbeit aller Ärzte im gemeinsamen Interesse für die Patienten.

Materia medica gynaecologica

❖ ACONITUM NAPELLUS: Aconit Napel

Psychische Symptome

Plötzlich auftretender Angstzustand, intensive, drohende Todesangst. Ängstliche Agitation.

Physische Symptome

- ▲ Plötzlich auftretendes Fieber, Schüttelfrost, trockene, warme Haut.
- ▲ Schmerzhafte, unerträgliche Neuralgien mit Parästhesien (Ameisenlaufen, Stechen, dann Gefühl von eingeschlafenen Gliedmaßen).
- ▲ Kardiovaskuläre Erkrankung: Hypertonie, Angina pectoris, Palpitationen, Tachykardien.

Gynäkologie

- ▲ Amenorrhoe nach plötzlich auftretender Angst oder nach trockener Kälteexposition (Wind).
- ▲ Metrorrhagien, Hämorrhagien mit rotem, glänzenden Blut, begleitet von Angstgefühl und Agitation.
- ▲ Schmerzhafte und plötzliche Dysmenorrhoe.
- ▲ Ideopathischer oder traumatischer (Entbindung) Harnverhalt.

Modalitäten

- ▲ Verschlimmerung: durch trockene Kälte, durch plötzlichen Schreck, mitternachts.
- ▲ Besserung: durch das Auftreten von Schweißausbrüchen in akuten Fällen.

❖ ACTEA RACEMOSA: oder Cimifuga

Bedeutendes gynäkologisches Heilmittel (das Vorhandensein östrogener Substanzen erklärt seine Wirkung).

Psychische Symptome

Nervosität, Erregung, Agitation, Instabilität, Perioden von unaufhörlicher Gesprächigkeit mit Inkohärenz der Äußerungen, Eifersucht, Gefühl verrückt zu werden, den Kopf von einer dicken und schweren Wolke umgeben zu haben. Perioden mit depressivem Zustand und Traurigkeit. Angst vor der Entbindung, Angst, ein anormales Kind zu bekommen. Die psychischen Beschwerden alternieren mit den gynäkologischen Beschwerden.

Physische Symptome

Vertebrale und paravertebrale Schmerzen. Rückenschmerzen der oberen Brustwirbel. Schmerz unter der linken Brust.

Gynäkologie

- ▲ Übermäßige Regelblutungen verschlimmern sämtliche Symptome.
- ▲ Dysmenorrhoe: die Erkrankte nimmt eine gebeugte Haltung ein, der akute uterine Schmerz durchdringt das Becken von einer zur anderen Seite. Lumbosakrale

Schmerzen mit Ausstrahlung in die Hüften und die Oberschenkel. Endometriose.
▲ Linksseitiger Ovarialschmerz. Funktionelle Zyste.
▲ Schmerzhafte Ovulation.
▲ Intermenstruelle Blutung.

Regelblutungen
– Kurze Zyklen mit übermäßigem Blutungstyp.
– Amenorrhoe oder Hypomenorrhoe durch Kälte oder Aufregung.

Schwangerschaft:
– Übelkeit und Erbrechen,
– Abort im 3. Monat,
– Unregelmäßige, schmerzhafte Wehen,
– Starre des Gebärmutterhalses,
– Uterine Schmerzen und Agitation postpartal.

Menopause: Verschlimmerung der psychischen und physischen Symptome.

Modalitäten

▲ Verschlimmerung: während der Regelblutungen, durch feuchte Kälte, nachts.
▲ Besserung: durch Wärme, beim Essen.
▲ Seitenbetonung: links.

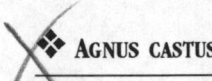
❖ AGNUS CASTUS

Psychische Symptome

Traurigkeit mit Todeswunsch. Vorzeitige Alterung nach einem exzessiven Sexualleben.

Gynäkologie

▲ Frigidität, Anorgasmie.
▲ Agalaktie.
▲ Gebärmuttersenkung.

❖ ALETRIS FARINOSA: Aletris

Psychische Symptome

▲ Schwere Asthenie nach den Regelblutungen oder einer Leukorrhoe.
▲ Atonische Obstipation, erleichtert durch Abgang diarrhöischen Stuhlgangs.
▲ Übelkeit nach Genuß von Kaffee.
▲ Trockener Husten, der mit Beginn der Regelblutung sistiert.

Gynäkologie

▲ Chronische, übermäßige und erschöpfende Leukorrhoe.
▲ Rezidivierende gynäkologische Infektionen.
▲ Vorzeitige, verstärkte, sogar hämorrhagische Regelblutungen mit Blutkoageln.
▲ Spastische Dysmenorrhoe.
▲ Uterines Schweregefühl.

Modalitäten

▲ Verschlimmerung: abends, beim Beugen nach vorne, nach den Regelblutungen oder einer Leukorrhoe.
▲ Besserung: während der Regelblutung (Husten).

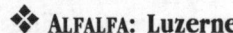
❖ ALFALFA: Luzerne

Gynäkologie

Hypogalaktie bei einer asthenischen Frau.

❖ ALUMINA: Aluminium

Psychische Symptome

Unentschlossenheit, Gefühl der Teilung, Phobie vor Blut und Messern. Traurigkeit, Stöhnen, Stimmungsschwankungen.

Physische Symptome

▲ Trockenheit der Schleimhäute: atonische Obstipation. Langsame Darmpassage. Ösophageale Dysphagie.
▲ Trockenheit der Haut: Dehydratation, Falten, vorzeitige Alterung der Haut. Trockene Eruptionen.
▲ Neurologische Ausfälle: Schwindel, Ataxie, Koordinationsstörungen.

Gynäkologie

Starke, gelbliche oder transparente abschürfende Leukorrhoe. Vulvitis. Zervizitis.

Modalitäten

▲ Verschlimmerung: Kälte, trockenes Wetter, am Morgen, nach dem Verzehr von Kartoffeln.
▲ Besserung: an freier Luft, bei Wärme.

❖ AMBRA GRISEA: Graue Ambra

Psychische Symptome

Überempfindlichkeit bei geringsten Anlässen. Schüchternheit, Fluchtverhalten; die Patientin fürchtet sich sehr, in Gesellschaft zu sprechen. Depression mit Weinkrämpfen, überstürztes Verhalten.

Physische Symptome

▲ Schlaflosigkeit nach Aufregung,
▲ Aerophagie,
▲ Obstipation (in öffentlichen WC muß sich der Patient vollständig isolieren, um Wasser lassen zu können).
▲ Spastischer, nervöser Husten.
▲ Palpitationen.

Gynäkologie

▲ Gebärmutterblutung bei geringster Erregung oder Berührung (körperliche Untersuchung, Geschlechtsverkehr).
▲ Hämorrhagische Ovulation.
▲ Zähe Leukorrhoe mit weißlich-bläulicher Farbe, am ehesten nachts.
▲ Anal- und Vulvapruritus.

Modalitäten

▲ Verschlimmerung: in Gegenwart eines Fremden, durch Musik, in einem warmen Zimmer, am Morgen.
▲ Besserung: durch einen langsamen Spaziergang.

❖ AMMONIUM CARBONICUM: Ammoniumkarbonat

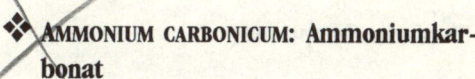

Psychische Symptome

▲ Nächtliche nasale Obstruktion. Epistaxis.
▲ Respiratorische Insuffizienz: bronchiale Rasselgeräusche, Druckgefühl, eitriger Schleim.
▲ Kardiale und renale Insuffizienz: Tachykardie, Dyspnoe, Hämaturie, Urämie.
▲ Sommnolenz.

Gynäkologie

▲ Hämorrhagien mit schwarzem Blut und Koageln.

▲ Vorzeitige Regelblutungen mit starkem Blutungscharakter, besonders nachts und in sitzender Position. Odontalgie, die der Regelblutung vorausgeht. Diarrhoe am ersten Tag der Regelblutung.
▲ Wäßrige Leukorrhoe.
▲ Vulvitis, Pruritus.

Modalitäten

Verschlimmerung: durch feuchtes, gewittriges Wetter, nachts gegen 3 Uhr am Morgen (Rhinitis).

❖ **ANTIMONIUM CRUDUM: Antimontrisulfat**

Psychische Symptome

Mürrische, jähzornige, schmollende, traurige, sentimentale Frau. Schwärmerische, träumende Jugendliche (empfindlich auf Vollmond).

Physische Symptome

▲ Verdauungsstörung aufgrund eines gefräßigen Appetits: Erbrechen, Aufstoßen, Diarrhoe.
▲ Cephalgien, Schmerzen nach einem kalten Bad oder nach Verzehr von sauren Lebensmitteln.
▲ Trockene, dicke oder nässende Eruptionen (plantare Hyperkeratose, Impetigo, Ekzema).

Gynäkologie

▲ Amenorrhoe nach einem kalten Bad.
▲ Vorzeitige Regelblutungen.
▲ Weißliche, säuerliche, wäßrige oder zähe Leukorrhoe.

Modalitäten

Verschlimmerung:
▲ durch ein kaltes Bad,
▲ durch bestrahlende Wärme (Sonne, Ofen);
▲ durch säuerliche Lebensmittel, Essig, Ernährungsexzesse,
▲ nach einer gefühlsmäßigen Enttäuschung.

❖ 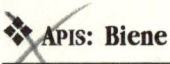**APIS: Biene**

Psychische Symptome

Reizbarkeit, Traurigkeit, Eifersucht, Todesangst.

Physische Symptome

▲ Schnell auftretende Ödeme. Rosiges, durchscheinendes Ödem, mit stechenden, brennenden, sehr heftigen Schmerzen (wie mit von Feuer geröteten Nadeln).
▲ Lidödeme, Urtikaria, Quincke-Ödem, Gaumenzäpfchenödem, laryngeales und subglottisches Ödem.
▲ Rheuma mit Ödem, intraartikulärem Erguß. Entzündliches Rheuma, Hydarthrose.
▲ Lymphangitis.
▲ Nephropathie, Anurie, Proteinurie.
▲ Meningitis.
▲ Plötzliches Fieber ohne Durstgefühl.

Gynäkologie

▲ Ovarialschmerz, der durch starken Druck gebessert wird, Ovarialzyste besonders rechtsseitig großen Ausmaßes mit schneller Entwicklung.
▲ Amenorrhoe junger Mädchen, Oligomenorrhoe am Anfang der Schwangerschaft.

- ▲ Abort. Die Verordnung ist gefährlich bei schwangeren Frauen (in den ersten drei Monaten).
- ▲ Schwangerschaftsproteinurie.
- ▲ Brustabszeß (im entzündlichen Stadium).

Modalitäten

- ▲ Verschlimmerung: durch Wärme, durch leichte Berührung, nach einen Aufenthalt am Meer.
- ▲ Besserung: an freier Luft, durch Kälteapplikation, durch eine gesteigerte Diurese.

❖ ARGENTUM METALLICUM: Silber

Physische Symptome

Laryngitis. Pharyngitis mit gräulichem, viskösem Schleim. Heiserkeit nach Sprechen und Singen.

Muskelkrämpfe, Koordinationsstörungen.

Gynäkologie:

- ▲ Linksseitiger Ovarialschmerz, verhärtetes und dickes Ovar, Ausstrahlung der Schmerzen in den Rücken und in den linken Oberschenkel.
- ▲ Uterusprolaps.
- ▲ Gelbliche, die Haut reizende Leukorrhoe.
- ▲ Zervizitis mit Ulzerationen.

❖ ARGENTUM NITRICUM: Silbernitrat

Psychische Symptome

- ▲ Ängstliche Agitation, überstürztes Handeln, Nervosität, Lampenfieber.
- ▲ Das Gefühl, etwas zu beenden, bevor man es begonnen hat.
- ▲ Phobien: Agoraphobie und Klaustrophobie. Schwindelgefühl.

Physische Symptome

- ▲ Pharyngitis, Laryngitis.
- ▲ Morgendliche Heiserkeit.
- ▲ Aerokolie, Aerophagie. Verlangen nach Süßspeisen, nervöse Diarrhoe. Beschleunigte Magen-Darm-Passage, grünlicher Stuhl.
- ▲ Schwindel, Ungleichgewicht.
- ▲ Krampfanfälle, Epilepsie, Tremor.

Gynäkologie

- ▲ Unregelmäßige Regelblutungen mit schwarzem Blut und Koageln.
- ▲ Schweregefühl im kleinen Becken.
- ▲ Linksseitiger Ovarialschmerz.
- ▲ Zervizitis, Ulzerationen der Zervix.
- ▲ Vaginitis.
- ▲ Mukopurulente Leukorrhoe.
- ▲ Schmierblutungen nach Geschlechtsverkehr.

Modalitäten

- ▲ Verschlimmerung:
  - an einem geschlossenen Ort oder in einem weiten Raum,
  - nachts,
  - durch Zucker, Süßigkeiten, Schokolade,
  - während der Regelblutung.
- ▲ Besserung: an frischer Luft, bei kalter Luft.

❖ ARISTOLOCHIA: Aristolocha

Gynäkologie

- ▲ Regelblutungen: Amenorrhoe oder lange Zyklen, schwarzes Blut mit Koageln.

- ▲ Prämenstruelles Syndrom: Mastodynie mit verhärteten und schmerzhaften Brüsten, gesteigerte Nervosität vor Beginn der Regel, Meteorismus, Ödem der Extremitäten mit venöser Kongestion. Die Erkrankte verspürt deutliche Erleichterung beim Auftreten der Regelblutungen und Verschlimmerung sofort nach den Regelblutungen.
- ▲ Leukorrhoe, Vulvapruritus.

❖ ARNICA MONTANA: Arnica

Psychische Symptome

Asthenie, Erschöpfung, Wunsch nach Einsamkeit und Ruhe, Indifferenz durch Überlastung, Verzweiflung.

Physische Symptome

- ▲ Schlaflosigkeit, Agitation, das Bett scheint zu hart zu sein, Todesfurcht.
- ▲ Folgen von Traumata: Kontusion, Quetschung, Hämatom, Ekchymosen.
- ▲ Kardiopathie junger Sportler. Hypertonie (warmer Kopf, kalter Körper und kalte Nase). Arteriitis.
- ▲ Venenschwäche, Kapillarschwäche (Ekchymose, Purpura, konjunktivale Blutung).
- ▲ Infektiöser Zustand.

Gynäkologie

Vorzeitige, gesteigerte Regel. Rotes Blut mit Koageln. Intermenstruelle Metrorrhagie nach Geschlechtsverkehr.

Schwangerschaft
- die Bewegungen des Feten sind schmerzhaft.
- Lumbalgien. Schmerzhafte Wehen. Vulvavarizen. Prävention post-partaler Hämorrhagien und puerpuralen Infektionen.
- Uterusprolaps nach der Entbindung.
- Harninkontinenz nach der Schwangerschaft.

Menopause
generalisierter Muskelkater, Palpitationen, Hitzewallungen mit kaltem Körper. Ekchymosen, spontan oder bei geringstem Kontakt auftretend. – Mastitis.

Modalitäten

- ▲ Verschlimmerung:
  - nach Traumen, Überlastung,
  - durch starke Emotionen,
  - bei Berührung, in Ruhe.
- ▲ Besserung: in liegender Position mit tief gelagertem Kopf.

❖ ARSENICUM ALBUM: Arsenanhydrid

Psychische Symptome

Ängstlichkeit, Agitation, Todesangst. Anfall von Angst um ein Uhr morgens. Ordnungsliebende, manische, fordernde und geizige Person.

Physische Symptome

- ▲ Brennende Schmerzen, durch Wärme gemildert.
- ▲ Ödem der Unterlieder.
- ▲ Durst auf geringe Mengen eiskalten Wassers, heftiges Erbrechen (Magenulkus, Gastritis), Darmblutungen.
- ▲ Schwarze, stinkende und schwächende Diarrhoe.
- ▲ Asthma gegen ein Uhr am Morgen, Dyspnoe mit Angstgefühl und Agitation.

▲ Neuritiden, Neuralgien, die durch Wärme gebessert werden.
▲ Anämie.
▲ Trockene, squamöse, juckende Dermatosen (Psoriasis, Lichen, Ekzem...).

Gynäkologie

▲ Verfrühte Regelblutungen, verstärkt mit schwarzem Blut, reizend und juckend.
▲ Amenorrhoe mit fauliger Leukorrhoe.
▲ Ovarialschmerz besonders rechts, der durch Wärmeanwendungen gebessert wird.
▲ Säuerliche, brennende, ätzende, faulige gelbliche Leukorrhoe.
▲ Harninkontinenz nach Entbindung. Heilmittel bei schlechtem Zustand, bei Rückfall oder Krebs.

Modalitäten

▲ Verschlimmerung: um ein Uhr morgens, durch Kälte, gekühlte Getränke.
▲ Besserung: durch Wärme, warme Nahrungsmittel, Positionswechsel.

❖ ARTEMISIA: **Beifuß**

Gynäkologie

▲ Krampfanfälle, Epilepsie während der Regelblutungen.
▲ Verstärkte Regelblutungen, Blutungen mit schmerzhaften Kontraktionen.

❖ ASTERIAS RUBENS: **Seestern**

Physische Symptome

Heftige zerebrale Kongestion. Obstipation.

Gynäkologie

▲ Tumoren der Brust, besonders linksseitig.
▲ Mastopathie mit fibrös indurierter Brust.
▲ Eingezogene Mamille, Ulzeration der Brust, schmerzhafte Ausstrahlung in den Rücken und den Arm bis in die Finger mit Kribbelparästhesien (Brustkrebs).
▲ Verspätet einsetzende Regelblutungen. Ovarialschmerz auf derselben Seite wie die erkrankte Brust.

Modalitäten

Verschlimmerung: nachts, durch Wärme durch Genuß von Kaffee.

❖ AURUM METALLICUM: **Gold**
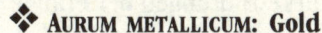

Psychische Symptome

Depression, Melancholie, erhebliche Selbstmordgefahr. Zyklische Depression mit Phasen von Euphorie, manischer Agitation. Wutanfälle, Selbstverachtung.

Physische Symptome

▲ Schlaflosigkeit.
▲ Intensive Knochenschmerzen. Entzündliches Rheuma (Spondylitis ankylosans, Arthritis).
▲ Rhinitis, Sinusitis.
▲ Alkoholismus.
▲ Augenerkrankung, Glaukom.
▲ Heftige Herzpalpitationen, Hitzewallungen, arterielle Hypertonie, Arteriosklerose, Kardiopathien.

Gynäkologie

▲ Verstärkte Regelblutungen oder Amenorrhoe mit depressivem Zustand.

- ▲ Gebärmuttersenkung, Kongestion des kleinen Beckens.
- ▲ Blutende Fibrome.
- ▲ Sterilität nach Depression.

Modalitäten

Verschlimmerung: nachts, im Winter, durch Alkohol.

❖ AURUM MURIATICUM NATRONATUM

Gynäkologie

Große Myome, von harter Konsistenz, leicht blutend. Starke Blutungen bei Frauen mit Hypertonie.

❖ AVENA SATIVA: **Hafer**

Heilmittel bei Asthenie und gleichzeitig bestehender Agitation und Erregung – mit Schlaflosigkeit.

Gynäkologie

- ▲ Sterilität bei Anovulation.
- ▲ Verminderte Sexualität in Verbindung mit Asthenie.

❖ BARYTA CARBONICA: **Bariumkarbonat**

Psychische Symptome

Verlangsamung des Verständisses und des Gedankenganges. Gedächtnisverlust. Schüchternheit. Frau mit männlichem Aussehen.

Physische Symptome

- ▲ Arterielle Hypertonie, Arteriosklerose, Defizite aufgrund einer zerebrovaskulären Insuffizienz.
- ▲ Chronische Hypertrophie der Tonsillen. Neigung zur Entzündung und Eiterung.
- ▲ Entwicklung einer Lungenfibrose.
- ▲ Retraktion der Palmaraponeurose.

Gynäkologie

- ▲ Dominierende Ovarialinsuffizienz: abgeschwächte Regelblutungen, Oligomenorrhoe, Amenorrhoe, Sterilität, maskuline Stimme, krauses Haar.
- ▲ Frigidität.
- ▲ Atrophische Vaginitis.

Modalitäten

Verschlimmerung: durch Kälte, nach den Mahlzeiten.

❖ BELLADONNA: **Tollkirsche**

Physische Symptome

- ▲ Es ist das am häufigsten verwendete Medikament bei Entzündung und Fieber: Schweißausbrüche, Photophobie, Mydriasis, hyperthermischer Krampfanfall bei Kindern (Fieberkrämpfe).
- ▲ Kongestive Hypertonie.
- ▲ Kongestive Zephalgien.
- ▲ Trockenheit der Schleimhäute.
- ▲ Überempfindlichkeit und -erregbarkeit aller Sinne.
- ▲ Spasmen (Spasmophilie, Epilepsie).

Gynäkologie

▲ Uterusblutungen. Das Blut ist warm und von Gerinnseln durchsetzt. Postpartale Hämorrhagien.
▲ Gesteigerte, verfrühte Regelblutungen.
▲ Rechtsseitiger Ovarialschmerz mit stechenden Schmerzen, die plötzlich auftreten und genauso schnell wieder verschwinden.
▲ Mastodynie, Brustabszeß: schwere, verhärtete, überwärmte und gerötete Brust (Entzündungsstadium).

Modalitäten

▲ Verschlimmerung: auf Lärm, bei Berührung, bei Bewegung, bei grellem Licht.
▲ Besserung: durch Ruhe, in einem warmen Raum.

❖ BELLIS PERENNIS: Gänseblümchen, Maßliebchen

Gynäkologie

▲ Brusttumor nach Trauma der Brust. Hämatom, Verschleimung.
▲ Kongestion im kleinen Becken nach Überanstrengung, nach einer Entbindung.
▲ Erschöpfungszustand nach der Entbindung. Die Erkrankte wünscht liegen zu bleiben.

❖ BORAX: Natrium boracicum

Physische Symptome

▲ Aphthose.
▲ Vertigo (beim Hinuntergehen).
▲ Oraler und genitaler Herpes.

Gynäkologie

▲ Schmerzhafte, verstärkte, zu früh einsetzende Regelblutung.
▲ Weißliche Leukorrhoe, „wie Eiweiß", warm, zähflüssig.
▲ Leukorrhoe bei der Ovulation. Candidiasis.
▲ Sterilität oder gesteigerte Fruchtbarkeit.
▲ Galaktorrhoe.
▲ Herpes genitalis.

❖ BOVISTA: Bovist, Staubschwamm

Physische Symptome

Ödeme der Finger, die sich beim Aufwachen verstärken. Gefühl der Größenzunahme von Kopf und Herz.

Gynäkologie

▲ Nächtliche, verstärkte Regelblutungen, die verfrüht einsetzen mit schwärzlichem Blut und Blutkoageln.
▲ Intermenstruelle Blutung zum Zeitpunkt der Ovulation.
▲ Diarrhoe vor und nach den Regelblutungen.
▲ Verstärkte, gelblich-zähflüssige Leukorrhoe nach den Regelblutungen.
▲ Prämenstruelles Syndrom mit Ödemen und Gewichtszunahme.
▲ Funktionelle Zysten.

❖ BRYONIA: Bryonia dioica – Bryonia alba

Psychische Symptome

Reizbarkeit, Wut, Aversion gegen Veränderungen, Verlangen nach Stille und Ruhe.

Physische Symptome

▲ Schwindel, orthostatische Hypotonie.
▲ Akute, stechende Schmerzen, die sich bei der geringsten Bewegung verschlimmern und durch starken Druck und Anstrengung gebessert werden.
▲ Frontale Kopfschmerzen.
▲ Trockener, anfallsartiger Husten, Seitenstechen.
▲ Trockenheit der Schleimhäute. Starker Durst nach dem Verzehr von kaltem Wasser in großen Intervallen. Bitterer Geschmack.
▲ Obstipation mit hartem, schwarzen, voluminösen Stuhlgang.
▲ Arthrose, rheumatische Schmerzen.

Gynäkologie

▲ Verstärkte Regelblutungen oder Amenorrhoe mit Nasenbluten und Kopfschmerzen.
▲ Ovarialzyste, besonders rechtsseitig. Ovarialschmerz mit Ausstrahlung in den Oberschenkel.
▲ Mastodynie und Mastopathie: schwere, verhärtete und angeschwollenen Brüste prämenstruell (deutliche Besserung durch das Tragen eines straffen Büstenhalters).
▲ Flüssigkeitsgefüllte Brustzysten.

Modalitäten

▲ Verschlimmerung durch Bewegung und leichtes Berühren, durch Wärme, um 21 Uhr, morgens.
▲ Besserung durch starken Druck, liegende Position auf der schmerzhaften Seite, durch Kälte.

❖ **BUFO: Kröte**

Psychische Symptome

Leichte oder schwere Debilität. Kindliches Verhalten.

Gynäkologie

▲ Unkontrollierte Sexualität. Onanie.
▲ Wäßrige, reizende und übelriechende Leukorrhoe.
▲ Brennende Schmerzen der Ovarien und des Uterus mit Ausstrahlung in den Oberschenkel.
▲ Epilepsie während der Regelblutungen.
▲ Ulzerierter Brustkrebs mit brennenden Schmerzen.

Modalitäten

Verschlimmerung durch Wärme.

❖ **CACTUS GRANDIFLORUS: Cactus**

Physische Symptome

Herzerkrankungen: Angina pectoris, drohender Infarkt, Palpitationen, Arrhythmie, Dyspnoe. Schmerzausstrahlung in den linken Arm. Gefühl des Zusammenschnürens des Körpers in seiner Gesamtheit.

Gynäkologie

Metrorrhagien mit schwarzem Blut und Blutkoageln, zusammenschnürende Schmerzen.

Modalitäten

Verschlimmerung: durch Anstrengungen, im Liegen auf der linken Seite.

❖ CALADIUM: Dieffenbachia

Allgemeine Symptome

Sämtliche Beschwerden treten nach Tabakabusus auf: Gedächtnisverlust, Nausea, Diarrhoe, Schwindel.

Gynäkologie

- ▲ Anorgasmie.
- ▲ Sterilität.
- ▲ Vaginaler Pruritus mit sinnlichem Charakter für die Frau, während der Schwangerschaft auftretend.

❖ CALCAREA CARBONICA: Kalkkarbonat der Austernschale

Psychische Symptome

Ängstlichkeit mit Zukunftsangst. Verlangsamung, Konzentrationsschwierigkeiten. Angst, den Verstand zu verlieren. Drang zu rennen. Unterschiedliche Angstgefühle.

Physische Symptome

- ▲ Fettleibigkeit infolge Überernährung. Bulimisches Verhalten (Eier, Milchprodukte, Brot). Übersäuerung des Magen-Darm-Trakts: Erbrechen, Aufstoßen, Diarrhoe, Meteorismus.
- ▲ Kälteempfindlichkeit, Gefühl von eisiger Kälte. Eiskalte Haut. Verstärkte Transpiration im Kopfbereich während des Schlafes.
- ▲ Tonsillenhypertrophie. Geschwollene Lymphknoten.

Gynäkologie

- ▲ Mammahypertrophie.
- ▲ Prämenstruelle Mastodynie.
- ▲ Verstärkte Laktation. Die Milch wird aber oft vom Kind nicht vertragen.
- ▲ Verstärkte und verlängerte Regelblutung, die verfrüht auftritt mit gleichzeitigem Kältegefühl und Asthenie.
- ▲ Weißliche Leukorrhoe.
- ▲ Gelegentlich großes Myom.
- ▲ Uteruspolypen.
- ▲ Osteoporose.

Modalitäten

- ▲ Verschlimmerung: durch Kälte, Nässe, Wasser, bei Vollmond.
- ▲ Besserung: bei trockenem Wetter, beim Liegen auf der schmerzhaften Seite.

❖ CARBO ANIMALIS: Tierkohle

Physische Symptome

- ▲ Veränderter Allgemeinzustand. Schwerwiegende Krankheiten (Krebs, Tuberkulose).
- ▲ Gesichtszyanose und Zyanose der Extremitäten.
- ▲ Geschwollene Lymphknoten, Ulzerationen, Hypervaskularisation.

Gynäkologie

- ▲ Vorzeitige Regelblutung mit verlängerter Dauer mit schwärzlichem Blut.
- ▲ Uterustumor, Ulzeration der Zervix mit übelriechendem, blutigem Ausfluß (Uteruskrebs).
- ▲ Ulzerierter Brustkrebs. Intensive Vaskularisation im Bereich des Tumors.

❖ CASTOREUM: Castoreum

Gynäkologie

▲ Vorzeitige Regelblutung – oder Amenorrhoe mit abdominellem Tympanismus.
▲ Dysmenorrhoe: Schmerzbeginn in den Oberschenkeln mit anschließender Ausbreitung in den gesamten Körper in Verbindung mit Kaltschweißigkeit und Blässe.
▲ Leukorrhoe mit Schweregefühl in den Oberschenkeln.
▲ Sexuelle Übererregbarkeit.
▲ Schwangerschaftserbrechen.

❖ CAULOPHYLLUM: Caulophyllum

Gynäkologie

▲ Vorzeitige, schmerzhafte Regelblutung von wenig ausgeprägtem Blutungscharakter.
▲ Dysmenorrhoe mit Spasmen und Krämpfen.
▲ Linksseitiger Ovarialschmerz und Schmerz unterhalb der linken Brust.
▲ Neigung zu Aborten.

Entbindung

Insuffiziente, unregelmäßige Wehentätigkeit. Ausbleibende Öffnung der Zervix. Uterusatonie. Nach der Geburt: Erschöpfung, krampfartige Schmerzen im kleinen Becken, Plazentaretention, passive, verlängerte Nachblutungen.

Andere Symptome

Interphalangeale Schmerzen, die sich mit Ende der Regelblutungen verschlimmern.

❖ CAUSTICUM

Psychische Symptome

Traurigkeit, ängstliche Agitation am Abend, Überempfindlichkeit beim Unglück anderer Personen, kritische Einstellung.

Physische Symptome

▲ Paresen, progressive Lähmung mit Atrophie.
▲ Brennen der Schleimhäute (Gastritis, Ulcus).
▲ Morgendliche Heiserkeit, trockener Husten mit Schmerzen in der Hüfte und Urinabgang.
▲ Harninkontinenz.
▲ Rheuma mit Steife und Deformierung der Gelenke.
▲ Nächtliche Unruhe der Beine.
▲ Schmerzhafte Vernarbung.

Gynäkologie

▲ Verspätete Regelblutung mit Ausfluß nur am Tag.
▲ Profuse nächtliche Leukorrhoe, die die Schleimhäute reizt.
▲ Mamillenfissuren.
▲ Aversion gegen Geschlechtsverkehr.
▲ Uterusträgheit während der Entbindung.

Modalitäten

▲ Verschlimmerung: durch kalten und trockenen Wind.
▲ Besserung: durch Feuchtigkeit bei Regen, durch Wärme.

❖ CHAMOMILLA: Echte Kamille

Psychische Symptome

Heftige Wutausbrüche, Unzufriedenheit, Launen, Agitation, Schmerzunverträglichkeit.

Physische Symptome

Unerträgliche Schmerzen, Hyperästhesie, Neuralgien. Heftige Koliken, mit dem Bedürfnis sich zusammenzukauern, grünliche Diarrhoe.

Gynäkologie

▲ Vorzeitig einsetzende Regelblutungen mit schwärzlichem Blut und großen Blutkoageln.
▲ Unerträgliche Dysmenorrhoe, reißende Schmerzen in den Oberschenkeln und entlang der Beinvenen.
▲ Gelbe, reizende Leukorrhoe.
▲ Während der Entbindung: unregelmäßige Schmerzen, insuffiziente Kontraktionen in Verbindung mit Agitation.
▲ Während des Stillens: Uteruskrämpfe beim Saugen des Kindes.

Modalitäten

▲ Verschlimmerung: nach einem Wutanfall, nach Kaffeeabusus.
▲ Besserung: durch passive Bewegung.

❖ CHINA: Chinarindenbaum

Physische Symptome

▲ Anämie, Erschöpfung, Asthenie aufgrund von Flüssigkeitsverlusten (Blutungen, Erbrechen, Hypersalivation, Diarrhoe, Leukorrhoe).
▲ Überempfindlichkeit auf Lärm und Gerüche.
▲ Indolente, die Patientin erschöpfende Diarrhoe. Meteorismus im gesamten Abdomen.
▲ Periodisch auftretendes Fieber.

Gynäkologie

▲ Metrorrhagien mit schwarzem Blut und Blutkoageln.
▲ Blutige Leukorrhoe, gelegentlich statt der Regelblutungen oder eine Woche danach auftretend.
▲ Depression mit suizidalem Risiko nach der Entbindung.
▲ Sexuelle Erregung.

Modalitäten

▲ Verschlimmerung: bei leichter Berührung, durch einen Luftzug, nach den Mahlzeiten, alle zwei Tage.
▲ Besserung: durch starken Druck, durch Wärme.

❖ CINNABARIS: Mercurius sulfuratus ruber

Physische Symptome

Knallroter Ausschlag im Gesicht. Sinusitis, Rhinitis posterior.

Gynäkologie

▲ Knallroter Ausschlag im Bereich der Genitalschleimhäute.
▲ Papillome, hahnenkammartig, die bei Berührung bluten.

❖ **CLEMATIS ERECTA: Aufrechte Waldrebe**

Physische Symptome

Vesikopustulöser, juckender Ausschlag, am häufigsten im Bereich der Haargrenze.

Gynäkologie

▲ Verfrühte Regelblutungen; ätzende, die Schleimhaut reizende Leukorrhoe.
▲ Brustschmerzen; schwere, geschwollene Brüste. Brusttumoren, die bei Berührung schmerzen.
▲ Aversion gegen Geschlechtsverkehr.

❖ **COCCULUS: Kockelskörner**

Psychische Symptome

Erschöpfungszustand nach Überanstrengung, Schlaflosigkeit. Die Erkrankte antwortet langsam auf die ihr gestellten Fragen, wird immer schweigsamer.

Gynäkologie

▲ Krampfartige Dysmenorrhoe mit Meteorismus, dem Gefühl, spitze Steine im Bauch zu haben, Übelkeit, Lumbalgie mit Schwächegefühl.
▲ Regelblutungen mit schwarzem Blut, die die Patientin erschöpfen.
▲ Seröse, blutige Leukorrhoe. Diese tritt entweder in Zusamhang mit einer Obstipation oder anstelle der Regelblutung auf.
▲ Übelkeit und Erbrechen in der Schwangerschaft.

Modalitäten

Verschlimmerung durch Fahrten, durch Schlafmangel, durch Kaffee und Tabak.

❖ **COCCUS CACTI: Chochenille-Laus**

Physische Symptome

Krampfhusten, Pertussis im Winter, am Morgen. Dickflüssige Schleimhautsekretionen. Schleimhautüberempfindlichkeit, besonders im Mund- und Pharynxbereich (Übelkeit, Erbrechen, Husten beim Zähneputzen).

Gynäkologie

▲ Menometrorrhagien mit schwarzem Blut und Blutkoageln oder Blutfäden.
▲ Leukorrhoe mit geleeartiger Konsistenz.
▲ Schmerzhafte Entzündung der Vulva.

❖ **COLINSONIA: Collinsonis canadensis**

Gynäkologie

Schmerzhafte, brennende Hämorrhoiden (das Gefühl, Nadeln im Enddarm zu haben), krampfartige Verschlimmerung während der Schwangerschaft oder bei Ende der Regelblutung. Gleichzeitig hartnäckige Obstipation. Vulvavarizen der schwangeren Frau.

❖ **COLOCYNTHIS: Koloquinte**

Physische Symptome

Spastische, krampfartige Schmerzen, die durch forcierte Beugung und starken Druck erleichtert werden (Gastritis, Bauchkolik, Ischialgie, Orbita- und Gesichtsneuralgie).

Gynäkologie

Ovarialschmerz und Dysmenorrhoe, die durch starken Druck und durch Zusammenkauern gebessert werden.

❖ CONIUM: Gefleckter Schierling

Physische Symptome

▲ Drehschwindel im Liegen in sämtlichen Positionen; Ménière-Syndrom.
▲ Progressive, aufsteigende Lähmung. Muskelschwäche mit Muskelzittern.
▲ Obstipation alle zwei Tage mit kalt erscheinendem Stuhlgang.
▲ Dysurie mit unterbrochenem Harnstrahl.
▲ Photophobie, Ptosis.

Gynäkologie

▲ Die Symptome treten nach sexueller Enthaltsamkeit auf.
▲ Verspätete Regelblutung mit schwacher Blutungsintensität.
▲ Vor den Regelblutungen: starke, säuerliche, milchige Leukorrhoe während 14 Tage.
▲ Uterusmyom.
▲ Ovarialzysten.
▲ Amenorrhoe, nachdem die Hände in kaltes Wasser gehalten wurden.
▲ Prophylaktisch zu verordnen in Fällen von Traumen der Brust.

Modalitäten

▲ Verschlimmerung: nachts, bei tief gelagertem Kopf, beim Drehen im Bett, durch sexuelle Enthaltsamkeit, durch Brusttraumen.
▲ Besserung: im Dunkeln, beim Gehen.

❖ CROCUS SATIVUS: Safran

Psychische Symptome

Instabile, wechselhafte Stimmung. Überempfindlichkeit auf Musik.

Gynäkologie

▲ Nervöse (Schein-)schwangerschaft: die Patientin hat das Gefühl, daß sich etwas Lebendiges in ihrem Magen, Bauch bewegt. Spastische Kontraktionen.
▲ Häufige Regelblutungen mit sehr langer Dauer und starker Blutungsintensität, schwarzes, zähflüssiges und lange Fäden ziehendes Blut.
▲ Menormetrorrhagien.
▲ Schwangerschaftsblutungen. Drohender Abort.
▲ Dickflüssige, fadenziehende Leukorrhoe.
▲ Das Gefühl, als ob die linke Brust mit einem Faden in Richtung Rücken gezogen würde.

❖ CROTON TIGLIUM: Purgierkörner

Physische Symptome

Unwillkürliche Diarrhoe sobald die Erkrankte trinkt oder ißt. Schlagartige Entleerung von wäßrigem, gelben Stuhlgang im Schwall.

Gynäkologie

Herpes genitalis; vesikulöse, juckende Ausschläge im Bereich der Genitalorgane. Fissuren der Mammae, die ein Stillen unmöglich machen. Gefühl, als ob die Brust an einer Schnur in Richtung Rücken gezogen würde.

❖ CYCLAMEN: Cyclamen europea, Alpenveilchen

Psychische Symptome

Übertriebene Gewissenhaftigkeit, Furcht einen Fehler begangen oder seine Pflicht nicht erfüllt zu haben. Traurigkeit, Weinen vor den Regelblutungen oder in Fällen von Amenorrhoe.

Physische Symptome

▲ Anämie.
▲ Ophthalmische Migräne (Sehstörungen).
▲ Salziger Geschmack der Lebensmittel, häufiger Schluckauf.
▲ Diarrhoe nach Genuß von Kaffee.

Gynäkologie

▲ Unregelmäßige, verstärkte Regelblutungen mit schwarzem Blut, Blutgerinnseln und Membranresten. Unterbrechung der Regelblutung am zweiten Tag. Kopfschmerzen und Sehstörungen während der Regel.
▲ Amenorrhoe mit Kopfschmerzen oder Migräne.
▲ Galaktorrhoe.
▲ Schluckauf und häufiges Gähnen während der Schwangerschaft.
▲ Übelkeit während der Schwangerschaft.
▲ Postpartale Hämorrhagien.

Dieses Heilmittel ist oft während der Menopause nützlich.

❖ DIOSCOREA VILLOSA: Dioscorea villosa, Zottige Yamswurzel

Physische Symptome

Sämtliche Schmerzen werden erleichtert in Überstreckung, im Gegensatz zu Colocynthis (Magen-, Uterus-, Darmschmerzen, Ischialgien...).

Gynäkologie

Krampfartige Dysmenorrhoe, die durch Überstreckung erleichtert und durch Beugung verschlimmert wird. Entbindungsschmerzen.

❖ ERIGERON: Erigeron canadensis, Dürrwurz, Berufskraut

Gynäkologie

▲ Schwallartige Blutungen von hellrotem Blut, die durch jede Bewegung verstärkt werden.
▲ Metrorrhagie, die von einer schmerzhaften Miktion und einer sehr schmerzhaften Reizung des Rektums begleitet ist.
▲ Starke Leukorrhoe mit Störungen beim Wasserlassen.
▲ Blutige Lochien, die bei der geringsten Bewegung ausfließen.

❖ EUPHRASIA: Augentrost, Euphrasia officinalis

Physische Symptome

Gereizte, tränende Augen in Verbindung mit einer nicht-reizenden allergischen Rhinitis.

Gynäkologie

▲ Insuffiziente Regelblutungen, die nur eine Stunde oder einen Tag andauern.
▲ Amenorrhoe mit okulonasalem Katarrh.
▲ Genitale Kondylome.

❖ FERRUM METALLICUM: Eisen

Physische Symptome

▲ Anämie mit blassem Gesicht und farblosen Schleimhäuten, aber vasomotorischen Hitzewallungen.
▲ Schwindel mit Ohrgeräuschen, kongestiver Kopfschmerz.
▲ Schmerzlose Diarrhoe, Obstipation ohne Stuhldrang.
▲ Periarthritis humero-scapularis, nächtliche Lumbago.

Gynäkologie

▲ Häufige, verstärkte und verlängerte Regelblutungen mit trübem Aussehen, die jeden zweiten Tag sistieren und dann wieder von neuem beginnen. Die Blutungen ermüden die Patientin und sind von Kopfschmerzen und Hitzewallungen begleitet.
▲ Amenorrhoe mit Blutungen an anderer Stelle: Nasenbluten, Hämoptysis – oder fadenziehende, weißliche und ätzende Leukorrhoe.
▲ Uterusprolaps.
▲ Schwangerschaftserbrechen.
▲ Harninkontinenz.

Modalitäten

▲ Verschlimmerung: durch Kälte, während der Nacht.
▲ Besserung: durch langsame Bewegung.

❖ FRAXINUS AMERICANA: Weiße Esche

Gynäkologie

▲ Verstärkte Regelblutungen.
▲ Wäßrige, profuse Leukorrhoe (Hydrorrhoe).
▲ Myom – riesiger, fibromatöser Uterus.
▲ Kongestion im kleinen Becken und Uterussenkung.
▲ Ovarialschmerz links.

❖ GELSEMIUM: Jasmin, Gelsemium sempervirens

Psychische Symptome

Erregbarkeit und Zittern nach schlechten Nachrichten; Hemmung, Lampenfieber, Phobien.

Physische Symptome

▲ Grippaler Infekt mit Fieber, Muskelschmerzen, Abgeschlagenheit und Schläfrigkeit, sowie Durstlosigkeit.
▲ Kongestiver Kopfschmerz, Hitzschlag.
▲ Ophthalmische Migräne: schwere, hängende Lieder.
▲ Langsamer Ruhepuls. Der Erkrankte hat das Gefühl, daß sein Herz stehen bleibt, wenn er sich nicht bewegt. Herzklopfen.
▲ Nervöse Diarrhoe.
▲ Abgang von hellem Urin nach einem Migräneanfall.
▲ Tremor, Koordinationsstörungen.

Gynäkologie

▲ Dysmenorrhoe mit verspätet einsetzenden Regelblutungen. Die Schmerzen strahlen in die Hüften und den Rücken

aus und verschwinden mit dem Einsetzen der Regel.
▲ Abort nach einer Aufregung.
▲ Albuminurie während der Schwangerschaft.
▲ Entbindung: schmerzhafte Wehen (Schmerzausstrahlung in die Hüften und den Rücken). Starre des Gebärmutterhalses.

Modalitäten

▲ Verschlimmerung:
  – durch warmes, feuchtes Wetter, vor Gewittern,
  – durch eine emotionale Erregung,
  – um zehn Uhr morgens,
  – nach Tabakgenuß.
▲ Besserung: durch frische Luft, durch Bewegung, durch eine verstärkte Miktion.

❖ GOSSYPIUM: **Baumwollstaude**

Gynäkologie

▲ Regel mit Verspätung, von schwachem Blutungscharakter und wässrigem Blut. In der prämenstruellen Phase: morgendliche Übelkeit, Anorexie mit epigastrischem Mißempfinden, Schweregefühl im kleinen Becken, das Gefühl, daß die Regelblutung kommt.
▲ Intermittierende Ovarialschmerzen.
▲ Übelkeit während der Schwangerschaft, morgendliche Übelkeit mit Speichelfluß.

❖ GRAPHITES: **Reißblei**

Psychische Symptome

Apathie, Unentschlossenheit, Desinteresse, Übererregbarkeit (Weinen beim Hören von Musik).

Physische Symptome

▲ Kälteempfindlichkeit, Adipositas und Obstipation: Verlangsamung sämtlicher wichtiger endokriner und metabolischer Funktionen.
▲ Trockene Haut, ohne Schweißneigung: Ekzema, nässende und eiternde Ausschläge, keloide Narbenbildung.
▲ Rheumatische Beschwerden, Steifigkeit, Kontrakturen.

Gynäkologie

▲ Abgeschwächte Regelblutungen in großen zeitlichen Abständen,
▲ Sterilität,
▲ Amenorrhoe,
▲ Kongestion des linken Ovars, Ovarialzyste.
▲ Starke Leukorrhoe, die die Schleimhaut reizt und gelegentlich statt der Regelblutung auftritt.
▲ Zervizitis, Zervixkarzinom.
▲ Ausschlag im Bereich der Vulva.
▲ Mamillenfissuren. Brustkrebs (Narbe).
▲ Pruritus und Heiserkeit während der Regelblutungen.
▲ Hitzewallungen.
▲ Anorgasmie, Minderung der Libido.

Modalitäten

▲ Verschlimmerung: durch Kälte, durch Untätigkeit; durch Bettwärme, während der Nacht.
▲ Besserung: wenn sich die Patientin einwickelt.

Materia medica gynaecologica

❖ HAMAMELIS: Hamamelis virginica

Physische Symptome

Venöse Kongestion mit Varizen, Hämorrhoiden, Wandzerbrechlichkeit der Kapillaren mit venösen Blutungen, Ekchymosen und Hämatomen.

Gynäkologie

- Verstärkte Regelblutungen mit schwarzem Blut.
- Metrorrhagien nach Erschütterung oder Stoß mit lumbalen Schmerzen und einem Völlegefühl im kleinen Becken.
- Hämorrhagische Ovulation.

❖ HELONIAS DIOICA: Falsche Einhornwurzel

Gynäkologie

- Depressiver Zustand; Zwangsideen, die auf die Geschlechtsorgane konzentriert sind.
- Gefühl, einen schmerzhaften und gequetschten Uterus zu haben.
- Schweregefühl im kleinen Becken, Uterusprolaps.
- Leukorrhoe, die die Schleimhaut reizt, mit schlechtem Geruch wie nach saurer Milch. Vaginalmykose.
- Vulvovaginitis mit Vulvapruritus.
- Metrorrhagien mit Beschwerden und Schmerzhaftigkeit der Lumbosakralregion.
- Prämenstruelle Mastodynie (die Patientin erträgt Kontakt der Kleidung nicht).
- Sterilität.
- Drohender Abort.
- Zahnschmerzen, Hypersalivation während der Schwangerschaft.
- Vulvapruritus während der Schwangerschaft.

Modalitäten

Besserung: durch Beschäftigung, durch Ablenkung.

❖ HYDRASTIS: Hydrastis canadensis

Physische Symptome

Sämtliche dick- und zähflüssige, gelbliche und fadenziehende Absonderungen bei einer geschwächten und abgemagerten Patientin.

Gynäkologie

- Verstärkte Regelblutungen.
- Chronische Leukorrhoe mit Verschlimmerung nach den Regelblutungen.
- Gelber zähflüssiger Ausfluß in Zusammenhang mit Pruritus.
- Zervizitis – Ulzerationen der Zervix – Zervix- oder Korpuskarzinom.
- Mamillenfissuren. Brustkrebs mit Einziehung und Ulzerationen der Brust.
- Schwangerschaftsobstipation.

Modalitäten

Verschlimmerung: durch Kälte, durch Verzehr von Brot, Gemüse oder Alkohol, durch Laxantien.

❖ IGNATIA: Ignatiusbohne

Psychische Symptome

Bedeutendes weibliches Heilmittel, das durch die Variabilität seiner Symptome gekennzeichnet ist. Wechselnde Stimmungslage, leichte Erregbarkeit, Ängstlichkeit, Depression nach einer Trauer oder unangenehmen Ereignissen, stiller Kummer, Gähnen. Deutliche Besserung bei Ablenkung.

Physische Symptome

▲ Kopfschmerzen, die mit reichlichem Urinabgang enden.
▲ Stechende Schmerzen.
▲ Gefühl des Zusammenschnürens des Rachens, als ob ein Kloß vom Magen aufsteigt.
▲ Paradoxe Dyspepsie.
▲ Emotionale Diarrhoe.
▲ Emotionale Tachykardie.

Gynäkologie

▲ Vorzeitig beginnende, verstärkte Regelblutungen, von schwarzem Blut mit Blutgerinnseln und üblem Geruch. Leeregefühl im Magen und Migräne vor der Regelblutung. Wechsel von Weinen, Lachen und Aufregung vor der Regelblutung.
▲ Spastische Dysmenorrhoe.
▲ Frigidität und Erregung im Wechsel.

Modalitäten

▲ Verschlimmerung: durch Kummer, emotionale Aufregungen, durch Kaffee, Tabak, Alkohol, starke Gerüche.
▲ Besserung: durch Wärme, durch starken Druck, während des Spazierengehens.

❖ IODUM: Jod

Psychische Symptome

Ängstlichkeit, Besorgnis, Unruhe, andauernde Agitation aber mit schnell auftretender Erschöpfung.

Physische Symptome

▲ Abmagerung trotz normalen oder sogar gierigen Appetits.
▲ Hitzewallungen. Der Patientin ist es immer zu warm.
▲ Tachykardie, Anstrengungsdyspnoe, präkordiales Angstgefühl.
▲ Fettige, die Patientin schwächende Diarrhoe.
▲ Permanentes Zittern.
▲ Hyperthyreose mit Kropfbildung.
▲ Lymphknotenschwellungen.
▲ Brennende, die Schleimhäute reizende Absonderungen.

Gynäkologie

▲ Unregelmäßige Regelblutungen, mit gelegentlich verstärkter Blutungsintensität. Die Regelblutungen sind für die Patientin sehr erschöpfend und gehen mit einem starkem Beklemmungsgefühl einher.
▲ Trockene Vaginalschleimhaut.
▲ Verstärkte, chronische Leukorrhoe, die die Schleimhaut, reizt, zu Exkoriationen führt und die Unterwäsche angreift.
▲ Rechtsseitiger Ovarialschmerz – Ovarialzysten.
▲ Atrophische Brüste mit verhärteten Knoten.

Modalitäten

▲ Verschlimmerung: durch Wärme, durch Hunger.
▲ Besserung: durch Kälte, beim Gehen, beim Essen.

❖ Ipeca: Cephaelis ipecacuanha

Physische Symptome

▲ Konstante Übelkeit mit Gesichtsblässe, Ringen unter den Augen, sauberer Zunge.
▲ Schäumende, grünliche Diarrhoe, Dysenterie.
▲ Krampfartiger, den Atem raubender Husten ohne Auswurf.
▲ Haemoptysis von hellrotem Blut.

Gynäkologie

▲ Sehr starke Regelblutungen von rötlich-glänzendem Blut mit Blutgerinnseln. Übelkeit und Erbrechen während der Regelblutungen.
▲ Asthenie, die in keinem Verhältnis steht zur Menge an verlorenem Blut.
▲ Uterusblutung mit Blutgerinnseln und begleitender Übelkeit.

Modalitäten

Verschlimmerung: durch Kälte, im Herbst, bei Verzehr von grünen Früchten.

❖ Juniperus communis: Wacholder

Gynäkologie

Dysmenorrhoe. Drohender Abort.

Andere Symptome

Zystitis (Urin mit Veilchengeruch). Nephropathie.

❖ Kalium arsenicum: Kaliumarsen

Physische Symptome

Chronische Hauterkrankungen: trockene, squamöse Eruptionen, Fissuren im Bereich von Ellbogen und Knien. Psoriasis, Ekzem, Lichen. Unerträglicher Pruritus.

Gynäkologie

▲ Amenorrhoe.
▲ Neoplasien.
▲ Übelriechende, braune Leukorrhoe.

❖ Kalium bichromicum: Kaliumbromid

Physische Symptome

▲ Eitrige, fadenziehende und visköse Sekretionen mit Bildung von Pseudomembranen und Ausbildung von Ulzerationen.
▲ Stechende Schmerzen.
▲ Gastritis, Ulkus, Pharyngitis.

Gynäkologie

▲ Gelbliche, visköse, fadenziehende Leukorrhoe, welche die Schleimhaut reizt.
▲ Ulzeration des Gebährmutterhalses.
▲ Vulvapruritus.

❖ Kalium carbonicum: Kaliumkarbonat

Psychische Symptome

Asthenie, Reizbarkeit, Angst vor Krankheit und Tod.

Physische Symptome

▲ Akut auftretende, stechende Schmerzen, die durch Kälte und gegen zwei bis drei Uhr morgens zunehmen.
▲ Schwellung des inneren Augenwinkels im Bereich des Oberlids.
▲ Nächtliches Asthma.
▲ Gastrischer Meteorismus, Hiatushernie.
▲ Niereninsuffizienz.
▲ Rheuma, Arthrose, Lumbago.

Gynäkologie

▲ Amenorrhoe bei jungen Mädchen.
▲ Regelmäßige Regelblutungen oder sehr lange Zyklen mit mehreren Monaten Abstand. Juckender, die Schleimhaut reizender Ausfluß.
▲ Dysmenorrhoe: drückende Schmerzen im Bereich des Sakrums mit Ausstrahlung ins Gesäß.
▲ Kälteempfindlichkeit, Obstipation während der Regelblutung, Anämie und Asthenie danach.
▲ Schwierige Entbindung „durch die Nieren". Langsame Wehentätigkeit, lumbosakrale Schmerzen.
▲ Erschöpfung nach dem Geschlechtsverkehr.

Modalitäten

▲ Verschlimmerung: zwischen zwei und drei Uhr morgens, durch Kälte.
▲ Besserung: bei nach vorne gebeugter Haltung, während des Tages.

❖ **KREOSOTUM: Buchenholzteerkreosot**

Physische Symptome

▲ Zahnkaries; Schwärzung und Zerbröckelung, Karies des Zahnhalses.

▲ Übelriechende, reizende, zur Exkoriationen führende Schleimhautabsonderungen. Ulzerationen.
▲ Hämorrhagien.
▲ Brennende Schmerzen.

Gynäkologie

▲ Vorzeitig auftretende Regelblutung mit verstärkter Blutungsintensität oder verlängerter Blutungsdauer. Intermittierend auftretender schwarzer, geronnener und übelriechender Ausfluß, dem ein blutiger, säuerlicher Ausfluß folgt. Verstärkter Abfluß der Regelblutung in liegender Position.
▲ Kälteempfindlichkeit, Kopfschmerzen und Abnahme des Gehörs während der Regelblutung. Pruritus und Brennen im Bereich der Vulva und Vagina.
▲ Häufige Urtikaria nach den Regelblutungen.
▲ Säuerliche, blutige Leukorrhoe, die die Schleimhäute reizt und zu Exkoriationen führt. Sie tritt intermittierend auf, bewirkt eine gelbliche Verschmutzung der Wäsche und ist von einer ausgeprägten Schwäche der unteren Extremitäten begleitet.
▲ Tief sitzender, brennender Schmerz im Bereich der Scheide. Starkes Jucken. Vulvovaginales Brennen, das sich beim Wasserlassen verschlimmert.
▲ Ulzerierte Zervix, Polypen, Krebs.
▲ Intermenstruelle Blutung. Blutung in der Menopause.
▲ Blutiger Ausfluß nach dem Koitus.
▲ Knoten in der Brust bei schlaffen Brüsten.

Modalitäten

Verschlimmerung: durch Kälte, durch Ruhe, in der Menopause.

❖ LAC CANINUM: Hundemilch

Psychische Symptome

Überschwengliche Phantasievorstellungen, zahlreiche Träume (Schlangen), Traurigkeit, Vergeßlichkeit, Zerstreutheit. Illusionen, Störungen der inneren Empfindungen.

Physische Symptome

▲ Wechsel von Schmerz oder Entzündung von einer zur anderen Seite.
▲ Kopfschmerzen, Migräne an einem Tag auf der einen, am anderen Tag auf der anderen Seite.
▲ Angina mit wechselnder Seitenlokalisation, Schnupfen.
▲ Rheuma.

Gynäkologie

▲ Verstärkte, vorzeitig erscheinende Regelblutung. Blutung im Strahl; hellrotes, visköses, fadenziehendes Blut.
▲ Ovarialschmerz, der von rechts nach links wandert.
▲ Prämenstruelle Mastodynie, die sich bei der leichtesten Erschütterung verschlimmert und die Patientin dazu zwingt, ihre Brüste zu stützen.
▲ Angina während der Regelblutungen (Angina catamenialis).

Modalitäten

Verschlimmerung: bei Berührung, jeden zweiten Tag.

❖ LACHESIS: Schlangengift von Lachesis mutus

Psychische Symptome

Unaufhörliche Logorrhoe. Unangenehme und böswillige Äußerungen. Eifersucht, Empfindlichkeit, Verfolgungsgefühl, Reizbarkeit. Erregungs- oder Depressionszustand. Traurigkeit beim Aufwachen am Morgen. Folge von Trauer und Enttäuschung. Zwangsvorstellung vom Tod, Klaustrophobie.

Physische Symptome

▲ Die psychischen Symptome und der Allgemeinzustand bessern sich durch das Auftreten von Absonderungen (Rhinitis, Diarrhoe, Leukorrhoe, Regelblutungen, Hämorrhagien ...).
▲ Unerträglichkeit von Beengungen (Kleider), von warmen und engen Räumen.
▲ Kongestive, okzipital betonte Kopfschmerzen mit schlagendem Schmerzcharakter.
▲ Struma exophthalmica.
▲ Angina, die sich von links nach rechts ausbreitet.
▲ Hypertonie, Angina pectoris.
▲ Blutungen, Hämorrhoiden.
▲ Varizen.

Gynäkologie

▲ Regelmäßige Regelblutungen, aber von verkürzter Blutungsdauer und abgeschwächter Blutungsintensität. Amenorrhoe.
▲ Störungen der Menopause:
▲ Hitzewallungen,
▲ linksseitiger Ovarialschmerz,

- ▲ Kongestion im kleinen Becken, die sich beim Erscheinen der Regelblutungen bessert.
- ▲ Spontane Ekchymosen.
- ▲ Verschlechterung der psychischen Symptome.

Modalitäten

- ▲ Verschlimmerung: vor den Regelblutungen, im Frühjahr, durch Wärme, am Morgen nach dem Schlaf, bei Berührung, bei Beengung.
- ▲ Besserung: an freier Luft (offene Fenster), durch Absonderungen.

❖ LAPIS ALBUS: **Kalziumfluosilizat**

Physische Symptome

Sämtliche Tumoren, Lymphknotenschwellungen von elastischer Konsistenz – Struma.

Gynäkologie

- ▲ Myom.
- ▲ Mastose, elastische, schmerzhafte Mammatumoren.
- ▲ Genitalpruritus.

❖ LILIUM TIGRINUM: **Tigerlilie**

Psychische Symptome

- ▲ Agitation, Hyperaktivität (zwingende Pflichten erfüllen), Gewissenhaftigkeit.
- ▲ Traurigkeit, tiefgreifende geistige Depression mit Weinen und Verzweiflung.
- ▲ Sexuelle oder religiöse Zwangsvorstellungen.
- ▲ Ohnmachtsanfälle.

Physische Symptome

- ▲ Herzschmerzen: mit dem Gefühl der Einengung des Herzens (verwaschene Angina pectoris-Symptomatik) – präkordiale Schmerzen.
- ▲ Zystalgie.
- ▲ Akkommodative Asthenopie.

Gynäkologie

- ▲ Vorzeitig erscheinende Regelblutungen mit abgeschwächter Blutungsintensität. Die Blutungen haben eine dunkle Farbe und erscheinen tagsüber, niemals jedoch nachts. Amenorrhoe junger Mädchen.
- ▲ Bräunliche Leukorrhoe, die die Schleimhäute reizt und zu Exkoriationen führt.
- ▲ Schweregefühl im kleinen Becken; Uterusprolaps, Retroversio uteri. (Die Erkrankte verspürt den Drang, durch Binden oder mit Hilfe ihrer Hände einen Gegendruck auf ihre Scheide auszuüben oder diese zu stützen).
- ▲ Uterusmyom.
- ▲ Linksseitiger Ovarialschmerz, der sich besonders beim Gehen verstärkt und in Oberschenkel und Brüste ausstrahlt.
- ▲ Intensive sexuelle Erregung, quälende Gedanken.

Modalitäten

Verschlimmerung: durch Wärme, in Ruhe, im Stehen.

❖ LUESINUM: **Biotherapeutikum: Lysat von Treponemen-Seren**

Psychische Symptome

- ▲ Gedächtnisverlust (Eigennamen); Unmöglichkeit, sich zu konzentrieren oder abstrakt zu denken.

▲ Wechselnder Stimmungszustand, abgestumpftes moralisches Empfinden.
▲ Sauberkeitswahn: Angst vor Krankheitserregern und vor Ansteckung mit dem Drang, sich dauernd die Hände zu waschen.
▲ Furcht vor der Nacht.

Physische Symptome

▲ Linienförmige, nächtliche Schmerzen, die abgestuft auftreten und wieder verschwinden. (Kopfschmerzen, Augenschmerzen, Arthralgien ...). Schmerzen beim Beklopfen der Knochen.
▲ Karies, nächtliche Sialorrhoe, Magenulkus, Verlangen nach Alkohol.
▲ Varizen, Arteriosklerose.
▲ Verschiedene Mißbildungen.

Gynäkologie

▲ Starke, scharfe, gelbliche Leukorrhoe.
▲ Myom.
▲ Verhärtete Ovarialtumoren.
▲ Blutungen.
▲ Mißbildungen.
▲ Neigung zu wiederholten Aborten.

Modalitäten

▲ Verschlimmerung: nachts, durch Gewitter, am Meer.
▲ Besserung: im Gebirge, durch ein kaltes Bad.

❖ **LYCOPODIUM: Lycopodium clavatum, Bärlappsamen**

Psychische Symptome

Reizbarkeit, Empfindlichkeit, starke Wutausbrüche. Gewissenhafte, intelligente, empfsame Frau, der trotz üblichem Erfolg das Vertrauen in sich selbst fehlt. Depression morgens beim Erwachen. Furcht vor Einsamkeit bei gleichzeitigem Verlangen alleine zu bleiben. Unerträglichkeit von Widerspruch und Autorität.

Physische Symptome

▲ Hepato-digestive Störungen: schnell gesättigter Hunger, nächtlicher Hunger. Brennender ösophagealer Reflux. Abdominelle Auftreibung gegen 16 Uhr bis zum Abend. Meteorismus, chronische Obstipation, Azetonämie, Gallensteine, Hypercholesterinämie, Urikämie.
▲ Nächtlich verstopfte Nase.
▲ Reizhusten.
▲ Angina (von rechts nach links wandernd).
▲ Störungen im Bereich der Harnwege: rechtseitige Nierenkolik, nächtliche Pollakisurie. Urämie.
▲ Vorzeitige Alterung von Haut und Haaren.

Gynäkologie

▲ Amenorrhoe oder Hypomenorrhoe. Vor der Regel: Traurigkeit, Vulvapruritus, Nausea, tiefer abdomineller Meteorismus.
▲ Während der Regel: Schmerzen im rechten Ovar. Die menstruelle Blutung ist während des Stuhlgangs verstärkt. Unterdrückung der Regel durch Angst.
▲ Milchige, die Schleimhaut reizende Leukorrhoe.
▲ Heftige Dysmenorrhoe mit Ohnmachtsanfällen.
▲ Trockenheit der vaginalen Schleimhaut. Austritt von Gasen aus der Vagina.
▲ Gering entwickelte Brüste.
▲ Vulvavarizen während der Schwangerschaft.

Modalitäten

▲ Verschlimmerung: am Ende des Nachmittages (16–20 Uhr), auf der rechten Seite, bei Verzehr von fetten Lebensmitteln, Austern, Zwiebeln.
▲ Besserung: durch warme Getränke, an freier Luft, durch Bewegung, bei Dominanz der rechten Körperhälfte.

❖ MAGNESIUM CARBONICUM: Magnesiumkarbonat

Physische Symptome

▲ Spasmophilie: Krämpfe, Parästhesien.
▲ Diarrhoe, Kolik, Gastralgie. Milchunverträglichkeit.
▲ Säuerliche Schweißausbrüche. Alle Absonderungen haben einen säuerlichen Geruch.
▲ Verkäsende Pharyngitis.

Gynäkologie

▲ Zu späte, abgeschwächte Regel mit dickem, dunklem Blut, das nur nachts fließt. Die Regel fließt ebenfalls nur in liegender Position.
▲ Dysmenorrhoe, die durch Hyperflexion erleichtert wird.
▲ Pharyngitis, Rhinitis, Odontalgie vor der Regel.

Modalitäten

Verschlimmerung: nachts, durch Milch, alle drei Wochen.

❖ MAGNESIUM MURIATICUM: Magnesiumchlorid

Physische Symptome

▲ Obstipation mit trockenen, festen Stühlen, die am Anus zerbröckeln.
▲ Geschmacks- und Geruchsverlust.
▲ Hepatomegalie.
▲ Periodische, monatliche Migräne.
▲ Herpes labialis.
▲ Palpitationen, die sich bei Bewegungen bessern.

Gynäkologie

▲ Zu früh erscheinende Regel, mit starker Blutungsintensität, mit schwärzlichem Blut und Blutgerinnseln.
▲ Dysmenorrhoe: Spasmen, Krämpfe, Schmerzen in Rücken und Oberschenkeln. Agitation, Ängstlichkeit, Erregungszustand.
▲ Häufige Metrorrhagien, nachts verstärkt.
▲ Leukorrhoe mit Uterusspasmen.

Modalitäten

▲ Verschlimmerung: durch Milch, am Meer, durch Ruhe.
▲ Besserung: durch Bewegung, durch starken Druck.

❖ MAGNESIUM PHOSPHORICUM: Phosphorsaures Magnesium

Physische Symptome

Neuralgien, die durch Kälte verschlimmert werden; Besserung durch Wärme, Beugung, Druck (Gesicht, Ischias). Spasmophilie, Krämpfe.

Gynäkologie

▲ Regelblutungen von schwarzem Blut mit dicken Fäden.
▲ Dysmenorrhoe, die sich bessert durch Reiben oder Wärme oder wenn die Patientin eine zusammengekrümmte Position einnimmt. Besserung ebenfalls durch Druck und sobald die Blutung auftritt.
▲ Vaginismus.

❖ MEDORRHINUM: Biotherapeutikum, das aus einem Lysat von gonorrhoischem Eiter hergestellt wird

Psychische Symptome

Agitation, Überstürzung, Ungeduld. Gedächtnisverlust (Vergessen von gewöhnlichen Namen, Eigennamen ...). Der Erkrankte ist traurig während des Tages, fröhlicher während der Nacht. Der Erwachsene schläft auf dem Bauch.

Physische Symptome

▲ Infektiöses Rheuma, Ischialgie, Lumbalgie.
▲ Neuralgien.
▲ Migräne, die sich bei Aufenthalt am Meer bessert.
▲ Gieriger Hunger (selbst nach den Mahlzeiten). Verlangen nach Alkohol.
▲ Obstipation mit klebendem Stuhlgang.
▲ Laryngeale Dyspnoe, Asthma.

Gynäkologie

▲ Schwarze Regelblutungen mit Blutgerinnseln.
▲ Dysmenorrhoe, die sich bessert, wenn sich die Patientin hinkniet oder zusammenkauert.
▲ Albuminöse, eitrige Leukorrhoe, die die Schleimhaut reizt und einen Geruch nach Sole hat.
▲ Vulvovaginitis mit Vulvapruritus.
▲ Zervizitis: Entzündung, Infektion, Eiterung, Polypen.
▲ Sterilität aufgrund einer Infektion.
▲ Kühle, eiskalte Brüste.
▲ Sexuelle Erregung nach der Regel mit Hitzewallungen.
▲ Schwangerschaftserbrechen.
▲ Ano-genitale Neoplasien.

Modalitäten

▲ Verschlimmerung: tagsüber, im Gebirge.
▲ Besserung: am Meer, durch Feuchtigkeit, auf dem Bauch liegend.

❖ MERCURIUS SOLUBILIS: Mercurius solubilis

Psychische Symptome

Agitation, Überstürzung oder Langsamkeit im Verhalten, bei Antworten auf Fragen. Untauglichkeit für Mathematik, schwaches Gedächtnis. Empfindlichkeit, Verstellung.

Physische Symptome

Sämtliche mukopurulenten Absonderungen
▲ HNO-Infektionen: Angina, Sinusitis, Rhinopharyngitis, Otitis, Husten.
▲ Grünliche, wäßrige, gallige Diarrhoe. Dysenterie.
▲ Gesteigerte Salivation. Metallgeschmack. Zunge mit Abdrücken der Zähne.
▲ Harninfektionen: Zystitis, Nephropathie, Proteinurie.
▲ Tremor der Extremitäten. Parkinson-Syndrom.
▲ Entzündliches Rheuma (Akutes rheumatisches Fieber).

▲ Augeninfektionen.

Gynäkologie

▲ Verstärkte Regelblutungen von schwarzem Blut mit großen Blutgerinnseln. Vor der Regel: Hitzewallungen, Leukorrhoe, Vulvapruritus.
▲ Visköse, gelblich-grünliche, brennende und juckende Leukorrhoe, die die Schleimhäute reizt.
▲ Vaginitis, Zervizitis (Ulzerationen).
▲ Gingivitis, Stomatitis während der Regel.
▲ Prämenstruelle Mastodynie.
▲ Ovaralgien.

Modalitäten

▲ Verschlimmerung: nachts, durch Transpiration, im Herbst, bei Wetterwechsel.
▲ Besserung: durch Ruhe.

❖ Murex purpurea: **Meeresschnecke**

Gynäkologie

▲ Unregelmäßige Regel, zu früh, verstärkt mit großen Blutgerinnseln.
▲ Schwere- und Senkungsgefühl, das beim Übereinanderschlagen der Beine abnimmt.
▲ Uterusprolaps.
▲ Schmerzhaftes Empfinden eine Gebärmutter zu haben, ein Gefühl, das sich beim Gehen verschlimmert.
▲ Rechtsseitiger Ovarialschmerz mit Ausstrahlung in die linke Brust (gekreuzte Schmerzen) oder umgekehrte Lokalisation.

▲ Dickliche, grünliche, blutige Leukorrhoe mit Schmerzen bis ins Sakrum, welche die psychischen Symptome bessert (Traurigkeit, Melancholie).
▲ Heftige sexuelle Erregung. Exzessives Verlangen nach geringster Berührung.

Modalitäten

Besserung: während der Leukorrhoe.

❖ Naja: **Kobra**

Psychische Symptome

Drang zum Selbstmord bei einem Herzkranken.

Physische Symptome

▲ Kardiovaskuläre Erkrankungen: Bradykardie, Arrhythmie, Angina pectoris, Asthma cardiale, Palpitationen, Dekompensation von Herzklappenerkrankungen.
▲ Linksseitiger temporaler oder supraorbitaler Schmerz, der bis zum Herz ausstrahlt. Gefühl, als ob das Herz mit dem Ovar verbunden wäre.
▲ Metrorrhagien.
▲ Zervixkarzinom.

❖ Natrium muriaticum: **Natriumchlorid**

Psychische Symptome

Depression, Traurigkeit, Weinen, das durch Trost verschlimmert wird. Abfolge von Liebeskummer, heimlicher Liebe und Enttäuschungen. Schmollen, Wutausbrüche. Traum von Dieben.

Physische Symptome

▲ Abmagerung trotz normalen Appetits.
▲ Anämie, Kälteempfindlichkeit.
▲ Kopfschmerzen, ophthalmische Migräne.
▲ Verlangen nach Salz. Landkartenartige Zunge.
▲ Obstipation, Analfissuren.
▲ Dehydratation, Haut in Falten, Seborrhoe des Gesichtes, Akne, Fissuren der Unterlippe, Herpes labialis.
▲ Palpitationen in Ruhe.
▲ Polyurie, Harninkontinenz, Proteinurie, Nephropathie.
▲ Gelegentlich chronische Rhinitis. Nächtliches Asthma.
▲ Lumbalgien, die beim Aufwachen schlimmer werden und bei starkem Druck abnehmen.

Gynäkologie

▲ Unregelmäßige, starke Regel mit gleichzeitiger Lumbalgie und Schweregefühl im kleinen Becken – oder Oligomenorrhoe.
▲ Amenorrhoe bei jungen Mädchen.
▲ Wäßrige Leukorrhoe, die die Schleimhaut reizt.
▲ Uterusprolaps.
▲ Frigidität. Trockenheit der Scheide mit Schmerzen beim Geschlechtsverkehr.
▲ Sterilität.
▲ Schwangerschaftserbrechen.
▲ Osteoporose.

Modalitäten

▲ Verschlimmerung: bei Aufenthalt am Meer, durch Sonne, im Sommer, gegen 10 Uhr am Morgen, durch Trost.
▲ Besserung: an frischer Luft, beim Schwitzen.

❖ **NATRIUM SULFURICUM: Natriumsulfat**

Psychische Symptome

Depressiver Zustand, sehr schlechte Laune beim Aufwachen (gebessert durch eine Darmentleerung). Melancholie mit Drang zum Selbstmord. Traurigkeit beim Hören von Musik. Geistige Störungen, die nach einem Schädeltrauma auftreten.

Physische Symptome

▲ Wasserverhalt: Ödeme, Rheuma mit Steifigkeit, Aufklappbarkeit und Krachen in den Gelenken.
▲ Gutartige Neoplasien: Warzen, Papillome.
▲ Exzessive abdominelle Flatulenzen mit Koliken und Diarrhoe, die nach dem Frühstück auftritt.
▲ Asthma, das durch Wetterwechsel verschlimmert wird (bei Aufenthalt am Meer, bei feuchtem Wetter).

Gynäkologie

▲ Prämenstrueller Wasserverhalt.
▲ Starke Regel, die die Schleimhäute reizt. Ersatzweise Epistaxis.
▲ Gelbe, grünliche Leukorrhoe, die die Schleimhaut reizt.
▲ Papillome, Kondylome in der ano-genitalen Region.

❖ **NEPENTHES: Nepenthes distillatoria**

Physische Symptome

Trockenheit im Bereich von Mund, Zunge, Gaumen mit Geschmack nach Eisen. Verdauungsmigräne.

Gynäkologie

▲ Oligomenorrhoe.
▲ Rechtsseitiger Ovarialschmerz.
▲ Frigidität.

❖ NITRICUM ACIDUM: Salpetersäure

Psychische Symptome

Reizbare Person, mit schlechter Laune, asozial, unzufrieden, gehässig, ja sogar widerlich. Überempfindlichkeit für Lärm. Besserung des Charakters bei Fahrt im Auto (oder im Zug und Flugzeug).

Physische Symptome

▲ Sämtliche Entzündungen und Ulzerationen der Schleimhäute: Schmerzen wie bei einem Splitter.
▲ Diarrhöischer Stuhlgang.
▲ Analfissuren und -fisteln, Hämorrhoiden.
▲ Chronische Rhinitis, Pharyngitis.
▲ Neoplasien im Bereich der Haut, der Schleimhäute und am Haut-Schleimhaut-Übergang der Körperöffnungen.

Gynäkologie

▲ Zu frühe Regel, verstärkt mit Schweregefühl im kleinen Becken. Während der Regel: stark riechender Urin, Gefühl der Gebärmuttersenkung.
▲ Starke braune, visköse Leukorrhoe, die die Schleimhaut sehr stark reizt.
▲ Uterusblutungen: Menormetrorrhagien mit hellrotem Blut.
▲ Neoplasien (Wucherungen, Kondylome), Ulzerationen, stechende Schmerzen im Bereich der Vulva.
▲ Blutende Ulzerationen der Zervix uteri.
▲ Ausfall der Schamhaare.

Modalitäten

▲ Verschlimmerung: am Abend, nachts, bei Wetterwechsel, beim Aufwachen, beim Spazierengehen.
▲ Besserung: beim Fahren im Auto.

❖ NUX MOSCHATA: Muskatnuß

Psychische Symptome

Indifferenz, Langsamkeit, Gedächtnisverlust, Abnahme der geistigen Fähigkeiten, Stumpfsinnigkeit. Neigung zur Ohnmacht.

Physische Symptome

▲ Unüberwindbare Schläfrigkeit den gesamten Tag über.
▲ Starke Dehnung des Magens und des Abdomens während der Mahlzeiten.
▲ Mundtrockenheit, ohne Durst.
▲ Obstipation ohne Stuhldrang, mit weichen Stühlen.
▲ Trockenheit im Bereich der Augen.

Gynäkologie

▲ Unregelmäßige Regelblutungen von schwarzem, dicken Blut mit gleichzeitiger Mundtrockenheit.
▲ Amenorrhoe mit weißem Ausfluß.
▲ Abort.
▲ Schläfrigkeit während der Schwangerschaft.
▲ Nervöse (Schein-)Schwangerschaft.
▲ Nausea und Schwangerschaftserbrechen.

Materia medica gynaecologica

❖ PALLADIUM: Palladium

Psychische Symptome

Hochmut, Verlangen bewundert zu werden, umschmeichelt zu sein. Empfindlichkeit, die Patientin fühlt sich verletzt. Neigung zu schnellem Weinen.

Gynäkologie

▲ Rechtsseitige Ovaralgie mit Stechen vom Nabel ausgehend bis in das Becken. Größenzunahme des Ovars mit Verhärtung.
▲ Ovaralgie mit gleichzeitigem Schweregefühl im Bereich der Gebärmutter und Ausstrahlung der Schmerzen in die rechte Fossa iliaca.
▲ Schleimige Leukorrhoe vor und nach der Regel.
▲ Akute Mastodynie in der rechten Brust.

Modalitäten

Besserung: durch starken Druck, durch Reiben.

❖ PHELLANDRIUM: Wasserfenchel

Physische Symptome

Pulmonale Infektion, chronische Bronchitis mit starkem, übelriechendem Auswurf. Rechtsseitiger Thoraxschmerz mit Ausstrahlung in den Rücken.

Gynäkologie

▲ Akute Schmerzen in den Mamillen, zwischen und während des Stillens.
▲ Galaktophoritis.

❖ PHOSPHORUS: Weißer Phosphor

Psychische Symptome

Leidenschaftliche, gesellige Person mit dem Verlangen, geliebt zu werden. Ängstlichkeit, Agitation, Weinen bei Einsamkeit, bei Gewitter, bei Dämmerung. Depressiver Zustand, Indifferenz, Desinteresse.

Physische Symptome

▲ Morgendlicher Schwindel bei Lagewechsel.
▲ Sensorische Hyperästhesie: Berührung, Gerüche, Lärm.
▲ Durst auf kaltes Wasser, Verlangen nach Salz, zwanghafter Hunger nachts.
▲ Häufiges Erbrechen, Gastritis, starke Diarrhoe, die die Patientin erschöpft.
▲ Leeregefühl im Magen und im Abdomen.
▲ Ikterus, Hepatitis, Pankreatitis.
▲ Blutungen.
▲ Kardiale Erkrankungen: Palpitationen, Arrythmie, Rechtsherzinsuffizienz. Hypertonie. Anämie.
▲ Erkrankungen des respiratorischen Systems: Heiserkeit, Laryngitis, trockenen Husten, Pneumonie.
▲ Knochenerkrankungen: sämtliche rachitische Verformungen, Demineralisation.

Gynäkologie

▲ Zu frühe Regelblutungen mit hellem Blut, die entweder verlängert oder aber abgeschwächt sind.
▲ Amenorrhoe mit Epistaxis.
▲ Sexuelle Erregung oder Fehlen des Orgasmus.
▲ Osteoporose.

Modalitäten

▲ Verschlimmerung: durch Wetterwechsel, bei Gewitter, bei Dämmerung, durch Aufregung, durch Überlastung.
▲ Besserung: im Dunkeln, bei Abreibung, durch Schlaf.

❖ **PLATINA: Platin**

Psychische Symptome

Stolzer, herablassender, arroganter Hochmut. Die Patientin empfindet die eigene Person als über allem stehend und erachtet die übrigen Leute und Objekte als kleiner und unbedeutender als sich selbst. Tragen von exzentrischer Kleidung und geschmacklosem Schmuck. Wechselnde Laune. Depression, Melancholie.

Physische Symptome

Spasmophilie: Schmerzen vom Typ eingeschlafener Gliedmaßen oder Ameisenlaufen, die langsam auftreten und wieder verschwinden (Darmspasmen, Blepharospasmus).

Gynäkologie

▲ Vaginismus, Unerträglichkeit der geringsten Berührung, der medizinischen Untersuchung (Bewußtseinsverlust), des Geschlechtsverkehrs. Exzessives sexuelles Verlangen.
▲ Zu frühe Regel, verstärkt mit schwarzen Blutgerinnseln am ersten Tag.
▲ Dysmenorrhoe, Uteruskrämpfe, die von Weinen, Melancholie, Obstipation begleitet sind.
▲ Vulvapruritus, der von der Patientin als sinnlich empfunden wird.

▲ Hauptsächlich linksseitiger Ovarialschmerz. Ovarialzyste.
▲ Leukorrhoe wie Eiweiß, die nur am Tag bei Lagewechsel fließt.

Modalitäten

Verschlimmerung: bei Berührung, durch Druck, während der Regel.

❖ **PODOPHYLLUM: Maiapfel, Entenfuß**

Physische Symptome

Morgendliche Diarrhoe im Schwall mit übelriechenden, voluminösen Stühlen, der eine extreme Schwäche folgt. „Gallige" Migräne und Kopfschmerzen.

Gynäkologie

▲ Rechtsseitige Ovaralgie mit Ausstrahlung in den rechten Oberschenkel, Koliken und Diarrhoe.
▲ Amenorrhoe bei jungen Mädchen.
▲ Uterusprolaps nach einer Entbindung oder nach dem Stuhlgang oder einer Anstrengung.

Modalitäten

Besserung: durch Reiben, im Liegen auf dem Bauch, bei Dominanz der rechten Körperhälfte.

❖ **PSORINUM: Biotherapeutikum aus dem Lysat der serös-eitrigen Flüssigkeit eines Krätzebläschen**

Psychische Symptome

Fehlendes Ansprechen auf jedes Therapeutikum. Die Chronifizierung der Symptome und Krankheitsrezidive lassen die Patientin verzweifeln. Angst vor dem Tod, vor Unglück und davor, alleine gelassen zu werden. Verzweiflung.

Physische Symptome

▲ Die Patientin fühlt sich einen Tag vor dem Ausbruch einer Krankheit wohl.
▲ Periodische Migräne. Hunger während der Migräne.
▲ Exzessiver Appetit. Nächtlicher Hunger.
▲ Zwanghafte, bräunliche, übelriechende Diarrhoe.
▲ Nasale Allergie, saisonales Asthma, chronische Infektionen.
▲ Vesikulöse, juckende Dermatosen.
▲ Ausschläge im Winter, die im Sommer verschwinden.
▲ Ekzem, Mykose, Impetigo.

Gynäkologie

Unregelmäßige, abgeschwächte Regelblutungen mit unerträglichem Geruch. Schmerzhafte, geschwollene Brüste. Rötung der Mamille mit Brennen und Jucken.

Modalitäten

▲ Verschlimmerung: durch Kälte, im Winter, vor einem Gewitter.
▲ Besserung: im Sommer, beim Essen.

❖ **PULSATILLA: Anemone pratensis, Wiesenküchenschelle**

Psychische Symptome

Schüchternheit, wechselnde Laune. Besserung durch Trost. Sanftmütigkeit, Resignation, Schamgefühl. Angst vor dem anderen Geschlecht.

Physische Symptome

▲ Sämtliche Schmerzen sind variabel, wandernd, treten plötzlich auf und verschwinden in abgestufter Weise.
▲ Exzessives Verlangen nach Zucker, Süßigkeiten und kalten Lebensmitteln. Unverträglichkeit fetter Lebensmittel. Fehlender Durst. Unterschiedlicher Stuhlgang.
▲ Rhinopharyngitis mit dicker, nicht reizender, mukopurulenter Absonderung. Trockener Husten nachts, am Tage schmierig. Verlust von Geschmack und Geruch.
▲ Venöse Insuffizienz mit venöser Kongestion der Extremitäten. Varizen, Varikosis. Erfrierungen bei Kälte, Ödeme bei Wärme.
▲ Wanderndes Rheuma.

Gynäkologie

▲ Amenorrhoe in der Pubertät, durch kalte Füße oder in Fällen von Anämie.
▲ Regel verzögert, spärlich, kurz, von schwarzem Blut. Intermittierendes Fließen, das für einen Tag versiegt und dann wieder anfängt.
▲ Diarrhoe während und nach der Regel.
▲ Husten anstelle der Regelblutung.
▲ Dickflüssige Leukorrhoe, nicht schmerzhaft und nicht reizend.

- ▲ Schweregefühl im kleinen Becken und im Bereich der Blase, das im Liegen zunimmt.
- ▲ Galaktorrhoe bei jungen Mädchen (Amenorrhoe, Galaktorrhoe).
- ▲ Hypogalaktie bei der Stillenden.
- ▲ Furcht vor dem anderen Geschlecht, aber gleichzeitig sexuelles Verlangen. Homosexualität.

Modalitäten

- ▲ Verschlimmerung: durch Wärme, in einem warmen Zimmer, in Ruhe, durch fette Lebensmittel, in der Pubertät, während der Schwangerschaft.
- ▲ Besserung: durch Trost, durch Bewegung, an frischer Luft.

❖ RICINUS COMMUNIS: **Rizinus**

Physische Symptome

Starke, schmerzlose (choleraartige) Diarrhoe.

Gynäkologie

- ▲ Galaktorrhoe.
- ▲ Hypergalaktie während des Stillens.
- ▲ Agalaktie (in niedriger Potenz gegeben steigert es die Milchsekretion).
- ▲ Amenorrhoe (Amenorrhoe-Galaktorrhoe-Syndrom).

❖ SABINA: **Sadebaum, Juniperus sabina**

Physische Symptome

Reizbarkeit. Hysterische Stimmung, Musikunverträglichkeit.

Gynäkologie

- ▲ Zu frühe, verstärkte und verlängerte Regel, oft länger als acht Tage. Das Blut hat eine knallrote Farbe mit Blutgerinnseln.
- ▲ Uterusblutung, die durch die geringste Bewegung und durch Wärme verschlimmert wird.
- ▲ Blutung bei der Ovulation.
- ▲ Heftige Dysmenorrhoe. Die Schmerzen breiten sich vom Sakrum bis zum Schambein aus. Lumbosakrale Schmerzen mit Ausstrahlung in die Oberschenkel. Quetschungsgefühl in den Oberschenkeln. Schmerzen, die von der Scheide in Richtung Uterus und Nabel wandern.
- ▲ Abort mit Blutung im dritten Monat.
- ▲ Blutungen durch ein Myom oder einen Polypen.
- ▲ Starke, übelriechende, reizende Leukorrhoe nach der Regel.
- ▲ Husten während der Schwangerschaft.
- ▲ Uteruspolypen.
- ▲ Wucherungen, Kondylome, Papillome, die bei Kontakt leicht bluten, mit Pruritus und Brennen.
- ▲ Sexuelle Erregung.

Modalitäten

Verschlimmerung: durch Wärme, nachts.

❖ SANGUINARIA: **Kanadische Blutwurzel**

Physische Symptome

- ▲ Gefühl von Kongestion und brennender Wärme im Bereich von Wangen und Extremitäten. Migräne.
- ▲ Respiratorische Erkrankungen: Pollinose, Nasenpolypen, Husten, der durch den Abgang von Gasen gebessert wird, Bronchitis und Pneumonie.

- ▲ Diarrhoe im Wechsel mit respiratorischen Beschwerden.
- ▲ Periarthritis humeroscapularis rechts.

Gynäkologie

- ▲ Hitzewallungen mit umschriebener Rötung der Wangen im Laufe der Menopause.
- ▲ Uteruspolypen, die leicht bluten.
- ▲ Zervixulzerationen mit übelriechender Leukorrhoe.

❖ SCROFULARIA NODOSA: Knotenwurz

Physische Symptome

Verhärtete Lymphknotenschwellungen. Rektosigmoidaler Tumor.

Gynäkologie

Verhärtete Knoten im Rahmen einer Mastose.

❖ SECALE CORNUTUM: Mutterkorn

Physische Symptome

- ▲ Blutungen von schwarzem Blut mit brennenden Schmerzen und Abkühlung des Körpers. Trotzdem sucht der Kranke die Kälte und weigert sich, sich bedecken zu lassen.
- ▲ Diarrhoe, Dysenterie mit dem Gefühl eisiger Kälte.
- ▲ Arteriopathien. Raynaud-Syndrom.

Gynäkologie

- ▲ Veränderter Allgemeinzustand, blasses Gesicht, Ringe unter den Augen.

- ▲ Uterusblutung von schwarzem Blut ohne Gerinnsel bei mageren und asthenischen Frauen.
- ▲ Unregelmäßige, starke, schwärzliche Regelblutungen. Spastische Dysmenorrhoe. Kalter Körper.
- ▲ Menormetrorrhagien mit flüssigem Blut.
- ▲ Bräunliche, die Schleimhaut reizende, schlecht riechende Leukorrhoe.
- ▲ Drohender Abort im dritten Monat.
- ▲ Während der Entbindung: Insuffiziente Wehentätigkeit durch Schlaffheit des Uterus.
- ▲ Blutungen bei Plazentaretention. Puerperalinfektion.
- ▲ Mammaatrophie. Versiegen der Milchsekretion.

Modalitäten

- ▲ Verschlimmerung: durch Wärme.
- ▲ Besserung: wenn sich die Patientin zudeckt.

❖ SENECIO: Goldkreuzkraut

Gynäkologie

- ▲ Anämische, kälteempfindliche junge Frau mit Ödemen.
- ▲ Hypomenorrhoe oder Amenorrhoe mit wäßriger Rhinitis oder Husten.
- ▲ Starke Leukorrhoe, die die Regelblutung ersetzt.
- ▲ Dysmenorrhoe mit Schmerzen im Bereich des Blasenhalses.
- ▲ Schmerzen, die von den Eierstöcken bis zu den Brüsten wandern.
- ▲ Blutungen (Epistaxis, Hämaturie ...), die statt der Regelblutung auftreten.

❖ SEPIA: Tintenfisch

Psychische Symptome

Depression mit Pessimismus: „sieht überall schwarz". Traurigkeit mit Weinen, Reizbarkeit und Indifferenz gegenüber den nächsten Angehörigen (Ehemann und Kinder). Menschheitshaß, Wunsch nach Einsamkeit, Ablehnung von Zerstreuung, Verärgerung durch Trost. Morgendliche Asthenie, Ängstlichkeit bei Dämmerung.

Physische Symptome

- ▲ Gefühl der Schwere, eines Fremdkörpers, der Senkung, der Leere in allen Organen und Gliedern.
- ▲ Besserung der Schmerzen durch anstrengende Übungen, durch Bewegung (Tanz), welche die venöse Zirkulation aktivieren.
- ▲ Lumbosakrale Schmerzen.
- ▲ Abneigung gegen das Essen, gegen Fleisch und Milch.
- ▲ Verlangen nach sauren, bitteren Dingen. Zu salziger Geschmack der Lebensmittel.
- ▲ Morgendliche Übelkeit, die sich durch das Frühstück, gegen 10 oder 11 Uhr oder beim Spülen des Mundes bessert.
- ▲ Aufstoßen, Flatulenzen. Gallenkoliken mit subhepatischen Schmerzen, die durch starken Druck gemildert werden.
- ▲ Gefühl der Magenleere und -senkung.
- ▲ Obstipation, Diarrhoe nach dem Verzehr von Milch. Hämorrhoiden, Analprolaps.
- ▲ Trockener Husten im Liegen nachts. Bronchitis, Druckgefühl am Morgen und am Abend.
- ▲ Erschöpfende Hitzewallungen, Unverträglichkeit von Kleidung und engen Kragen.
- ▲ Palpitationen.
- ▲ Schweregefühl in den unteren Extremitäten.
- ▲ Chronische Zystitis, Schweregefühl. Blasenprolaps. E. coli-Infektion. Inkontinenz im ersten Schlaf.
- ▲ Faltige, gelbe Haut, die vorzeitig altert. Herpes, Psoriasis, trockenes Ekzem. Gelbliche Flecken, sattelförmig auf der Nase und auf dem Körper (Rücken, Schultern, hepatischer Zone). Juckreiz.

Gynäkologie

Es ist eines der bedeutendsten gynäkologischen Heilmittel. Seine Pathogenese reproduziert die charakteristischen Zeichen der Schwangerschaft:

- ▲ Morgendliche Übelkeit, Anorexie, Erbrechen,
- ▲ Schweregefühl im kleinen Becken,
- ▲ lumbosakrale Schmerzen,
- ▲ Obstipation, Diarrhoe durch Milch,
- ▲ Chloasma,
- ▲ Venöse Stase der unteren Extremitäten,
- ▲ Herpes genitalis oder labialis,
- ▲ Adipositas nach einer Schwangerschaft.
- ▲ Ein depressiver Zustand kann während oder nach einer Schwangerschaft auftreten (Desinteresse, Reizbarkeit gegenüber der eigenen Familie).
- ▲ Sepia ist ein Heilmittel bei Sterilität durch Infektion (Salpingitis), ohne einen erkennbaren Grund oder durch Vaginismus mit Ablehnung der Sexualität. Die Scheide ist nach der Regel trocken und schmerzhaft.
- ▲ Frigidität, Fehlen von sexuellem Verlangen und Orgasmus.
- ▲ Spärliche Regel, von schwarzem Blut, die am Morgen fließt.
- ▲ Gelbe, ätzende oder milchige Leukorrhoe, die zu Exkoriationen vor der Regel und nach der Miktion führt.

- ▲ Zungenbelag, der während der Regel schwindet.
- ▲ Okzipitale, menstruelle Kopfschmerzen.
- ▲ Lumbo-Sakralgien mit Ausstrahlung in die Beine, die sich während der Regel verschlimmern, beim Gehen gemildert werden.

In der Menopause

Hitzewallungen, Trockenheit der Scheide, Alterung der Haut, depressiver Zustand. Uterus-, Blasen-, Rektumvorfall.

❖ SILICEA: Kieselsäure

Psychische Symptome

Entmutigung, Verlust von Selbstvertrauen, depressiver Zustand, Erschöpfung, Aufmerksamkeitsverlust, Gedächtnisverlust. Reizbarkeit.

Physische Symptome

- ▲ Extreme Kältempfindlichkeit, selbst nachts.
- ▲ Multiple, kleine, verhärtete Lymphknotenvergrößerungen.
- ▲ Abmagerung, Asthenie (nach verschiedenen Behandlungen, Impfungen).
- ▲ Chronische, okzipitale und supraorbitale Kopfschmerzen, die sich bessern, wenn der Erkrankte sich den Kopf mit einem warmen Tuch umwickelt.
- ▲ Überempfindlichkeit für Infektionen (Rhinopharyngitis, Angina, Pneumonien, Hautinfektionen, schlechte Vernarbung).
- ▲ Multiple Karies.
- ▲ Anorexie. Milchunverträglichkeit.
- ▲ Obstipation mit dehydrierten Stühlen.
- ▲ Rachitis, Deformationen der Knochen.

Gynäkologie

- ▲ Unregelmäßige Regelblutungen, die immer verstärkt sind.
- ▲ Kälteempfindlichkeit und Obstipation, die während der Regel zunehmen.
- ▲ Starke, eitrige, brennende Leukorrhoe.
- ▲ Salpingitis.
- ▲ Sterilität (aufgrund von Infektionen).
- ▲ Vaginalpruritus mit Brennen und Ausschlag an der Innenseite der Oberschenkel, die während der Regel zunehmen.
- ▲ Brustabszeß. Ulzerationen der Mamille.
- ▲ Mamilleneinziehung (Tumor?).
- ▲ Postmenopausale Osteoporose.

Modalitäten

Verschlimmerung: durch Kälte, im Winter, bei Neumond, während der Regel.

❖ STAPHYSAGRIA: Stephanskraut

Psychische Symptome

Empfindlichkeit, Empörung nach einer Verärgerung. Gefühl der Ungerechtigkeit.

Physische Symptome

- ▲ Juckender Ausschläge: Ekzem, Lichen oder psychogener Pruritus.
- ▲ Gerstenkörner, Chalazion.
- ▲ Karies.
- ▲ Koliken nach einem Wutausbruch.
- ▲ Zystitis, Zystalgien, die beim Wasserlassen verschwinden.
- ▲ Beschleunigung der Vernarbung bei chirurgischen Wunden.

Gynäkologie

- ▲ Gestörte Sexualität. Sexuelle Erregung, Zwangsvorstellungen und Onanie.

- ▲ Juckreiz im Bereich der Vulva.
- ▲ Unregelmäßige Regelblutungen mit Odontalgie. Schmerzen in Oberschenkeln und Beinen. Überempfindlichkeit im Bereich der Vulva.
- ▲ Morgendliche Lumbago nach sexuellen Exzessen.
- ▲ Warzen, Papillome.
- ▲ Zystalgie mit hellem Urin nach dem ersten Geschlechtsverkehr.

Modalitäten

Verschlimmerung durch Wut, Verärgerung, sexuelle Exzesse, durch Tabak, bei Berührung, nach einer Operation (Schnitten).

❖ SULFUR: Schwefel

Psychische Symptome

Wechselnde, zyklische Laune. Ekzessive Euphorie, Optimismus mit Größenwahn und multiplen Vorhaben des Patienten, Egoismus, gefolgt von einem depressiven Zustand und Melancholie.

Physische Symptome

Es ist das Heilmittel bei Autointoxikation und wechselnder Symptomatik. Die Hautausschläge wechseln mit inneren Erkrankungen oder psychischen Störungen ab.

- ▲ Gefühl von Brennen: (dem Patient ist immer zu warm, er klagt über ein Brennen im Bereich der Füße nachts im Bett ...).
- ▲ Schwächeanfall gegen 11 Uhr am Morgen, in stehender Position (Hypoglykämie).
- ▲ Zwanghafter Hunger, starker Durst, Verlangen nach Zucker, Alkohol und gewürzten Gerichten.
- ▲ Morgendliche Diarrhoe, die den Kranken zwingt, das Bett zu verlassen (gegen 5 Uhr morgens). Hämorrhoiden.
- ▲ Hypertonie. Angina pectoris.
- ▲ Rhinitis, Asthma.
- ▲ Rheuma, Arthrose.
- ▲ Unterschiedliche, juckende, superinfizierte Dermatosen mit Wasserunverträglichkeit. Schlechter Körpergeruch.

Gynäkologie

- ▲ Zu späte Regel, zum Teil verstärkt, die plötzlich am dritten Tag endet. Das Blut ist schwarz, dick und reizt die Schleimhaut.
- ▲ Obstipation während der Regel.
- ▲ Hitzewallungen, wenn die Regel insuffizient ist.
- ▲ Reizende, starke Leukorrhoe. Jucken im Bereich der Vulva, das durch Wärme und nachts zunimmt.

Modalitäten

- ▲ Verschlimmerung: durch Wärme, nachts, durch Wasser, morgens um 11 Uhr, durch Stimulantien – Alkohol und Süßigkeiten.
- ▲ Besserung: durch die Ausscheidungen.

❖ SULFURICUM ACIDUM: Schwefelsäure

Psychische Symptome

Überstürztes Handeln, Hast, Ungeduld, Stimmungslabilität.

Physische Symptome

- ▲ Tremor und Asthenie (Alkoholismus).
- ▲ Gastroösophageales Brennen. Ulzera.
- ▲ Aphthen.

- ▲ Hämatome, Ekchymosen, Verletzbarkeit der Kapillaren.
- ▲ Sämtliche Blutungen.

Gynäkologie

- ▲ Verstärkte, zu frühe Regel mit schwarzem Blut.
- ▲ Schlaflosigkeit vor und nach der Regel.
- ▲ Ätzende, gelbliche oder milchige, blutige Leukorrhoe.
- ▲ Menopause: Hitzewallungen, Tremor, Asthenie, Blutung mit schwarzem Blut, Krebs.

❖ THLASPI BURSA PASTORIS: **Hirtentäschelkraut**

Gynäkologie

- ▲ Zu frühe, verstärkte, lange Regel (10–15 Tage). Sie erscheint langsam, am 2. Tag Auftreten von Gerinnseln und Blutung.
- ▲ Hämorrhagische Regel alle 2 Monate.
- ▲ Metrorrhagien mit heftigen Krämpfen und Schmerzen (Abort, in der Menopause, Krebs).
- ▲ Blutige, reizende Leukorrhoe einige Tage vor oder nach der Regel.

❖ THUYA: **Weiße Zeder, kanadischer Lebensbaum**

Psychische Symptome

Zwangsvorstellungen und Phobien (der Patient hat den Eindruck, verfolgt oder überwacht zu werden), Kanzerophobie. Gefühl, etwas Lebendiges im Bauch zu haben und daß die Extremitäten und der Körper aus „Glas" bestehen und zerbrechen können... Überempfindlichkeit und Weinen beim Hören von Musik.

Physische Symptome

- ▲ Neoplasien: Warzen, Kondylome, Polypen, Fibrome ...
- ▲ Verschiedene Erkrankungen infolge von chronischen Infektionen oder Behandlungen (Impfungen, Langzeitantibiose, Kortikoide ..., alle Behandlungen mit Auswirkung auf das Immunsystem ...).
- ▲ Morgendliche Diarrhoe, Aerokolie, Meteorismus.
- ▲ Chronisches, deformierendes Rheuma. Arthrose.
- ▲ Varikose – Varizen.
- ▲ Zellulitis, Akne. Schweiß mit süßlichem Geruch, Hypertrichose ....

Gynäkologie

- ▲ Zu frühe, verlängerte, übel riechende Regelblutungen mit zunächst schwarzem Blut, das nach einem vorübergehenden Sistieren der Blutung heller wird. Gelegentlich zu späte und zu kurze Regel.
- ▲ Dysmenorrhoe mit heftigen, stechenden Schmerzen im linken Ovar und in der Inguinalregion, die durch Bewegung und Erschütterungen verschlimmert werden.
- ▲ Starke, eitrige, dickflüssige, grünliche, die Schleimhaut reizende Leukorrhoe.
- ▲ Rezidivierende, chronische Mykosen (besonders nach einer antibiotischen Therapie).
- ▲ Linksseitige Ovaralgie. Ovarialzysten hauptsächlich links.
- ▲ Mastodynie, Mastose mit Bevorzugung der linken Seite.
- ▲ Myom, Polypen der Zervix und des Corpus uteri. (Bei Krebsverdacht soll die Verschreibung von Thuja, vor allem in hohen Potenzen, besonders überdacht werden).

Modalitäten

▲ Verschlimmerung: durch Kälte, durch Feuchtigkeit, nach drei Uhr am Morgen, nach Impfungen, nach medizinischen Behandlungen, durch Tee und Kaffee.
▲ Besserung: beim Sichstrecken.

❖ TRILLIUM PENDULUM: Trillium erectum, amerikanische Waldlilie

Gynäkologie

▲ Verstärkte Regel, alle 14 Tage, die eine Woche oder länger andauern kann (Verschlimmerung durch eine anstrengende körperliche Übung).
▲ Starke Metrorrhagien mit hellrotem Blut und begleitenden Lipothymien. Gefühl, als ob die Hüften und das Schambein disloziert und gebrochen seien. Verlangen, durch eine enge Bandage gestützt zu werden.
▲ Drohender Abort.
▲ Postpartale Blutung.

❖ TUBERCULINUM: Biotherapeutikum, das aus Mycobacterium tuberculosis gewonnen wird

Psychische Symptome

Reizbarkeit, Ängstlichkeit, Melancholie, Übererregbarkeit. Tendenz zur Isolierung, Gefühl von Absonderlichkeit. Instabilität, Wunsch nach Reisen und Veränderungen. Angst vor Hunden.

Physische Symptome

▲ Überempfindlichkeit auf feuchte Kälte, aber trotzdem das Bedürfnis frische Luft einzuatmen.
▲ Erkrankungen des respiratorischen Systems: Rhinitis, Laryngitis, Bronchitis, Pneumonie, Asthma. Husten, Hypertrophie der Rachenmandeln und der Tonsillen.
▲ Wechselnde, wandernde Schmerzen.
▲ Abmagerung trotz guten Appetits.
▲ Subfebriler Zustand.
▲ Chronische Diarrhoe (mehrere Stühle am Tag).
▲ Infektionen mit E. coli. Nephropathie, Albuminurie.
▲ Starke, erschöpfende, nächtliche Transpiration.
▲ Kopfschmerzen.

Gynäkologie

▲ Verstärkte, zu frühe und zu lange Regel.
▲ Dysmenorrhoe: Akute lumbosakrale und pelvine Schmerzen, die den Kranken daran hindert zu gehen.
▲ Sterilität.
▲ Genitaltuberkulose in der Anamnese.

Modalitäten

▲ Verschlimmerung: durch feuchte Kälte, bei körperlicher oder geistiger Anstrengung, in einem geschlossenen Raum.
▲ Besserung: an der frischen Luft, durch Reisen.

❖ VERATRUM ALBUM: Weißer Nieswurz, Germer

Physische Symptome

▲ Erschöpfung, Schwäche mit kaltem Schweiß und eiskaltem Körper.
▲ Erbrechen, Diarrhoe und kalter Schweiß.
▲ Synkope. Hustenanfälle.

Gynäkologie

Zu frühe, verstärkte Regel, die die Patientin erschöpft. Dysmenorrhoe mit kaltem Schweiß, Diarrhoe und Erbrechen.

❖ VIBURNUM OPULUS: Gemeiner Schneeball

Gynäkologie

- ▲ Verspätete, verkürzte Regel, die einige Stunden andauert, intermittierend mit hellem Blut. Blutgerinnseln.
- ▲ Dysmenorrhoe. Uterusschmerzen vor der Regel. Spasmen, heftige Krämpfe, Gefühl eines Schwächeanfalls. Lumbosakrale Schmerzen mit Ausstrahlung in die Oberschenkel.
- ▲ Ebenfalls Symptome des Harnsystems: Polyurie, Inkontinenz.

❖ XANTHOXYLUM

Gynäkologie

Linksseitiger Ovarialschmerz mit oder ohne linksseitiger kruraler Neuralgie und Parästhesien.

❖ ZINCUM METALLICUM: Zink

Psychische Symptome

Physische und psychische Erschöpfung nach längeren Studien, Nachtarbeit, erschöpfenden Krankheiten, einer intensiven Behandlung. Asthenie, schwaches Gedächtnis, langsames Verständnis und langsames Antworten. Lärmunverträglichkeit. Überempfindlichkeit auf erregende Stimulantien.

Physische Symptome:

- ▲ Konstante Agitation der Füße, der unteren Extremitäten (im Liegen und im Sitzen).
- ▲ Schlaflosigkeit, Agitation, Zuckungen, Tremor, Myoklonien ...
- ▲ Okzipitale Kopfschmerzen, die sich bei Genuß von Wein verschlimmern.
- ▲ Verdauungsstörungen: Nausea, brennendes Aufstoßen, Koliken, Diarrhoe oder Obstipation.
- ▲ Spastischer Husten.
- ▲ Nervöser Harnverhalt.
- ▲ Chronische Dermatosen im Wechsel mit einer neurologischen Symptomatik.
- ▲ Meningeale Zeichen bei Krankheiten mit Ausschlag, die äußerlich nicht sichtbar werden.

Gynäkologie

- ▲ Zu frühe Regel, die nachts verstärkt ist.
- ▲ Agitation, Nervosität, Rückenschmerzen, linksseitiger Ovarialschmerz vor der Regel.
- ▲ Spastischer Husten vor und nach der Regel, der bei Auswurf gemildert wird.
- ▲ Augenentzündung während der Regel.
- ▲ Linksseitiger Ovarialschmerz, der während der Regel abnimmt.
- ▲ Vulvapruritus.
- ▲ Vulvavarizen.

Modalitäten

- ▲ Verschlimmerung: beim Trinken von Wein, Kaffee, Alkohol, durch das Verschwinden oder Fortbestehen eines Ausschlages.
- ▲ Besserung: durch die Regelblutung, durch Abscheidungen, durch das Auftreten eines Ausschlages.

Bibliographie

ALLEN (H.C.) - Materia Medica of the Nosodes, New Delhi, 1977.

BARBANCEY (J.) - Pratique Homéopathique en psychopathologie. Ediprim, Lyon 1977.

BERNARD (J.) - Traité d'Homéopathie, Coquemard, Angoulême, 1947.

BEUCHELT (H.) - Homöopathische Konstitutionstypen, Ulm/Donau, 1956.

BEUCHELT (H.) - Homöopathische Reaktionstypen. Ulm/Donau, 3. Aufl.,1960.

BIER (A.) - Homöopathie und harmonische Ordnung der Heilkunde. Herausgegeben von Dr. O. Schlegel, Stuttgart, 2. Aufl., 1949.

BOUJARD-DUFLO - Ophtalmologie Homéopathique. Le François, Paris, 1979.

CHARETTE (G.) - Homöopathische Arneimittellehre für die Praxis. Übersetzung Dr. Stockebrand. Stuttgart, 2. Aufl., 1978.

CHARETTE (G.) - Précis d'Homéopathie. La Matière Médical Pratique. 3e éd., Le François, Paris, 1949.

CHIRON (P.) - Eléments de Matière Médicale Homéopathique, Peyronnet, Paris, 3e éd., 1950.

DENIS (M.) - L'Homéopathie en Dermatologie. Maisonneuve, Moulinsles Metz, 1983.

DE MATTOS (L.) - Gynécologie Homéopathique. Le François, Paris, 1979.

DORCSI (M.) - Handbuch der Homöopathie. Verlag Orac, Wien, 1986.

DORCSI (M.) - Symptomenverzeichnis. Ulm/Donau, 1965.

DORCSI (M.) - Stufenplan und Ausbildungsprogramm in der Homöopathie. 2. Aufl., Karl F. Haug Verlag, Heidelberg, 1980.

DUPRAT (H.) - Traité de Matière Médicale Homéopathique. Baillière, Paris, 3e éd., 2e vol.1979.

EICHELBERGER (O.) - Klassische Homöopathie. Heidelberg, 1979.

ENCYCLOPEDIE MEDICO-CHIRURGICALE: vol. „Homéopathie", Ed. Techniques, Paris, 1960-1968.

ENCYCLOPEDIE MEDICO-CHIRURGICALE: 4e vol. Gynécologie, Obstétrique. Ed. Techniques, Paris, 1985.

FORTIER-BERNOVILLE - Comment guérir par Homéopathie. Société P.I.C. - Paris, 3e éd., 1929.

FRITSCHE (H.) - Samuel Hahnemann - Idee und Wirklichkeit der Homöopathie. 3. Auf., Ulrich Burgdorf Verlag, Göttingen, 1982.

GALLAVARDIN (J.P.) - Psychisme et Homéopathie. Ternet-Martin, Vienne (F.), 1960.

HAEHL (R.) - Hahnemann. Sein Leben und Schaffen. 2 Bd., Wilmar Schwabe Verlag, Leipzig 1922.

HAHNEMANN (S.) - Reine Arzneimittellehre. 6 Bd., Nachdruck Karl F. Haug Verlag, Ulm, 1955.

HAHNEMANN (S.) - Die chronischen Krankheiten, ihre eigenthümliche Natur und hömopathische Heilung. Nachdruck Karl. F. Haug Verlag, Ulm, 1956.

HAHNEMANN (S.) - Organon der Heilkunst. 6. Aufl., Hippokrates-Verlag, Stuttgart, 1979.

HAHNEMANN (S.) - Les Maladies Chroniques Trad. Jourdan. Ecole Belge d'Homéopathie, rééd., 1985.

HAHNEMANN (S.) - Traité de Matière Médicale Homéopathique. Trad. L. et Vt.L. Simon, 4 vol. Baillière, Paris 1876-1891.

HORVILLEUR (A.) - Matière Médicale Homéopathique. Camugli, Lyon, 1979.

JAHR (G.H.G.) - Du Traitement Homéopathique des Maladies des Femmes. Baillière, Paris, 1856.
JAHR (G.H.G.) - Manuel de Matière Médicale Homéopathique. Baillière, Paris, 1855.
JOUANNY (J.) - Notion essentielles de Matière Médicale Homéopathique. Boiron, Lyon, 1975.
JULIAN (O.) - Materica Medica der Nosoden. 2. Aufl. Heidelberg, 1975.
JULIAN (O.A.) - Dictionnaire de Matière Médicale Homéopathique. Masson et Cie, éd. Paris, 1981.
KENT (J.T.) - Matière Médicale Homéopathique. Les Annales Homéopathiques Françaises. Paris, 1932, 2 vol.
KENT (J.T.) - Kent's Repertorium. Übersetzt von Dr. G. v. Keller und Dr. K. v. Fimelsberg, Ulm/Donau, 1964.
KENT (J.T.) - Répertoire de Kent. Trad. Broussalian. Broussalian Ed. Grenoble, 1980.
KÖHLER (G.) - Lehrbuch der Homöopathie. 3. Aufl., Hippokrates-Verlag, Stuttgart, 1984.
LATHOUD (J.A.) - Etude de Matière Médicale Homéopathique, 1 vol. Franche-Comté impression 25270 Levier.
LEESER (O.) - Lehrbuch der Homöopathie. 4 Bd., Karl F. Haug Verlag, Ulm, 1963.
MEZGER (J.) - Gesichtete homöopathische Arzneimittellehre. 3. Aufl., Karl F. Haug Verlag, Ulm, 1955.
NASH (E.B.) - Leitsymptome in der homöopathischen Therapie. 4. Aufl., Berlin, 1953
NASH (E.B.) - Pricipe de Thérapeutique Homéopathique. Trad. Borliachon, Doin, 1950.
ROBERT (H.G.), PALMER (R.), BOURY-HEYLER (C.) und COHEN (J.) - Précis de gynécologie. Masson, Paris, 2e éd., 1979.
SCHLÜREN (E.) - Homöopathie in der Frauenheilkunde und Geburtshilfe. Karl F. Haug Verlag, Heidelberg, 1977.
SPEIGHT (P.) - A comparison of the Chronic Miasm. Rustington/ Sussex, 1961.
STIEGELE (A.) - Klinische Homöopathie. Hippokrates-Verlag, Stuttgart, 1955.
TETAU (M.) - Matière Médicale Homéopathique Clinique et Associations Biothérapiques. Maloine S.A. éd., Paris, 1979.
TISCHNER (R.) - Geschichte der Homöopathie. 3 Bd., Dr. W. Schwabe Verlag, Leipzig, 1932-1937.
TISCHNER (R.) - Das Werden der Homöopathie. Hippokrates-Verlag, Stuttgart, 1950.
TISCHNER (R.) - Samuel Hahnemanns Leben und Lehre. Karl F. Haug Verlag, Ulm, 1959.
TOURRIS (H. de) - Abrégé de Gynécologie et Obstétrique. Masson et Cie, 1973.
VANNIER (L.) und POIRIER (J.) - Précis de Matière Médicale Homéopathique. Doin, Paris, 1972.
VARANGOT (J.) - Progès en Obstétrique. Ed. Médicales Flammarion, Paris, 1970.
VOISIN (H.) - Die vernünftige kritische Anwendung der Homöopathie. Übersetzt von Dr. F. Stokkebrand, Ulm/Donau, 1960.
VOISIN (H.) - Materica Medica des homöopathischen Praktikers.
VOISIN (H.) - Thérapeutique et Répertoire Homéopathique du Praticien. Maloine S.A., Ed. Paris 2e éd., 1978.
ZISSU (R.) - Matière Médicale Homéopathique Constitutionnelle, 4 vol. Peyronnet, Paris, 1959-1964.
ZISSU (R.) und GUILLAUME (M.) - Fiches de Matière Médicale Homéopathique. Doin, Paris, 1977. Übersetzung von Dr. H. Gerd-Witte, Heidelberg, 1969.
VOISIN (H.) - Matière Médicale du Praticien Homéopathe, 2e éd. Laboratoires Homéopathiques de France et Maloine, Paris, 1978.

Sachwortverzeichnis

Abort
    spontaner -   133
    wiederholter -   137
Abstrich   13
Adenofibrom   104
Aids   78
Allgemeinprinzipien   1
Amenorrhoe
    primäre -   19
    sekundäre -   22
Angina catamenialis   47
Anteflexio uteri   100
Anteversio uteri   100
Asthenie, sexuelle -   154
Ausfluß, Mamillen-   108

Bartholinitis   79
Blutungen   51
    und Fibrome   93
Brustabszeß   102
Brustschrunden   109, 144
Brustzyste   104

Chlamydien   69, 72
Chloasma   129

Diathese   2
Dysmenorrhoe   36
Dyspareunie   151
Dysplasie, Cervix -   80
Dystrophie, Vulva-   84

Einziehung der Mamille   109
Ektropium   80
Ekzem, Vulva-   84
Endometriose   49
Entbindung, Vorbereitung auf die -   138
Erbrechen, Schwangerschafts-   124
Erkrankungen
    Sexuell übertragbare -   77
    der Mamma   101
    des Ovars   111

Folliculinum   44

Frigidität   148

Galaktorrhoe   108
Gardnerella   69, 72
Gonokokkeninfektion   77

Harninkontinenz   145
Herpes genitalis   88
Hitzewallungen   63
Homosexualität   154
Hormone   17
Husten, prämenstrueller -   47
Hypertrophie der Mamma   110
Hypomenorrhoe   35
Hypotrophie der Mamma   110

Infinitesimalität   2

Kondylome   83, 85
Konstitutionen   4
Krämpfe (Schwangerschaft)   129
Krebs und Homöopathie   155

Lageanomalien des Uterus   100
Leukorrhoe   867
    bei jungen Mädchen   73
    bei Erwachsenen   73
    bei der Schwangeren   75
    in der Postmenopause   75
    und Myome   74
    bakterielle -   71
Luesinie   3

Mamillenanomalien   109
Mamillenausfluß   108
Mamillenretraktion   109
Mammahypertrophie   110
Mammahypotrophie   110
Mastodynie   45
Mastopathien, benigne   104
Mastose   105
Materica medica   157
Menopause   56
    vorzeitige -   27, 59

Menorrhagie	51	Sprechstunde in der Gynäkologie	8
Metrorrhagie	51	Sterilität	117
bei alten Frauen	55	Stillen	143
bei sexuell aktiven Frauen	53	Struma und Myom	93
und Schwangerschaft	54	Sykose	3
und Menopause	54	Syndrom	
und Pubertät	52	intermenstruelles -	48
intermenstruelle -	53	prämenstruelles -	43
Menstruationszyklus	16	Stein-Leventhal-	111
Migräne	47	Syphilis	77
Mykoplasmen	69, 72		
Myom	91	**T**errain	2
		Totalitätsprinzip	2
Nausea (Schwangerschaft)	124	Trichomonas	68
Osteoporose	64	Trockenheit der Scheide	152
Ovarialerkrankungen	111	Tuberkulinie	4
Ovarialtumoren	112	**Ü**bererregbarkeit, sexuelle	152
Ovarialzyste	112	Unterbauchschmerzen	36
Papanicolaou (Klassifikation)	13	Untersuchung	
Papillome	81, 85	gynäkologische	11
Perimenopause	56	Vaginal-	14
Polypen, Uterus -	95	Rektal-	14
Postmenopause	58		
Postpartalperiode	139	**V**aginismus	150
Prolaps	97	Vaginitis	68
Pruritus vulvae: siehe Vulvapruritus		Vulvadystrophie	84
Psora	2	Vulvaekzem	84
		Vulvapruritus	83
Regelblutung		und Schwangerschaft	87
verfrühte -	29	und Menopause	87
insuffiziente -	32	und Parasitose	84
Retroversio uteri	100	bei jungen Mädchen	86
Salpingitis	78	psychogener	84
Schnupfen, prämenstrueller -	47	Vulvavarizen	128
Schrunden		**W**asserretention	46
Brust -	109, 144		
Schwangerschaft	117	**Z**ervizitis	69
Kardiovaskuläre Beschwerden	129	Zyklus	
Verdauungsbeschwerden	124	verkürzter -	29
Venöse Beschwerden	127	unregelmäßiger	31
Schwangerschaftserbrechen	124	Menstruations-	16
Sexualität, weibliche	147	Zyste	
Sexuell übertragbare Erkrankungen	77	Brust-	104
Sialorrhoe	124	Ovarial-	112
Spekulumuntersuchung	12	Zytosteatonekrose	103

Aktuelle Neuerscheinungen

M. Augustin V. Schmiedel

Praxisleitfaden Naturheilkunde

Das **kompakte Nachschlagewerk** für die Arzt- und Naturheilpraxis:

- Portraitiert die bewährten Verfahren der Ganzheitsmedizin
- Vermittelt wichtige Hinweise für die tägliche Behandlung in Klinik und Praxis unter Berücksichtigung „schulmedizinischer" Diagnosen
- Der Diskussion des jeweils optimalen Therapieverfahren wird breiter Raum gegeben
- Großes homöopathisches Tabellarium
- ausführlicher Info- und Adressenteil
- Durchgehend zweifarbiger Druck zur schnellen Orientierung
- Trotz 688 Seiten nur 430 g schwer.

F. R. Faber R. Haarstrick

Kommentar Psychotherapie-Richtlinien

Das Buch enthält die Neufassung der Psychotherapie-Richtlinien vom 4.5.1990, der Psychotherapie-Vereinbarungen mit den Krankenkassen vom 1.7.91 und der Beihilfen-Voschriften für Psychotherapie vom 1.1.1990.

Das unentbehrliche Nachschlagewerk für:

- Analytische Psychotherapeuten, Verhaltenstherapeuten, Nervenärzute und Psychiater
- Praktische Ärzte, Allgemeinärzte und andere in der psychotherapeutischen Versorgung tätige Gebietsärzte
- Juristen, insbesondere Sozialrichter.

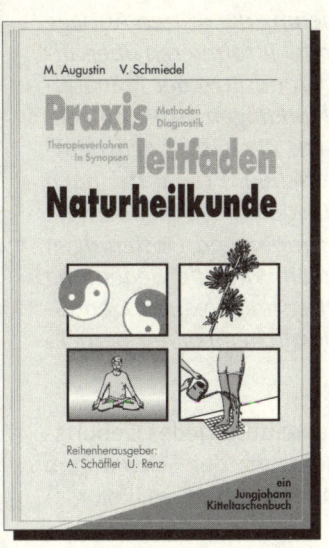

688 zweifarbige Seiten
68 Abb. und über 120
Checklisten und Tabellen
ISBN 3-8243-1215-8
DM 72,—
Preisänderungen vorbehalten

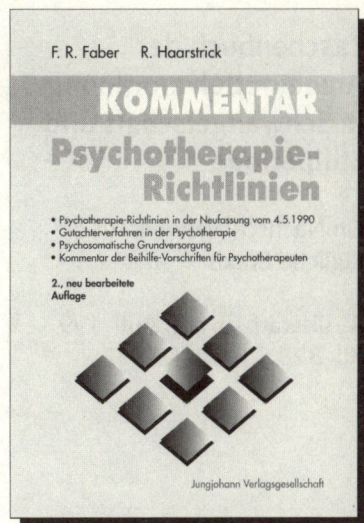

Kommentar Psychotherapie-Richtlinien, 2. Aufl.
230 S.
ISBN 3-8243-1171-2
DM 48,—

Jungjohann Verlag Neckarsulm — Reihe zur Psychotherapie

FACHBÜCHER

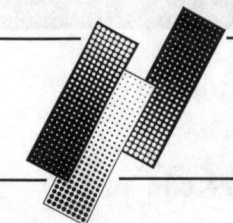

Aresin

Sexualberatung durch den Hausarzt

1992. X, 208 S., 20 Abb., kt. DM 29,80

Ärzte werden in der Praxis häufig mit sexuellen Problemen unterschiedlicher Art und Ausprägung konfrontiert. In vielen Fällen kann dabei das Gespräch in der Sprechstunde für den Patienten hilfreich sein, ohne daß spezielle therapeutische Techniken erforderlich sind. Es sollten jedoch beim Arzt Grundkenntnisse in Diagnostik und Therapie sexueller Funktionsstörungen vorhanden sein, damit die vorgetragene Problematik richtig bewertet werden kann.
Die Autorin dieses Taschenbuches, seit Jahrzehnten auf dem Gebiet der Gynäkologie und Sexualberatung tätig, wendet sich an alle niedergelassenen Ärzte, die sich als Ansprechpartner ihrer Patienten sehen und sich für den praktischen Bedarf informieren wollen. Neben sexualmedizinischen Grundkenntnissen wird ein Überblick über die häufigsten sexuellen Funktionsstörungen und ihre Behandlung vermittelt sowie spezielle psychotherapeutische Verfahren erläutert.

Spielmann et al.

Taschenbuch der Arzneimittelverordnung in Schwangerschaft und Stillperiode

Ein Nachschlagewerk für die tägliche Praxis

4., überarb. u. erg. Aufl. 1992. XII, 328 S., geb. DM 52,-

Bei der in vielen Punkten aktualisierten Neuauflage dieses Werkes wurde die bewährte Gliederung der dritten Auflage beibehalten. Die einleitenden Kapitel informieren über allgemeine Gesetzmäßigkeiten und Grundsätze der Pränataltoxikologie sowie der Arzneimittelwirkungen in der Stillzeit. Anschließend werden die wichtigsten, derzeit auf dem deutschen Arzneimittelmarkt befindlichen Präparate nach Indikationsgebieten geordnet behandelt. Beschrieben werden die Wirkungsmechanismen, Nebenwirkungen, Dosierungen und Therapiealternativen. Zusätzlich wird die Bedeutung von Vitaminen und Mineralien, Giften und Toxinen, Genußmitteln sowie Industrie- und Umweltchemikalien berücksichtigt.

"Das Buch gehört heute auf den Schreibtisch jedes Geburtshelfers, aber auch jedes anderen Arztes, der Schwangere behandelt." (Zentralblatt für Gynäkologie)

Preisänderungen vorbehalten

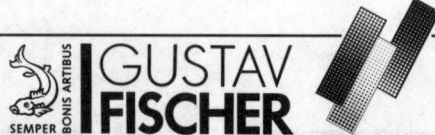